rororo

Hinweis: Die rot-grünen Stereobilder im hinteren Tafelteil erscheinen dreidimensional, wenn man sie durch eine Rot-Grün-Brille betrachtet (mit dem Rotfilter vor dem linken Auge). Dadurch gewinnen einige klassische optische Täuschungen eine interessante neue Perspektive.

Zu diesem Buch

Optische Täuschungen und Illusionen, die Entstehung von Farbeindrücken im Gehirn, das Sehenlernen bei Babys, Kunst und Realität und die physiologischen Grundlagen des gesamten Wahrnehmungsprozesses sind Themen dieses Buches, das seit 1966 als *die* maßgebliche Einführung in die Neuropsychologie des Sehens gilt. Der vollständig überarbeitete Klassiker ist ein optischer Augenschmaus: ausgestattet mit einer Fülle von Graphiken und zwei farbigen Bildtafelteilen.

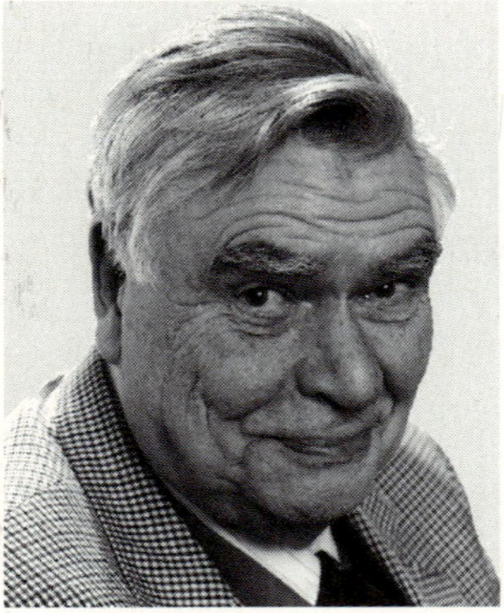

Richard L. Gregory ist emeritierter Professor der Neuropsychologie und war Direktor des ‹Brain and Perception Laboratory›, einem Exploratorium in Bristol.

Richard L. Gregory

Auge und Gehirn

Psychologie des Sehens

Deutsch von
Monika Niehaus

Rowohlt Taschenbuch Verlag

rororo science
Lektorat Angelika Mette

Deutsche Erstausgabe

Veröffentlicht im Rowohlt Taschenbuch Verlag GmbH, Reinbek bei Hamburg, April 2001 ▪ Die **Originalausgabe** erschien 1998 unter dem Titel «Eye and Brain. The Psychology of Seeing» im Verlag Oxford University Press, Oxford/Tokyo ▪ **Redaktion** Sabine Lammers ▪ **Fachliche Beratung der Reihe** Eva Ruhnau, Humanwissenschaftliches Zentrum, Ludwig-Maximilians-Universität, München ▪ **Umschlaggestaltung** Barbara Hanke ▪ **Satz** Palatino PostScript (QuarkXPress 4) ▪ **Gesamtherstellung** Clausen & Bosse, Leck ▪ **Printed** in Germany ▪ ISBN 3 499 60805 7

Die Schreibweise entspricht den Regeln der neuen Rechtschreibung.

Inhalt

Vorwort

Diese fünfte Ausgabe meines ersten Buches ist in großen Teilen neu geschrieben worden. Sie verdankt ihre Entstehung der inspirierenden Erfahrung, die ich bei Vorlesungen und Praktika (sehr wichtig!) an der Universität Cambridge, England, sammeln konnte. Es war etwas ganz Besonderes, die Begeisterung, die beim Versuch entsteht, das, was wir sehen und wie wir sehen, zu erklären und mit Generationen von Studenten zu teilen. Dazu gehören auch so seltsame Phänomene wie optische Täuschungen. Viele der ehemaligen Studenten sind inzwischen Freunde und Kollegen geworden und sind weiterhin fasziniert von den Wundern, die sich uns bei der Erforschung von Auge und Gehirn immer noch enthüllen.

Dieses Buch wurde nicht zur Vorbereitung auf Prüfungen oder auf akademische Lehrveranstaltungen geschrieben, auch wenn es inzwischen dafür zugelassen worden ist, insbesondere für die Fächer Psychologie, Physiologie, bildende Kunst (einschließlich Architektur), Physik und Philosophie. Das sollte nicht verwundern, denn visuelle Wahrnehmung ist die Basis all unserer Erfahrungen und unseres Verstehens, sei es in der Wissenschaft, in der Kunst oder im Alltag. Das Studium der Wahrnehmung spielt für das, was früher – und in Schottland noch heute – mit dem wunderbaren Begriff «Experimentelle Philosophie» bezeichnet wurde, eine zentrale Rolle. Denn schließlich beleben Fragen und Spekulationen jede interessante Wissenschaft.

Dieses Buch bietet eine *Einführung* in die Psychologie des Sehens. Es soll leicht lesbar sein und beim Lesen Freude bereiten, was aber nicht heißt, dass die Thematik einfach wäre oder ich schwierige Sachverhalte umgangen hätte. Das zeigt sich schon gleich zu Anfang: Die Antwort auf die Frage, warum Babys eigentlich nicht lernen müssen, die Dinge richtig herum zu sehen, obwohl die Bilder in ihren Augen auf dem Kopf stehen, erfordert einiges Nachdenken. (Und warum sehen wir uns selbst im Spiegel seitenverkehrt, aber nicht auf dem Kopf stehend?)

Dies ist eine Einladung zu einer Reise, bei der es darum geht, darüber nachzudenken, wie wir sehen. Niemand anderes kann vollkommen für uns sehen oder denken. Ich kann nur hoffen, dass dieses Buch informativ und gleichzeitig unterhaltsam ist.

Man kann sich der Frage «Wie sehen wir?» aus vielen verschiedenen Blickwinkeln nähern. Wenn wir sie von einer Seite aus betrachtet haben, kann sie uns durch ein geändertes Verständnis plötzlich in einem ganz anderen Licht erscheinen. Aus klassischer Sicht ist Wahrnehmung die passive Aufnahme von Information aus der Umwelt, wobei das Gehirn recht wenig zu tun hat. *Auge und Gehirn* vertritt den völlig anderen Standpunkt, dem zufolge das Gehirn (oder der Geist) sehr aktiv ist und aus kaum ausreichenden sensorischen Informationen Wahrnehmungen konstruiert. Bei dieser Sichtweise erlangen die verschiedenen Typen optischer Täuschungen eine bemerkenswerte Bedeutung als Phänomene, die es durchaus verdienen, erforscht und nach Möglichkeit verstanden zu werden. Optische Täuschungen sind in der Regel als störend und manchmal gefährlich, aber im Grunde als trivial abgetan worden. Ein Hauptthema dieses Buches ist es, darzulegen, dass derartige visuelle Phänomene – die eine Brücke zwischen Wissenschaft und Kunst schlagen – es ermöglichen, viel darüber zu erfahren, wie visuelle Wahrnehmung funktioniert. Wie sich herausgestellt hat, gibt es mehrere sehr unterschiedliche Arten von optischen Täuschungen. Einige lassen sich auf Störungen in der Physiologie des Nervensystems zurückführen, andere, die sich davon deutlich unterscheiden, lassen sich mit inkorrekten Hypothesen in der Wissenschaft vergleichen – sie beruhen auf ungeeigneten Annahmen oder falschen Schlüssen. Die erste Art von optischer Täuschung lässt sich mit Hardwarefehlern, die zweite mit Softwarefehlern (Viren) im Computer vergleichen – wenn daraus auch nicht folgen soll, dass sich das Gehirn genauso wie ein digitaler Computer verhält.

Ein Thema, das mit dem Fortschreiten dieser neuen Technologie auf ständig wachsendes Interesse stößt, ist die Frage, inwieweit die Wahrnehmung von Maschinen unserer eigenen ähnelt oder jemals ähneln wird. Dabei ist diese moderne Technologie mit alten philosophischen Fragen verknüpft – vielleicht lässt sich in diesem Zusammenhang sogar Antwort auf die Frage finden, warum wir über Bewusstsein verfügen.

Auge und Gehirn erschien 1966 zum ersten Mal als erster Band in der phantasievollen, von dem renommierten Londoner Verleger Lord Weidenfeld konzipierten Reihe *World University Library.* Jeder Band dieser

Reihe war reich illustriert und wurde in ein Dutzend Sprachen übersetzt. Dieses Buch verdankt den ursprünglichen Illustratoren Audrey Besterman und Mary Waldron, die meine Kritzeleien auf den Rückseiten von Briefumschlägen so intelligent umsetzten, sehr viel. Fast alle diese ersten Zeichnungen sind in die vorliegende, stark erweiterte Ausgabe übernommen worden, andere stammen aus *The intelligent eye* (1970), das inzwischen vergriffen ist; zudem ist eine große Anzahl neuer Abbildungen hinzugekommen.

In die zweite, dritte und vierte englische Ausgabe (1972, 1977, 1990) dieses Buches sind neue Entdeckungen und Vorstellungen eingeflossen, auch wenn seine Struktur im Wesentlichen unverändert geblieben ist. In den letzten 20 Jahren hat die Forschung große Fortschritte gemacht. Die Hirnforschung, darunter zahlreiche Untersuchungen zur Wahrnehmung, ist zu einem wichtigen internationalen wissenschaftlichen Forschungsschwerpunkt geworden, der einige der bedeutendsten Wissenschaftler aus anderen Fachbereichen in seinen Bann gezogen hat – vor allem Francis Crick, der zusammen mit James Watson und Kollegen durch die Entdeckung von Struktur und Bedeutung des DNA-Moleküls unsere Vorstellung vom Leben selbst verändert hat.

Diese neue Ausgabe ist überarbeitet und stark erweitert worden. Ich hoffe, dass sie dennoch lesbar geblieben ist. Es bereitet wirklich einiges Kopfzerbrechen, sich an einem Buch zu schaffen zu machen, das 30 Jahre lang sehr erfolgreich war. Es ist eine seltsame und faszinierende Erfahrung, sein eigenes früheres Ich zu kritisieren und zu versuchen, die zusätzliche Erfahrung und die neuen Ideen seines späteren Lebens zu nutzen.

Optische Täuschungen bleiben ein thematischer Schwerpunkt. In dieser Ausgabe möchte ich einen neuen Versuch unternehmen, sie zu verstehen, und überdies eine Klassifizierung vorschlagen. In jeder Wissenschaft spielt Klassifizierung eine außerordentlich wichtige Rolle. Es scheint höchste Zeit, visuelle Phänomene nach ihrer Erscheinungsform und entsprechend unserem theoretischen Verständnis zu klassifizieren, und dies sollte durch das bessere Erkennen von Gemeinsamkeiten und Unterschieden erleichtert werden – ganz im Sinne von Mendelejews Periodensystem der Elemente.

Ein ausführliches Kapitel dieser Ausgabe enthält neue Arbeiten zu dem Thema, was Babys sehen bzw. was und wie sie lernen. Es schließt mit einem kurzen Abschnitt über ein Phänomen, das man als «Vergessen, wie man sieht» beschreiben könnte: visuelle Agnosie.

Untersuchungen über die visuelle Wahrnehmung von Bewegung sind schon immer wichtig gewesen, haben aber nun mit der Einführung der Computergraphik große Fortschritte gemacht. Leider lassen sich diese Phänomene in einem Buch nicht demonstrieren. Ich hätte gern mehr von diesen Versuchen aufgenommen, insbesondere denjenigen von Stuart Anstis und V. S. Ramachandran von der UCSD (University of California, San Diego) in Kalifornien, aber vielleicht muss man damit auf ein neues Medium warten. Anhand der rot-grünen 3-D-Stereobilder im Anhang dieses Buches können jedoch zuvor verborgene Phänomene nun sichtbar gemacht werden.

Versuche, Maschinen mit Sehvermögen auszustatten, stehen weiterhin im Zentrum des Interesses, wobei sich in neuerer Zeit der Schwerpunkt von digitalen Computern zu analogen Prozessoren, insbesondere interaktiven neuronalen Netzen, verlagert hat. Die Forschung auf diesem Gebiet befindet sich noch im Fluss, und es ist unklar, inwieweit sich visuelle Hirnfunktionen elektronisch simulieren lassen. Da dies eigentlich ein technisches Gebiet ist und die bahnbrechenden Ergebnisse, die man sich vor einigen Jahren erhoffte, bisher weitgehend ausgeblieben sind, habe ich diesem Thema hier leider nicht viel Raum gewidmet.

Im Verlauf der letzten Jahre ist es zu einem bemerkenswert großen Interesse am Bewusstsein gekommen, insbesondere daran, wie sich Empfindungen *(«Qualia»)* erklären lassen. Es ist bisher unklar, wie oder warum sie hervorgerufen werden oder was – wenn überhaupt – sie bewirken. Obwohl niemand von uns die Antworten auf diese Fragen kennt, werden am Ende des Buches einige Vermutungen diskutiert. Die Erforschung der visuellen Wahrnehmung reicht mindestens 2000 Jahre zurück, und ihr Tempo hat sich seit den Pionierarbeiten von Helmholtz im 19. Jahrhundert ständig beschleunigt. Heute stehen uns völlig neue Techniken zur Verfügung; mit bildgebenden Verfahren wie PET- und NMR-Scans lassen sich Hirnfunktionen sichtbar machen. Diese Verfahren versprechen ein neues Verständnis dessen, wie physiologische Prozesse zu Kognition – Verstehen und Wahrnehmung – führen können. Wir dürfen hoffen, dass wir in zukünftigen Ausgaben dieses Buches ausführlicher über diese außerordentlich spannenden Entwicklungen berichten können, die sich gerade erst abzuzeichnen beginnen.

1 Sehen

Das Auge ist ein einfaches optisches Instrument. Mit inneren Bildern, die von Gegenständen in der Außenwelt auf die Netzhaut projiziert werden, ist es wie Platons Höhle mit einer Linse. Das Gehirn ist der Motor des Verstehens. Nichts steht unseren intimen Erfahrungen näher, und dennoch ist das Gehirn geheimnisvoller als ein Lichtjahre weit entfernter Stern.

Wir müssen nur unsere Augen öffnen, so liegt eine reich gedeckte Tafel voller Farben, Formen und Texturen vor uns, ein optischer Festschmaus von Objekten aller Art, auf wunderbare Weise eingefangen in zwei winzigen, verzerrten, auf dem Kopf stehenden Lichtmustern in den Augen. Sehen ist uns so vertraut und scheinbar so einfach, dass es beträchtliches Vorstellungsvermögen erfordert, um richtig einzuschätzen, vor welche außerordentlich schwierigen Probleme die Augen das Gehirn stellen, die gelöst werden müssen, um Sehen zu ermöglichen. Wie funktioniert das? Wie werden geisterhafte Bilder in die Erscheinung von festen Gegenständen verwandelt, die räumlich und zeitlich in einer äußeren Welt existieren?

Seit es schriftliche Aufzeichnungen über wissenschaftliche Fragestellungen gibt, hat es mehrere Ansätze gegeben, um zu erklären, wie wir sehen. Sie unterscheiden sich stark von heutigen Ansichten. Ein wesentliches Problem bestand darin zu erklären, wie entfernte Objekte Auge und Gehirn erreichen, während sie doch da draußen im Raum blieben. Vor 2500 Jahren nahmen griechische Philosophen an, Licht werde aus den Augen auf die Objekte geworfen, um sie wie mit Fingern zu betasten. Nach einer anderen Vorstellung der damaligen Zeit verfügten Objekte über sich ausdehnende «Schalen», die sie, ähnlich wie Wellen von einem in einen Teich geworfenen Stein, umhüllten, dabei aber die Form des Objekts über große Entfernungen beibehielten. Bis vor kurzem von den Philosophen noch als «Sinnesdaten» bezeichnet, hielt man sie für Intermediärformen – weder Materie noch Geist – zwischen Objekt und Wahrnehmung. Beide Vorstellungen wurden ernsthaft diskutiert, bevor man erkannte, dass sich in den Augen

Lichtbilder befinden, die optisch von der Außenwelt auf die Netzhaut projiziert werden. Optische Bilder waren vor dem 10. Jahrhundert unbekannt, und erst zu Beginn des 17. Jahrhunderts wurden Bilder im Auge entdeckt. Schließlich wurde deutlich, dass Licht weder in das vollständig in einer Knochenkapsel eingeschlossene Gehirn eindringt noch es verlässt. Was das Gehirn als Signale von den Sinnen empfängt, sind winzige elektrochemische Impulse unterschiedlicher Frequenz. Die Signale müssen nach bestimmten Regeln und mit einem bestimmten Wissen gelesen werden, um einen Sinn zu ergeben. Aber was wir *sehen* und was wir *wissen* oder zu wissen glauben, kann sich deutlich unterscheiden. Mit zunehmendem wissenschaftlichem Fortschritt werden die Unterschiede zwischen dem wahrgenommenen Schein und der akzeptierten Wirklichkeit noch größer.

Das geht weit über die übliche Sicht hinaus, das Auge sei eine Kamera, denn wenn dies im Wesentlichen auch zutrifft, ist es bei weitem nicht alles. Gerade die nicht-kameraähnlichen Eigenschaften von Auge und Gehirn sind es, die uns hier am meisten interessieren.

Wirklich erstaunlich ist der große Anteil des Gehirns, der einen Beitrag zum Sehen leistet und den Bildern der Augen einen immensen zusätzlichen Wert verleiht. Woher kommt diese zusätzliche Informationsfülle? Von einigen Autoritäten wird sie einfach verneint – sie sehen Wahrnehmung als ein passives Übernehmen dessen, was sich in der Außenwelt befindet, wie ein Fenster, das nach draußen blickt. Aber das erklärt nicht einmal ansatzweise, wie wir in den skizzenhaften Bildern des Auges, in wenigen Linien und groben Punkten scheinbar unzulänglicher Bilder Objekte sehen. Unter Idealbedingungen ist die Objektwahrnehmung bei weitem reicher als irgendein Bild in den Augen. Der zusätzliche Wert muss aus dynamischen Abläufen im Gehirn stammen, die in der Vergangenheit erworbenes Wissen einsetzen, um die Gegenwart zu sehen und die unmittelbare Zukunft vorherzusagen. Die Fähigkeit zur Vorhersage bietet einen immensen Überlebenswert. Sie ermöglicht nicht nur trotz der physiologischen Signalverzögerung vom Auge zum Gehirn und vom Gehirn zur Hand schnelle Spiele. Drohende Gefahren und mögliche Belohnungen vorauszusehen ist überlebenswichtig – möglich wird dies durch den Zeitgewinn, der dadurch entsteht, dass man räumlich entfernte Objekte sieht.

Dies führt zu einer bestimmten Sicht von Wahrnehmung, die im Wesentlichen von einem deutschen Universalforscher, dem Physiologen, Physiker und Psychologen Hermann von Helmholtz (1821 bis 1894), geprägt wurde: Er beschrieb Wahrnehmung als «unbewussten Schluss» aus sensorischen Daten auf das, was sich dort draußen befinden könnte. Das ist die «Denkschule», der wir in diesem Buch folgen, doch es gibt andere Ansichten. Die Psychologie ist insofern eine ungewöhnliche Wissenschaft, als sie ihre fundamentalsten Annahmen in Frage stellt, wobei verschiedene Autoritäten ganz verschiedenen Alternativen zuneigen. «Aktive» und «passive» Sichtweise sind ganz unterschiedliche Möglichkeiten, visuelle Phänomene zu beschreiben und zu erklären. Wenige andere Wissenschaften weisen solche Differenzen in ihren grundlegenden Vorstellungen auf. Zu Zeiten Darwins gab es ähnlich trennende Paradigmen (wie sie der amerikanische Wissenschaftsphilosoph Thomas Kuhn nennt); damals ging es darum, ob es eine Evolution der Arten durch natürliche Selektion oder eine gesonderte Schöpfung einer jeden Art gebe, aber diese Frage ist inzwischen durch die fast universelle allgemeine Akzeptanz der Evolutionstheorie gelöst. Obwohl inzwischen aktive, im Wesentlichen Helmholtz'sche Sichtweisen der Wahrnehmung dominieren, war dies vor einigen Jahren nicht der Fall, und auch heute noch sind sie nicht allgemein akzeptiert.

Paradigmen der Wahrnehmung

Es ist vielleicht sinnvoll, einige rezente Erklärungsversuche kurz zu skizzieren: Der *Behaviorismus* wurde von John Broadus Watson (1878 bis 1958) im Jahre 1913 mit seinem Manifest «Psychology as the behaviorist views it» («Psychologie, wie sie der Behaviorist sieht») begründet. Darin lehnte er den Begriff Bewusstsein ab, zumindest als Mittel, um die Psychologie wissenschaftlich respektabel zu machen. Der Behaviorismus war in Amerika bis in die achtziger Jahre des 20. Jahrhunderts außerordentlich einflussreich; das galt besonders für die Experimente und Vorstellungen von B. F. Skinner. Sie basieren auf den früheren Arbeiten des russischen Physiologen Iwan Pawlow (1849 bis 1936) über konditionierte (oder bedingte) Reflexe. Ausgehend von einem angeborenen, unbedingten Reflex, wie dem Speichelfluss beim Sehen oder Riechen von Fleisch, zeigte Pawlow, wie Hunde dazu kommen, bei jedem beliebigen Reiz (beispielsweise einem Glockenton) zu speicheln, der gleichzeitig mit oder kurz vor der Fütterung dargeboten wird. Es erwies sich als möglich, ganze Ketten von konditionierten Reflexen aufzubauen. Für die Behavioristen sah es daher so aus, als könnten Konditionierungsketten alles erlernte Verhalten, selbst Sprache, erklären.

Sie listeten angeborene Reflexe bei Babys auf und maßen die Antriebsstärke für Belohnungen. So entwickelten sie einen wissenschaftlich schlüssig erscheinenden «Atomismus», der darauf abzielte, die Entstehung komplexer Verhaltensweisen aus einfachen Komponenten zu beschreiben.

Zumindest bei Tieren wie Katzen galt Problemlösen als das Ergebnis von *trial and error* – ohne Einsicht in die Natur des Problems. Wahrnehmung und Verhalten wurden demnach direkt durch Reize kontrolliert – wenn auch mit Modifikationen aufgrund von inneren Antriebszuständen, wie Hunger –, sodass die Psychologie bei genügend Wissen zu einer Wissenschaft werden müsste, die alles bis ins Detail voraussagen kann. Das hat nicht funktioniert. Watsons Ablehnung des Bewusstseins nähert die Psychologie noch mehr der Physik an, doch nach Ansicht der meisten heutigen Wissenschaftler schüttete sie das Kind mit dem Bade aus.

Die *Gestaltpsychologie*, eine rivalisierende Schule, vertrat eine ganz andere Auffassung. Gegründet von einer Gruppe deutscher Wissenschaftler in den zwanziger Jahren des 20. Jahrhunderts, betonte sie Dynamik und «Ganzheitlichkeit» (Holismus). Viele der Gestaltpsychologen (nicht zu verwechseln mit den heutigen Gestalttherapeuten) flohen vor Hitler und dem Nationalsozialismus aus Deutschland, um sich in Amerika niederzulassen, wo sie einen bedeutenden Einfluss ausübten.

Eine «Gestalt» ist eine Gruppierung von Elementen, bei der das Ganze größer ist als die Summe seiner Teile. Die Analyse von Wahrnehmungskomponenten galt als nicht möglich. Ein wichtiges Konzept war der «Bedeutungsgehalt». Problemlösung wurde nach dieser Ansicht durch «Einsicht» erreicht. Ein berühmtes Beispiel ist Wolfgang Köhlers Schimpanse Sultan: Vor das Problem gestellt, eine außer Reichweite aufgehängte Banane mit einer Reihe kurzer Stöcke zu erreichen, soll er die Stöcke mehrere Minuten lang betrachtet und dann plötzlich zwei von ihnen ineinander gesteckt haben, um die Banane damit herunterzuholen. Dabei liegt die Betonung durchweg auf spontanen Lösungen und spontaner Einsicht.

Für die Gestaltpsychologen waren visuelle Wahrnehmungen mehr als die Summe von Reizen, die nach verschiedenen Gesetzen organisiert waren. Diese Gesetze wurden hauptsächlich aus subjektiven Berichten darüber abgeleitet, wie Anordnungen von Punkten als Muster gesehen werden: welche Punkte «zusammengehörten», Linien bildeten etc. oder getrennt erschienen. Das erscheint vielleicht vage und wenig «wissenschaftlich», aber wie sich herausgestellt hat, spielen die Gestaltgesetze der Organisation für die visuelle und akustische Wahrnehmung eine wichtige Rolle. Sie sind von den Wissenschaftlern, die sich mit künstlicher Intelligenz (KI) beschäftigen, aufgegriffen worden, besonders im Zusammenhang mit der Programmierung von Computern im Hinblick auf Muster- und Objekterkennung. Zu diesen Gesetzen gehören u. a. folgende:

1. Geschlossenheit – Tendenz, ein in etwa kreisförmiges Muster von Punkten so zu sehen, als «gehöre» es zu einem Objekt und bilde ein Objekt.

2. gemeinsames Schicksal – Teile, die sich gemeinsam bewegen, wie Blätter an einem Baum, werden als Objekt gesehen.

3. Nähe eng benachbarter Merkmale und Bevorzugung stetiger, glatter Kurven.

Man nahm an, dass diese Organisationsprinzipien vererbt würden, aber da sie mit den allgemeinen Merkmalen fast aller Objekte korrespondieren, könnten Lernprozesse daran beteiligt sein, um uns allen weitgehend die gleiche visuelle Organisation zu vermitteln. Gestaltkonzepte in der Hirnphysiologie (elektrische Felder usw.) sind inzwischen aufgegeben worden.

Die *Kognitive Psychologie* mit ihren unterschiedlichen Ausformungen lehnt die Vorstellung ab, dass Wahrnehmung und Verhalten von Reizen kontrolliert werden, und betont die Bedeutung von allgemeinem Hintergrundwissen und mehr oder minder logischen Denkprozessen. Inwieweit dies für die Wahrnehmung zutrifft, wird kontrovers diskutiert. Gewöhnlich ist man davon ausgegangen, dass visuelle Wahrnehmung und kognitive Problemlösung zwei deutlich getrennte Bereiche sind, aber das ist fraglich. Hermann von Helmholtz hat jedoch die Ansicht vertreten, visuelle Wahrnehmung beruhe auf unbewussten Schlüssen und dadurch seien Wahrnehmung und Denken miteinander verknüpft.

Von dem Cambridger Philosophen Kenneth Craik (1914–45) stammt die These, das Gehirn arbeite mit physiologisch existierenden, funktionellen «inneren Modellen» von wahrgenommenen oder auch vorgestellten Objekten und Situationen. Diese Vorstellung hat heute allgemein einer mehr symbolischen Sichtweise Platz gemacht, doch die Vorstellung einer zerebralen *Repräsentation* gilt inzwischen als zentral für kognitive Ansätze.

Das intelligente Auge

Diese Philosophie oder dieses Paradigma leitet sich weitgehend von Helmholtz ab. Es besagt, dass es sich bei visueller und anderer Wahrnehmung um intelligente Entscheidungsfindung auf der Basis begrenzter sensorischer Information handelt. Wesentlich dabei ist, dass sensorische Signale für direkte oder sichere Wahrnehmungen nicht ausreichen; daher ist intelligentes Raten nötig, um Objekte zu sehen. Ich vertrete in diesem Buch die Ansicht, dass Wahrnehmungen niemals völlig sichere *Hypothesen* über den Zustand der Außenwelt sind, die in die Zukunft gerichtet sind.

Vielleicht war die aktive Intelligenz der Wahrnehmung der evolutionäre Ausgangspunkt für die Entwicklung einer konzeptionellen Problemlösungsintelligenz. Als Helmholtz eine Generation vor Freud Wahrnehmungen als «unbewusste Schlüsse» bezeichnete, wurde er stark kritisiert – denn wie könnten sich Lob oder Tadel auf unbewusste Wahrnehmungen und Handlungen anwenden lassen? Diese Themen bereiten uns noch immer Kopfzerbrechen.

Der Weg, den wir bei der Erforschung von Auge und Gehirn gehen, birgt viele Fallen. Wichtig ist, nicht der Versuchung von der Vorstellung zu erliegen, die Augen riefen Bilder im Gehirn hervor, welche Wahrnehmungen von Objekten sind. Die Vorstellung von Bildern im Gehirn würde ein «inneres Auge» voraussetzen, das sie sieht. Das innere Auge würde aber ein weiteres Auge benötigen, um *sein* Bild sichtbar zu machen, und so fort in einer endlosen Reihe von Augen und Bildern.

Anfang des letzten Jahrhunderts vertraten die Gestaltpsychologen die Ansicht, Wahrnehmungen seien Bilder innerhalb des Gehirns: Sie interpretierten Wahrnehmung als eine Modifikation von elektrischen Feldern im Gehirn, wobei diese Felder die Form der wahrgenommenen Objekte kopieren. So sollte ein kreisförmiger Gegenstand ein kreisförmiges Feld und ein Haus vermutlich ein hausförmiges Feld im Gehirn hervorrufen, wenn Letzteres auch viel weniger plausibel klingt. Und ein grünes Objekt, das eine grüne Spur im Gehirn hervorruft, ist einfach absurd. Diese als Isomorphismus bekannte Lehre hat zu der Annahme geführt, dass Eigenschaften von elektrischen Feldern im Gehirn visuelle Verzerrungen hervorrufen (wie Blasen dazu neigen, sich abzurunden), und so wurden visuelle Phänomene durch die angeblichen mechanischen oder elektrischen Eigenschaften dieser hypothetischen Gehirnfelder erklärt. Es gibt jedoch keine Beweise für isomorphe Hirnfelder.

Nach unserer heutigen Sicht *repräsentiert* das Gehirn – ähnlich wie die Symbole der Sprache typische Merkmale von Objekten repräsentieren, obwohl sich Form und Klang der Sprache deutlich von dem unterscheiden, was repräsentiert wird. Sprache erfordert grammatische *Regeln* (Syntax) und eine Übereinkunft über die *Bedeutungen* von Symbolen (Semantik). Beides ist offenbar für Sehvorgänge ebenfalls notwendig, wenn deren Syntax und Semantik auch zunächst verborgen sind und experimentell entdeckt werden müssen.

Einige rätselhafte Eigenschaften des Sehvorgangs verschwinden mit ein bisschen Nachdenken. Es ist kein besonderes Problem, dass die Bilder im Auge auf dem Kopf stehen und seitenverkehrt sind – denn sie werden nicht als Bilder von einem inneren Auge gesehen. Da das Bild kein Objekt der Wahrnehmung ist, spielt es keine Rolle, dass es umgekehrt ist. Die Aufgabe des Gehirns besteht nicht darin, Netzhautbilder zu sehen, sondern Signale aus den Augen zu Objekten in der Außenwelt in Beziehung zu setzen, wie sie im Wesentlichen durch das Tastgefühl bekannt sind. Erkundung via Tastsinn ist für das Sehen sehr wichtig. Wichtig ist dabei, dass die Beziehungen zwischen Tastsinn und Gesichtssinn unverändert bleiben. Wenn sie experimentell verändert werden (mit optischen Umkehrprismen, Linsen oder Spiegeln), dann wird eine Aufgabe gestellt, deren Lösung spezielle Lernvorgänge erfordert. Babys müssen jedoch nicht besonders lernen, die Welt richtig herum zu sehen.

Die Gestaltpsychologen machten einige ausgezeichnete Erklärungsvorschläge. Sie erkannten, dass das visuelle System einige sehr schwierige Probleme lösen muss, die gleich zu Beginn auftreten. Wie ermöglicht das Mosaik der Erregung auf der Netzhaut die Wahrnehmung einzelner Objekte? (Das gilt auch für das Hören, insbesondere für die Sprache. Wir können getrennte Worte nur in uns vertrauten Sprachen unterscheiden.) Die optische Trennung von Objekten wird nicht einfach von Beleuchtungsgrenzen auf der Netzhaut vorgegeben, sondern von verschiedenen Regeln und durch Erfahrung. Abgesehen von Strichzeichnungen, die nicht typisch sind und ihre eigene Problematik besitzen, sind scharfe Begrenzungen ziemlich selten.

Mit Hilfe von Punktmustern haben die Gestaltpsychologen die Tendenz des Wahrnehmungssystems untersucht, Elemente zu Einheiten zu gruppieren. Ihre Experimente erlaubten Rückschlüsse auf verschiedene Organisationsregeln für die Schaffung von Objekten. Diese Idee war viel konstruktiver als der Isomorphismus, und sie hat für die Programmierung visueller Computer Bedeutung gewonnen, auch wenn diese Entwicklung noch in ihren Kinderschuhen steckt. Wir können etwas von dynamischer Gruppierung in einer Anordnung von Punkten erkennen (siehe Abb. 1.1). Die Punkte sind gleichmäßig über die Bildfläche verteilt; wir neigen jedoch dazu, die Spalten und Reihen zu «organisieren». Wir können an uns selbst das aktive Vorwärtstasten bei der Organisation der sensorischen Daten zu Objekten beobachten. Bei steigender Komplexität kann das Gruppieren und Umgruppieren ausgeprägtere Formen annehmen (Abb. 1.2).

Würde das Gehirn nicht fortgesetzt versuchen, Daten zu organisieren und nach Objekten, beispielsweise Gesichtern, Ausschau zu halten, so hätten es Karikaturisten schwer. So aber brauchen sie dem Auge nur einige Linien zu präsentieren, und wir sehen ein vollständiges, ausdrucksvolles Gesicht. Der essenzielle Prozess des Sehens kann jedoch auch übers Ziel hinausschießen, sodass wir Gesichter im Feuer, Schiffe in den Wolken oder den Mann im Mond zu sehen meinen. Der Gesichtssinn ist keineswegs unfehlbar, denn Vorwissen und Annahmen tragen so viel dazu bei, dass das Sehen nicht direkt mit den Bildern in den Augen verknüpft ist oder von ihnen eingeschränkt wird – daher kommt es nicht selten zu Fiktionen. Das kann durchaus nützlich sein, weil Bilder inhärent unzureichend sind, aber optische Fiktionen und andere Illusionen bereiten jenen Philosophen viel Kopfzerbrechen, die Gewissheit im Sehen suchen.

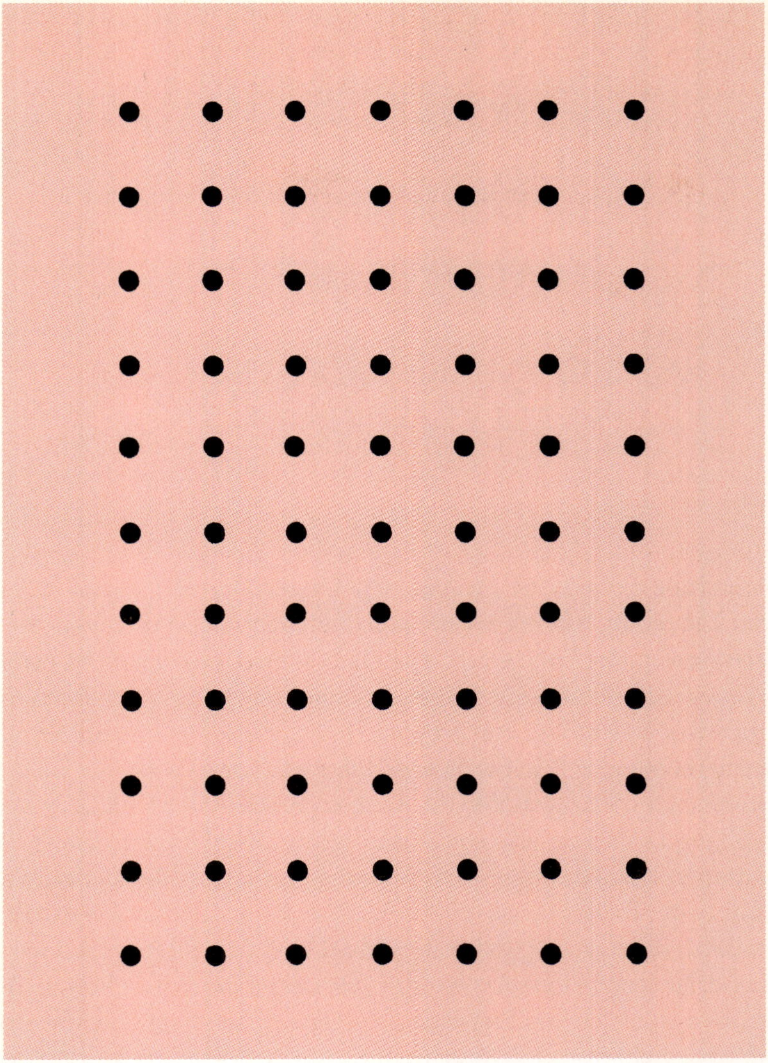

1.1 In dieser gleichmäßigen Anordnung von Punkten sehen wir sich ständig verändernde Muster aus Reihen und Quadraten. Bei der Betrachtung spürt man etwas von den dynamischen Organisationsprozessen des Sehsystems.

Wie haben solch komplexe Prozesse zur Repräsentation von Objekten begonnen? Worin liegt ihr evolutionärer Nutzen? Bei einfachen Organismen lösen die Signale von den Augen auf recht direktem Wege Verhaltensreaktionen aus. Daher dient die Hinwendung zum oder die

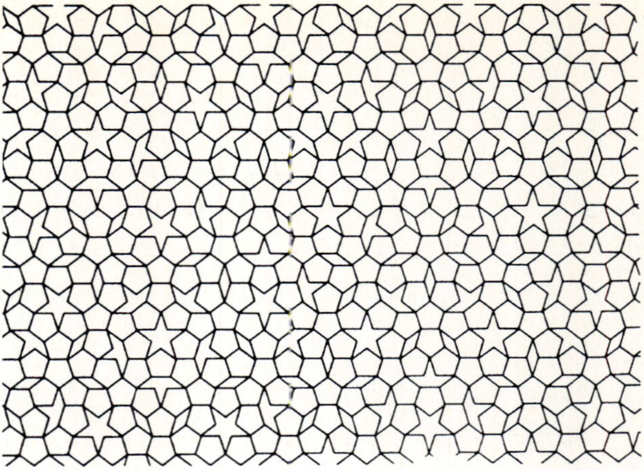

1.2 Diese Kreise bilden aufgrund der Dynamik des Sehsystems komplizierte, sich ständig verändernde Muster.

Abwendung vom Licht (Tropismus) möglicherweise dazu, in typischen Lebenssituationen Schutz oder Futter zu finden, ohne dass das Lebewesen in der Lage wäre, zwischen alternativen Handlungsmöglichkeiten zu unterscheiden. Wir könnten sagen, dass primitive Organismen fast vollständig von Tropismen und Reflexen kontrolliert – tyrannisiert – werden. Viele Reflexe schützen uns auch heute noch (so das Blinzeln, wenn ein Luftstoß das Auge trifft oder ein plötzlicher lauter Knall ertönt), und Reflexe sind für die Aufrechterhaltung von Körperfunktionen wie Atmung und Verdauung von großer Bedeutung. Aber im Laufe der Evolution ist die direkte Kontrolle durch äußere Objekte allmählich durch mehr und mehr indirekte Repräsentation von Objekten und Situationen ersetzt worden. Das hat den großen Vorteil, dass Verhalten an diejenigen Eigenschaften von Objekten angepasst werden kann, die nicht von den Sinnen signalisiert werden und es oft auch nicht können. Daher nehmen wir, wenn wir durstig sind, ein Trinkglas nicht lediglich aufgrund von Reizen in die Hand, sondern aufgrund unseres Wissens um Gläser und ihren möglichen Inhalt. Im Gegensatz dazu wird ein Frosch, der auf einem Haufen toter Fliegen hockt, verhungern, denn weil sie sich nicht bewegen, sieht er sie nicht, obwohl sie essbar sind.

Diese Gehirnrepräsentationen sind viel mehr als Bilder. Sie beinhalten Informationen darüber, was verschiedene Typen von Objekten tun können oder wofür sie gebraucht werden können, denn Verhalten erfordert eine Menge an Wissen über die Welt, um auf eine breite Palette von Situationen angemessen zu reagieren. Wissen muss im Bruchteil einer Sekunde ausgewählt und bewertet werden, um für Wahrnehmung von Nutzen zu sein, oder der Moment fürs Handeln (bzw. fürs Überleben) verstreicht. Daher arbeitet die Intelligenz des Sehens viel schneller als anderes Problemlösen. Das könnte der Grund dafür sein, warum Wahrnehmungen erstaunlicherweise von allgemein abstrakteren Konzeptionen ziemlich getrennt gehalten werden und unter Umständen nicht mit ihnen übereinstimmen. Daher erlebt man eine Täuschung, obwohl man weiß, dass es eine Täuschung ist und sogar ihre Ursache kennt. Täuschungen verraten uns eine ganze Menge, manchmal sogar mehr, als wir vielleicht wissen wollen, wie ich im weiteren Verlauf noch zeigen werde.

An dieser Stelle habe ich die Art von Ansatz zum Thema «Sehen» eingeführt, die in diesem Buch entwickelt wird. Man kann sie als *indirekte* und *aktive* Darstellung bezeichnen. Nicht alle Lehrmeinungen stimmen damit überein. Die Alternative – die annimmt, dass Wahrnehmungen direkt aus der Außenwelt stammen – wurde am engagiertesten von dem amerikanischen Psychologen James J. Gibson (1904–1979) an der Cornell-Universität vertreten. Seine experimentellen Arbeiten, insbesondere über bewegte und stationäre Gradienten für die Tiefenwahrnehmung (Abb. 9.16), sind zu Recht berühmt. Gibson vertrat die Ansicht, dass wahrgenommene Tiefe und Form durch derartige Muster aus der «optischen Umgebungsanordnung» des Lichtes bestimmt werden. Gibsons Theorie stellt eine Art Realismus dar, dem zufolge Wahrnehmungen aus der Welt «aufgenommen» werden, statt als Repräsentationen geschaffen zu werden. Für Philosophen ist Realismus stets attraktiv gewesen, weil er zuverlässige Wahrnehmung und damit unanfechtbare Grundlagen für empirisches Wissen verspricht. Wenn man sich die Netzhautbilder, die Komplexität der Sehphysiologie und die vielfältigen optischen Täuschungen (siehe Kapitel 10) vor Augen hält, ist schwer nachzuvollziehen, wie dies zutreffen soll. Gibsons im Wesentlichen *passive* Darstellung unterscheidet sich stark von der Ansicht, die in diesem Buch vertreten wird: dass Wahrnehmungen konstruierte Hypothesen sind.

Illusionsphänomene werden von *direkten* Theoretikern wie Gibson als Störungen heruntergespielt, doch sie sind Sand im Getriebe und

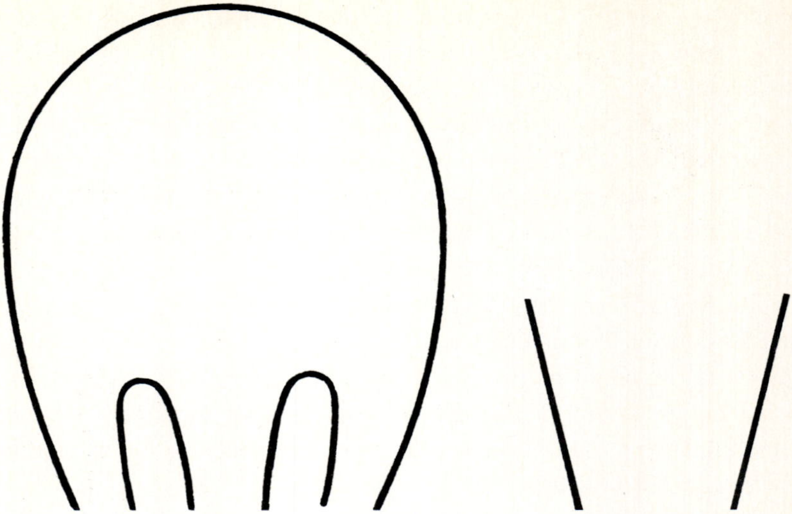

1.3 Eine Scherzfigur – was soll sie darstellen? Wenn man es weiß und sie als Objekte statt als Ansammlung bedeutungsloser Linien betrachtet, erscheint sie plötzlich als ein Ganzes. (Die Antwort findet sich am Ende des Kapitels.)

Belege für auf Wissen basierende Wahrnehmungsprozesse. Wenn aber verflossene Erfahrungen, Annahmen und aktive Verarbeitung wichtig sind, kann es kaum Rohdaten für das Sehen geben. Vielmehr könnten wir sagen, dass perzeptorische Daten von Prozessen, die wir hier eingehend diskutieren werden, «aufbereitet» werden.

Wahrnehmungen als Hypothesen

Die Indirektheit des Sehens und seine Komplexität treten in seiner Physiologie klar zutage. Beinahe die Hälfte der Großhirnrinde ist daran beteiligt; dazu kommen zahlreiche «absteigende» Bahnen. Ihre Aktivität lässt sich anhand elektrophysiologischer Ableitungen und vieler optischer Phänomene belegen. Dazu gehören Doppeldeutigkeiten unterschiedlicher Art und unsere Fähigkeit, in ein paar skizzenhaften Strichen eines Bildes Objekte zu erkennen.

Scherzbilder (wie in Abb. 1.3) führen uns die Bedeutung von Wissen und Annahmen vor Augen, wenn es darum geht, mehr zu sehen, als zunächst ins Auge fällt.

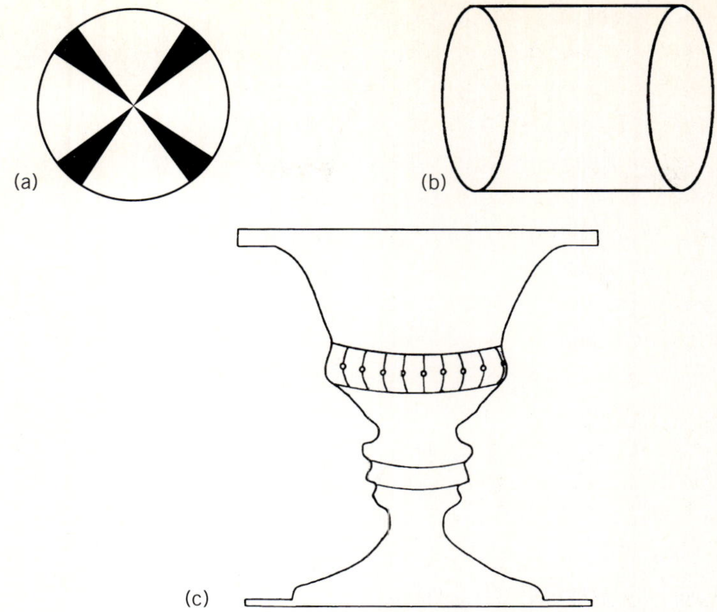

1.4 Verschiedene Typen mehrdeutiger Figuren: (a) Alternieren zwischen Figur und Hintergrund (oder Austauschen von Objekt und Raum), (b) Umschlagen der Tiefenwahrnehmung, (c) Objektwechsel.

Es gibt viele bekannte doppeldeutige Bilder und Figuren, die zeigen, dass ein und dasselbe Erregungsmuster im Auge zu ganz verschiedenen Wahrnehmungen führen kann. Man unterscheidet drei Typen (Abb. 1.4): diejenigen, bei denen verschiedene Bildelemente abwechselnd als *Objekte* oder *Raum* auftreten (Figur–Hintergrund), diejenigen, bei denen fortwährend die *Tiefenwahrnehmung* umspringt, und diejenigen, die von einem *Objekt* zu einem anderen Objekt oder Objekttyp wechseln.

Wir werden uns noch eingehend mit optischen Doppeldeutigkeiten befassen, denn diese Phänomene sind faszinierend und können dazu dienen, verschiedene Arten von Sehvorgängen zu verstehen. Sie spielen in der Kunst eine wichtige Rolle und können in Situationen des täglichen Lebens, wie Autofahren oder Fliegen, zu Risiken führen. Das entscheidende Problem für das Gehirn besteht darin, dass jedes Netzhautbild potenziell durch eine unendliche Anzahl von Objektgrößen, -formen und -entfernungen hervorgerufen werden kann, doch gewöhnlich sehen wir nur ein einziges stabiles Objekt. Daher ist das übliche Fehlen von Mehrdeutigkeiten noch bemerkenswerter als das gelegentliche Unvermögen des Gehirns, sich zu entscheiden.

In diesem Buch wird die Ansicht vertreten, dass Wahrnehmungen *Hypothesen* sind. Diese Interpretation wird durch die Tatsache nahe gelegt, dass sich Netzhautbilder unendlich vielfältig interpretieren lassen, sowie vom Phänomen der Mehrdeutigkeit. Wahrnehmungen sind demnach mit wissenschaftlichen Hypothesen vergleichbar. Hypothesen – sei es bei der Wahrnehmung oder in der Wissenschaft – sind immer riskant, weil sie Vorhersagecharakter haben und über sensorische Fakten hinaus Schlüsse über verborgene Eigenschaften und über die Zukunft ziehen. Für die Wahrnehmung wie für die Wissenschaft sind beide Vorhersageformen von entscheidender Bedeutung, denn die Bilder der Augen sind so lange für das Verhalten praktisch nutzlos, bis sie in Hinblick auf signifikante Objekteigenschaften gelesen worden sind; zudem hängt das Überleben davon ab, angemessen und ohne Verzögerung auf die unmittelbare Zukunft zu reagieren, obwohl Auge und Gehirn Zeit brauchen, um auf die Gegenwart zu antworten. Unser Verhalten der Gegenwart basiert auf der Erwartung dessen, was wahrscheinlich passieren wird, statt auf unmittelbaren Reizen.

Wenn wir einen Tisch sehen, ist das, was das Auge tatsächlich empfängt, ein körniges Muster, das als Holz gelesen wird – obwohl es sich auch um eine Plastikimitation oder um ein Bild handeln könnte. Sobald die Holz-Hypothese einmal aufgestellt worden ist, richten wir unser Verhalten demgemäß aus. Menschen, die Plastiktische aus Holzimitat gewöhnt sind, können schrecklichen Schaden an Mahagonitischen anrichten! Wissenschaft und Wahrnehmung arbeiten mit Hilfe von Erfahrung und Regeln sowie durch Analogieschlüsse. Abbildung 1.5 bietet eine archäologische Analogie: Einige der Löcher im Boden könnten alte Pfostenlöcher sein, bei anderen handelt es sich vielleicht um Kaninchenlöcher, die man ignorieren sollte. Eine Gruppe von Archäologen sah mehrere eng benachbarte große Löcher als Belege für einen großen Eingang an. Diese Interpretation wurde von der anderen Archäologengruppe strikt zurückgewiesen. Die erste Gruppe konstruierte eine große rechteckige Hütte, die zweite eine kleine rechteckige Hütte und ein kreisförmiges Bauwerk. In diesem Fall beeinflussten «Von unten nach oben»-Regeln – eng benachbarte Löcher, die gerade Linien oder

(a)

(b)

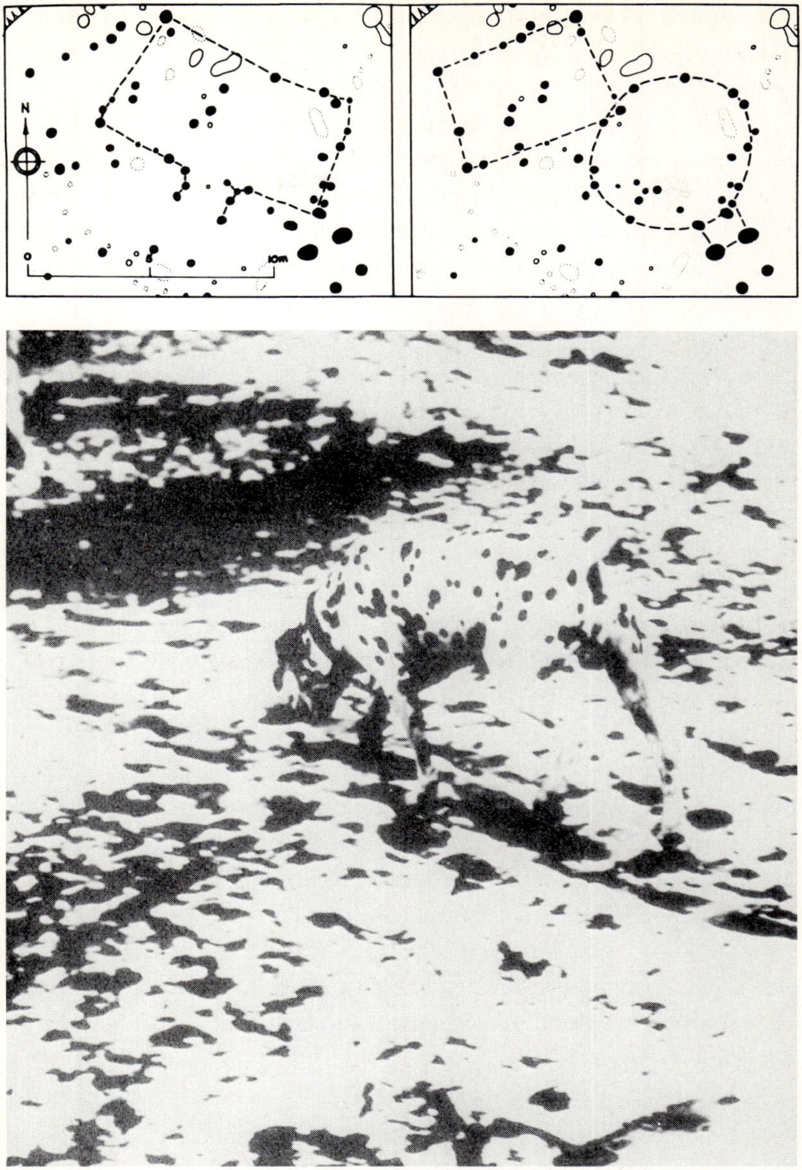

1.5 Welche Hypothese ist richtig? (a) Zwei Archäologengruppen postulierten aus denselben Löchern im Boden sehr unterschiedliche alte Gebäude, indem sie allgemeine Regeln benutzten, um die Echtheit von Löchern zu akzeptieren oder zurückzuweisen, und indem sie ihr Wissen um die Wahrscheinlichkeit bestimmter Bauwerktypen einsetzten. Möglicherweise ist keine von beiden Lösungen richtig. (b) Ein Dalmatiner. Man muss einen Großteil der Umrisslinien aus der Dalmatinerhypothese ableiten.

glatte Kurven bilden – bzw. «Von oben nach unten»-Wissen – oder Annahmen darüber, welche Art von Gebäude wahrscheinlich war – die «Wahrnehmung» der Parteien.

Möglicherweise waren beide Rekonstruktionen falsch.

Das visuelle Gehirn steht vor derselben Art von Problem, wenn es darum geht, Hinweise, wie sie Photonenmuster im Auge darstellen, zu akzeptieren oder zurückzuweisen. Um Objekte zu sehen, sind allgemeine Regeln und ein Wissen um Objekte aus früherer Erfahrung notwendig, die weitgehend aus aktiver manueller Erkundung stammen.

Ein zentrales Thema dieses Buches ist die Vorstellung, dass Wahrnehmungen viel Ähnlichkeit mit wissenschaftlichen Hypothesen haben. Wissenschaftliche Hypothesen sind nicht nur mehrdeutig, sie führen auch zu Verzerrungen, Paradoxa oder Fiktionen. Interessant ist, dass all dies auch bei Wahrnehmungsphänomenen auftreten kann, denn unter verschiedenen experimentellen Bedingungen wie auch im täglichen Leben können wir Verzerrungen, Paradoxa und Fiktionen beobachten. Was Mehrdeutigkeiten angeht, so haben sie sich als Schlüsselphänomene herausgestellt, die uns eine Tür zur Untersuchung und zum besseren Verständnis von Wahrnehmung öffnen.

Der große Unterschied zwischen wissenschaftlichen Hypothesen und Hypothesen bei der Wahrnehmung besteht darin, dass nur Wahrnehmungen Bewusstsein haben. Wir werden am Ende dieses Buches eine Vermutung wagen, warum das so sein könnte.

Was ist so Besonderes am menschlichen Sehen? Wir können eine Menge aus der Beobachtung von Tieren lernen, aber nur Menschen können Repräsentationen zeichnen oder malen, und nur Menschen verfügen über eine strukturierte Sprache. Wie sich herausgestellt hat, basieren beide, Bilder und Sprache, auf einem einfallsreichen Einsatz von Mehrdeutigkeiten.

Unsere frühen menschlichen Vorfahren waren imstande, Mammuts und Bisons mit Linien und Punkten an Höhlenwänden zu skizzieren. Es waren Darstellungen alternativer Realitäten und ein Spiel mit der Vorstellungskraft durch Mehrdeutigkeiten, das die Menschheit von der Tyrannei der Reflexe und Tropismen befreite, unter der unsere fernen Vorfahren litten. So erhob sich die Menschheit aus der Natur, erschuf eine beschwörende Kunst und eine Fragen stellende Wissenschaft und ermöglichte damit die Zivilisation.

Warum wir mit unserem großen Gehirn und unseren wissenden Augen biologisch etwas so Besonderes sind – diese Frage zu beantworten geht über den Rahmen dieses Buches und die Fähigkeit seines Autors hinaus.

Schlüssel zu Abbildung 1.3

Putzfrau mit Eimer

2 Licht

Sehen erfordert Licht. Das mag so selbstverständlich erscheinen, dass es keiner Erwähnung bedarf, wurde jedoch nicht immer erkannt. Griechische Philosophen, einschließlich Plato und Euklid, erklärten das Sehen durch Teilchen, die aus den Augen auf die Objekte abgeschossen würden, um sie ähnlich wie Finger zu betasten, und nicht durch einfallendes Licht. Wir können uns heute nur schwer vorstellen, weshalb sie nicht versuchten, diese Frage mit einigen einfachen Experimenten zu klären. Doch obwohl Philosophen von jeher gern über das Problem, wie wir sehen, spekuliert und theoretisiert haben, wurde das Sehen erst in den letzten 150 Jahren systematisch experimentell untersucht. Das ist erstaunlich, denn alle wissenschaftlichen Beobachtungen hängen von den menschlichen Sinnen und besonders vom Sehen ab.

Wie werden Bilder hervorgerufen? Am einfachsten lässt sich eine Abbildung mittels eines Nadelloches herstellen. Abbildung 2.1 zeigt, wie sie zustande kommt. Ein Lichtstrahl von einem Punkt des Objektes erreicht über die Gerade, die durch das Nadelloch geht, einen Punkt auf dem Schirm, sodass dort ein auf dem Kopf stehendes, seitenverkehrtes Bild des Objektes abgebildet wird. Das resultierende Nadellochbild ist ziemlich schwach, denn das Loch muss klein genug sein, damit das Bild scharf bleibt. (Es darf aber wiederum nicht zu klein sein, weil es dann infolge der Wellenstruktur des Lichtes unscharf wird.)

Eine Linse kann man sich als ein Paar Prismen mit gekrümmter Oberfläche vorstellen (Abb. 2.2). Sie vereinigt viel Licht von jedem Punkt des Objektes in dem korrespondierenden Punkt des Schirms und erzeugt so ein helles Bild. Im Gegensatz zu Nadellöchern arbeiten Linsen jedoch nur dann zufrieden stellend, wenn sie gut angepasst und korrekt ausgeführt sind.

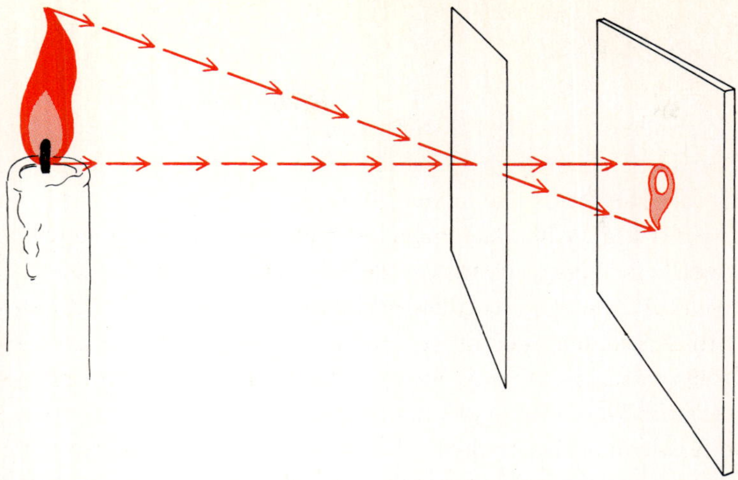

2.1 Bilderzeugung durch ein Nadelloch. Ein Strahl aus einem bestimmten Bereich der Lichtquelle erreicht nur einen ganz bestimmten Bereich des Schirms, wenn er durch das Loch tritt. Das Bild ist unverzerrt, aber schwach und nicht sehr scharf. Ein sehr kleines Loch führt wegen der Wellennatur des Lichts zu Beugungseffekten und damit zu Bildunschärfen.

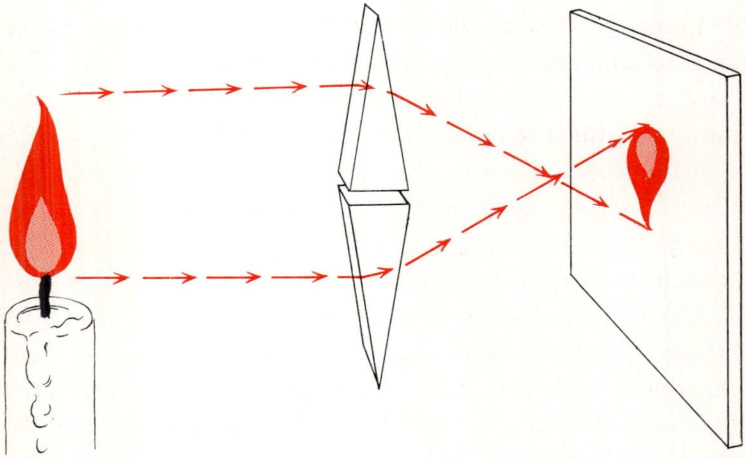

2.2 Eine Bündelungslinse kann als konvergierendes Prismenpaar aufgefasst werden, das aus einem Strahlenbündel ein Bild formt. Ein derartiges Bild ist deutlich heller als das durch ein Nadelloch entworfene, doch insgesamt etwas verzerrt, und die Tiefenschärfe ist begrenzt. (Diese Abbildung sollte nicht zu «wörtlich» genommen werden – abbildende Linsen haben gekrümmte Oberflächen.)

Was ist Licht?

In den letzten dreihundert Jahren gab es zwei rivalisierende Lichttheorien. Sir Isaac Newton (1643–1727) nahm an, Licht bestehe aus einer Reihe von Partikeln. Der niederländische Physiker Christiaan Huygens (1629–1695, Abb. 2.3) hielt dagegen Licht für Impulswellen, die sich durch ein alles durchdringendes Medium ausbreiten. Diesen *Äther* stellte er sich aus kleinen elastischen, in gegenseitigem Kontakt stehenden Kugelschalen aufgebaut vor und nahm an, dass sich jede Störung als Welle durch die dicht gepackten Kugelschalen in alle Richtungen fortpflanzte. Diese Welle hielt er für das Licht.

Die Kontroverse über die Natur des Lichtes ist eine der aufregendsten und interessantesten Auseinandersetzungen in der Geschichte der Wissenschaft. Eine entscheidende Frage in den ersten Stadien der Diskussion war, ob sich Licht mit einer endlichen oder unendlichen Geschwindigkeit ausbreitet. Sie wurde auf ganz unerwartete Weise von dem dänischen Astronomen Olaf Römer (1644–1710) beantwortet. Römer beobachtete die Umlaufbahnen und die Verfinsterungen der vier hellen Monde, die den Jupiter umkreisen, und stellte dabei fest, dass sie nicht in regelmäßigen Abständen aus dem Schatten des Planeten auftauchten, sondern dass die zeitlichen Intervalle von der Entfernung des Jupiters von der Erde abhängig waren. 1675 kam Römer dann zu dem Schluss, dass diese Schwankungen durch die Zeit bedingt waren, die das Licht von den Jupitermonden benötigte, um zur Erde zu gelangen. Diese Zeit nimmt zu, wenn sich die Erde vom Jupiter entfernt, da die Lichtgeschwindigkeit endlich groß ist. Die Entfernung des Jupiters von der Erde variiert um etwa 300 Millionen Kilometer (das Doppelte der Entfernung Sonne–Erde). Die größte Zeitdifferenz, die Römer maß, betrug 16 Minuten und 36 Sekunden früher oder später als der errechnete Eintritt des jeweiligen Mondes in den Jupiterschatten. Aus seiner nicht ganz korrekten Schätzung der Sonnendistanz berechnete er somit eine Lichtgeschwindigkeit von 309 000 km/s. Aufgrund unserer heutigen Kenntnis vom Durchmesser der Erdumlaufbahn wurde dieser Wert inzwischen auf rund 300 000 km/s korrigiert. Seither ist die Lichtgeschwindigkeit sehr genau über kurze Entfernungen auf der Erde gemessen worden. Sie wird heute als eine der Grundkonstanten des Universums angesehen.

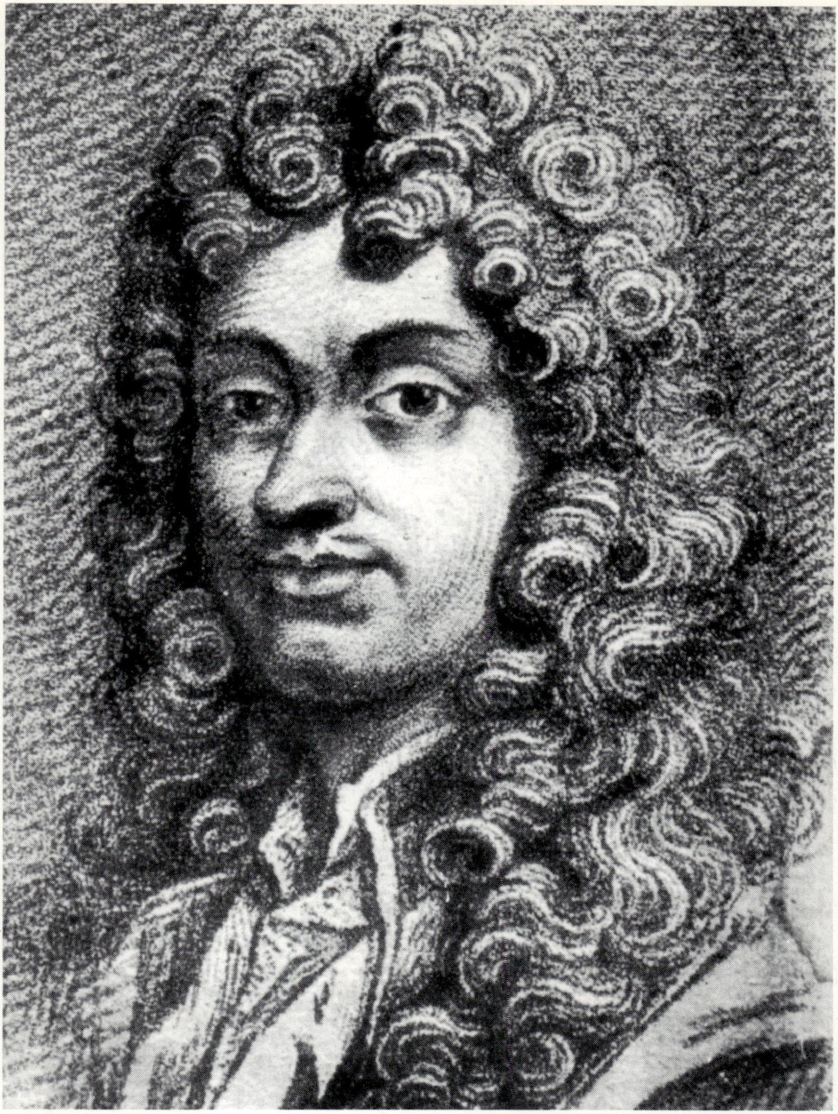

2.3 Christiaan Huygens (1629–95), von einem unbekannten Künstler. Huygens war nicht nur ein höchst vielseitiger und kreativer Wissenschaftler, sondern führte als Sekretär des Prinzen von Oranien auch ein ungewöhnlich aktives, gesellschaftliches Leben. Er erfand die Pendeluhr (die von Galilei auf dem Totenbett vorgeschlagen wurde) und zeigte, wie sich ein völlig isochrones (d. h., jede Amplitude ist von gleicher Dauer) Pendel herstellen lässt. Er erkannte die wahre Natur des Saturnrings und entdeckte (zur selben Zeit wie Christopher Wren) die Gesetze elastischer Körper. Huygens vertrat die Ansicht, dass Licht als Welle durch einen alles durchdringenden *Äther* aus dicht gepackten Bällen wandert.

Infolge der endlichen Lichtgeschwindigkeit und, was für irdische Objekte wichtiger ist, wegen der beträchtlichen Verzögerung der neuronalen Information auf dem Weg vom Auge zum Gehirn sehen wir stets Vergangenheit. Unsere Wahrnehmung der Sonne ist mehr als acht Minuten verzögert, und was wir von dem mit bloßem Auge gerade noch sichtbaren, entferntesten Himmelskörper (Andromedanebel) wissen, hat zu einer Zeit stattgefunden, bevor Menschen die Erde bevölkerten. Bei nahe gelegenen Objekten beträgt die neuronale Verzögerung mehrere hundertstel Sekunden, was für schnelle Reaktionen bedeutsam ist.

Die Lichtgeschwindigkeit von 300 000 km/s wird, streng genommen, nur in einem perfekten Vakuum erreicht. In Wasser, Glas oder einer anderen transparenten Substanz breitet sich Licht langsamer aus. Das Ausmaß dieser Geschwindigkeitsverringerung hängt vom Brechungskoeffizienten (oder angenähert von der Dichte) des Mediums ab, in dem das Licht sich fortpflanzt. Diese Verringerung der Ausbreitungsgeschwindigkeit ist äußerst wichtig, denn sie ist die Ursache dafür, dass Prismen das Licht brechen und Linsen Bilder entwerfen können. Das Prinzip der Lichtbrechung durch Veränderung des Brechungskoeffizienten wurde 1621 von dem niederländischen Mathematiker Willebrord Snel van Rojen (1580–1626) in Leiden entdeckt; Snel starb jedoch bereits mit 46 Jahren und konnte seine Resultate nicht mehr veröffentlichen. Elf Jahre später publizierte der französische Philosoph und Mathematiker René Descartes (1596–1650) das Sinusgesetz der Brechung, kurz Brechungsgesetz genannt (Abb. 2.4).

Nach Newtons Ansicht wurden die Lichtteilchen von der Oberfläche des dichteren Mediums angezogen, während Huygens die Brechung damit erklärte, dass sich das Licht im dichteren Medium langsamer ausbreite. Dies war viele Jahre, bevor der französische Physiker Jean Bernard Léon Foucault (1819–1868) durch direkte Messungen zeigte, dass sich Licht tatsächlich in einem dichteren Medium langsamer fortpflanzt. Eine Zeit lang schien es, als sei die Newton'sche Korpuskulartheorie ein Irrweg und Licht nichts anderes als eine Reihe von Wellen, die sich durch ein Medium, den *Äther*, fortpflanzen. Anfang des 20. Jahrhunderts wurde jedoch deutlich, dass die Wellentheorie nicht alle Phänomene des Lichtes erklären kann. Heute geht man davon aus, dass Licht sowohl Teilchen- als auch Welleneigenschaften besitzt.

Wenn Licht durch ein Prisma gebrochen wird, so wird jede Wellen-

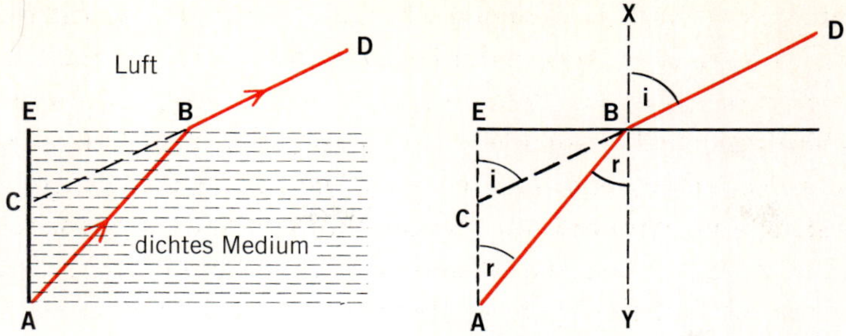

2.4 Das Sinusgesetz der Brechung oder kurz Brechungsgesetz: Wenn Licht von einem Medium A in ein Medium B übertritt, steht der Sinus des Einfallswinkels zum Sinus des Ausfallswinkels in einem konstanten Verhältnis.
Wir können uns den Vorgang anhand eines einfachen Diagramms veranschaulichen: Wenn AB ein Lichtstrahl ist, der von einem dichten Medium (Glas) in ein Vakuum (oder Luft) gelangt, so tritt der Strahl in einem Winkel i gegen BD in die Luft aus. Das Gesetz besagt, dass $\sin r / \sin i = u$ ist. Die Konstante u ist der Brechungsindex von Glas oder einer anderen lichtbrechenden Substanz.

länge (oder Frequenz) um einen leicht unterschiedlichen Winkel abgelenkt, sodass der austretende Lichtstrahl als Lichtfächer erscheint, der aus den verschiedenen Spektralfarben gebildet wird. Newton (Tafel I) entdeckte, dass weißes Licht aus allen Spektralfarben zusammengesetzt ist, indem er einen Sonnenstrahl auf diese Weise mit einem Prisma in ein Spektrum auftrennte (Abb. 2.5), und fand dann, dass er die Farben mit einem zweiten gleichen, aber umgekehrt gehaltenen Prisma wieder in weißes Licht zurückverwandeln konnte. Er benannte in seinem Spektrum sieben Farben: Rot, Orange, Gelb, Grün, Blau, Indigo und Violett. Indigo wird nicht als getrennte Farbe gesehen, und Orange ist etwas zweifelhaft, doch Newton liebte die Zahl Sieben, und er stellte sich das Spektrum immer als musikalisches Notensystem vor, daher fügte er Orange und Indigo hinzu, um die magische Sieben zu erreichen.

Wir wissen heute – was Newton noch unbekannt war –, dass jede Spektralfarbe oder jeder Farbton aus Licht einer bestimmten Wellenlänge bzw. Frequenz besteht. Wir wissen ebenso, dass alle so genannten elektromagnetischen Strahlungen grundsätzlich gleich sind. Die physikalischen Unterschiede zwischen Radiowellen, Infrarot, ultraviolettem Licht und Röntgenstrahlen liegen in ihrer Frequenz. Nur ein sehr enges Band dieses riesigen Frequenzbereichs, weniger als eine Oktave, erregt das Auge und liegt dem Form- und Farbensehen zugrunde. Das Dia-

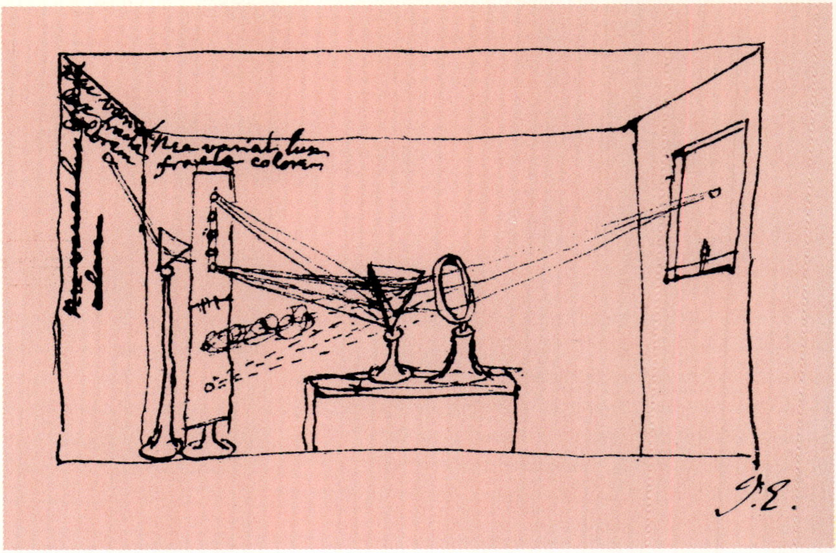

2.5 Eine Skizze Newtons zu einem seiner Farbversuche. Zuerst zerlegte er das Licht (mit dem großen Prisma) in ein Spektrum. Dann leitete er einfarbiges Licht durch ein Loch in einem Schirm zu einem zweiten Prisma. Dabei fand keine weitere Zerlegung in Farben statt. Er erkannte außerdem, dass sich die Farben wieder zu Weiß vereinigen ließen, wenn das Farbspektrum durch ein zweites Prisma geleitet wurde. Weißes Licht (Sonnenlicht) ist demnach eine Mischung aller Spektralfarben.

gramm in Tafel II zeigt, wie sich dieses enge Fenster des gesamten Spektrums in der physikalischen Welt ausnimmt. So betrachtet sind wir fast blind!

Wenn wir die Lichtgeschwindigkeit (λ) kennen, ist es einfach, mit Hilfe der Frequenz die Wellenlänge oder vice versa zu berechnen: $F(\lambda) = 3 \times 10^8$ m/s. Es ist jedoch schwierig, die Frequenz direkt zu messen. Die Wellenlänge des sichtbaren Lichtes ist einfacher zu bestimmen, was für die niederfrequenten Radiowellen nicht gilt. Man misst die Wellenlänge des Lichtes, indem man das Licht durch ein feines Gitternetz schickt und dadurch ein so genanntes Gitterspektrum erhält. (Zur Veranschaulichung halte man eine CD schräg zu einer Lichtquelle; das reflektierte Licht wird dann als klare Farben sichtbar.) Aus dem Abstand der Linien des optischen Gitters und dem Winkel, bei dem Licht einer bestimmten Farbe reflektiert wird, lässt sich die Wellenlänge des Lichtes sehr genau berechnen. Blaues Licht hat eine Wellenlänge von rund 4×10^{-7} m, rotes Licht von rund 7×10^{-7} m.

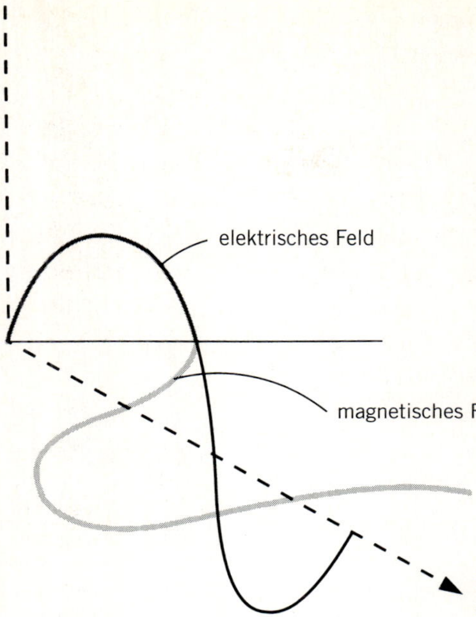

2.6 Licht besteht aus Wellen elektrischer und magnetischer Felder, die rechtwinklig zueinander stehen, wobei die Stärke des elektrischen Feldes zunimmt, wenn die des magnetischen Feldes abnimmt und vice versa.

Der Wellenlängenbereich, in dem sich Sehen abspielt, ist insofern wichtig, als er dem Auflösungsvermögen des Auges Grenzen setzt; das Gleiche gilt für optische Instrumente wie Mikroskope und Kameras. Die Auflösung nimmt mit der Frequenz des Lichts und der Größe (genauer der Öffnungsweite oder optischen Apertur) eines Auges oder eines Instruments zu. Augen sind daran angepasst, Wellenlängen mit maximaler Sonnenlichtenergie zu verarbeiten, ohne das biologische Material, aus dem sie bestehen, zu sehr zu schädigen. Die Komplexaugen von Insekten können im Ultraviolettbereich zweifellos arbeiten, weil sie so klein sind.

Die heutige Wellentheorie des Lichtes ist komplexer als die Vorstellung von Wellenzügen, die sich auf einer Teichoberfläche ausbreiten, denn Licht ist ein elektromagnetisches Phänomen – d. h., dass es aus Wellen elektrischer und magnetischer Felder besteht. Diese sind rechtwinklig zueinander ausgerichtet und um eine halbe Wellenlänge verschoben, sodass beide Felder alternierend ab- und zunehmen (Abb. 2.6).

Es wird auch angenommen, dass Licht aus Energiepartikeln besteht, die im sichtbaren Bereich *Photonen* genannt werden. *Quanten* ist die allgemeine Bezeichnung, die für alle Wellenlängen oder Frequenzen der Strahlung benutzt wird. Diese Quanten vereinigen die Eigenschaften von Teilchen und Wellen. Photonen werden gelegentlich als Wellenpakete bezeichnet. Je geringer die Wellenlänge, desto mehr Wellen weist jedes Photon auf. Das steht hinter der Aussage, dass die Energie eines einzelnen Photons (oder Lichtquants) eine Funktion der Frequenz ist, sodass gilt: $E = h\nu$, wobei E die Energie in Joule, h eine Konstante, das so genannte *Planck'sche Wirkungsquantum,* und ν die Frequenz der Strahlung ist.

Mit bloßem Auge können wir kein einzelnes Lichtquant (Photon) sehen, doch die Rezeptoren der Retina sind so empfindlich, dass sie durch ein einzelnes Photon erregt werden können. Es sind allerdings mehrere (fünf bis acht) Photonen erforderlich, um einen kurzen Lichtblitz wahrzunehmen. Die einzelnen Rezeptoren in der Netzhaut sind so empfindlich, wie ein Lichtdetektor überhaupt sein kann, da ein Lichtquant die kleinste mögliche Strahlungsenergie darstellt. Leider verhindern die durchscheinenden Medien des Auges diese Entwicklung zur absoluten Perfektion, denn nur etwa die Hälfte der Photonen, die in das Auge fallen, gelangt zu den Rezeptoren. Der Rest geht durch Absorption und Streuung innerhalb des Auges verloren, bevor es die Netzhaut erreicht. Aber trotz dieses Verlustes ist es unter idealen Bedingungen möglich, das Licht einer einzelnen Kerzenflamme noch aus rund 30 km Entfernung zu sehen.

Das erste Experiment über den Effekt des Lichts aus quantentheoretischer Sicht wurde 1942 von drei Physiologen, S. Hecht, S. Schlaer und M. H. Pirenne, durchgeführt. Sie erkannten, dass das Auge fast so empfindlich sein muss wie theoretisch möglich, und bauten darauf ein einfallsreiches Experiment auf, um herauszufinden, wie viele Quanten auf einen Rezeptor einwirken müssen, damit ein Lichtblitz wahrgenommen wird. Ihre Beweisführung gründete sich auf eine statistische Funktion, die so genannte Poisson-Verteilung. Sie gibt die zu erwartende Verteilung von Treffern auf einen Zielfleck wieder. Die drei gingen ferner davon aus, dass zumindest ein Teil der ständig variierenden Empfindlichkeit des Auges nicht auf Veränderungen des Auges oder Nervensystems zurückzuführen ist, sondern auf die von Augenblick zu Augenblick variierende Energie schwacher Lichtquellen, wenn nur wenige Quanten einfallen. Man stelle sich einen ungeordneten Kugelregen vor: Die Zahl der eintreffenden Kugeln fluktuiert ständig und ist ungleichmäßig stark. Ähnlich fluktuiert die Zahl der Lichtquanten innerhalb eines Lichtstrahles, der ins Auge fällt. Ein gegebener schwacher Lichtblitz kann also eine kleine oder große Zahl an Quanten enthalten. Enthält er mehr Quanten als im Durchschnitt, so ist die Wahrscheinlichkeit, dass er erkannt wird, größer als im umgekehrten Fall. In ausgedehnten Experimenten lassen sich «Sehfrequenz»-Kurven aufstellen, aus deren Steilheit die Anzahl der Quanten abgeleitet werden kann. Grundlagenphysik ist daher für das Sehen wichtig.

Die Quantennatur des Lichtes ist auch dann wichtig, wenn es um die Fähigkeit des Auges geht, feine Details zu erkennen. Im Mondlicht können wir beispielsweise nur die größten Zeitungsüberschriften lesen. Einer der Gründe dafür ist, dass unter diesen Bedingungen zu wenig Quanten auf die Netzhaut fallen, um innerhalb der Zeitspanne, in der das Auge Energie integrieren kann (etwa 1/10 Sekunde), ein vollständiges Bild aufzubauen. Das ist reine Physik. Manchmal ist schwierig zu entscheiden, ob ein visueller Effekt zur Psychologie, Physiologie oder Physik gehört, und oft lässt sich keine klare Trennungslinie ziehen.

3 Das Auge

Wie alles anfing

Wie haben sich die Augen entwickelt? Welche Stadien haben ihre unglaublich raffinierten Netzhäute, ihre Rezeptoren, Linsen und Irisblenden samt der kontrollierenden Muskeln durchlaufen? Haben wir es hier nicht mit einem Problem von der Art «Was war zuerst da, die Henne oder das Ei?» zu tun?

Das Problem der Augenentwicklung stellte für Charles Darwins Theorie der Evolution durch natürliche Auslese eine Herausforderung dar, die ihm zum Zeitpunkt der Veröffentlichung seines Werkes *The origin of species* (deutsch: Der Ursprung der Arten) (1859) seinen «berühmten kalten Schauder» über den Rücken laufen ließ. Darwins Theorie davon, wie sich Organismen im Lauf ihrer Stammesgeschichte entwickelt haben, unterscheidet sich grundlegend von der Vorgehensweise, die intelligentem menschlichen Planen und Erfinden zugrunde liegt. Wenn ein Ingenieur darangeht, ein Instrument zu verbessern, kann er «ans Reißbrett zurückkehren» und experimentelle Modelle entwerfen. Die meisten werden, wenn überhaupt, nicht besonders gut funktionieren, doch so ein Reißbrettverfahren ist bei der natürlichen Selektion nicht möglich, denn hier muss jeder Entwicklungsschritt dem Merkmalsträger Vorteile bringen. Aber welchen Nutzen besitzt eine halbfertige Linse? Was für einen Sinn hat eine bilderzeugende Linse, wenn das Gehirn die Netzhautbilder nicht interpretieren kann? Wie sollte ein solches Gehirn entstehen, bevor ein Auge vorhanden ist, durch das es mit Informationen versorgt wird? In der Evolution gibt es keinen Generalplan, keine Voraussicht, keine experimentellen, unzulänglichen Versuche. Augen und Gehirn sind durch langwieriges, blindes Ausprobieren entwickelt worden. Um diese Schritte zurückzuverfolgen, müssen wir in jedem Stadium nach möglichen Vorteilen suchen – dabei aber bedenken, dass ein Merkmal mit *einem* Vorteil auch einem neuen, ganz anderen Zweck dienen könnte. Wer hätte vermutet, dass die Kieferknochen urtümlicher Fische zum menschlichen Mittelohr werden sollten? Die

Evolution des Auges und anderer Sinnesorgane basiert vermutlich nicht auf einfachen linearen Entwicklungen, bei denen jeder Schritt eine Verbesserung des vorangegangenen darstellt, denn jederzeit können neue Einsatzmöglichkeiten auftauchen. Daher ist vorstellbar, dass die Entwicklung von Linsen zunächst mit einer Art von Schutzfenster begonnen hat, das vielleicht Millionen Jahre später eine gekrümmte Oberfläche erhielt, damit sich Licht bündeln ließ.

Wie begann die Entwicklung der Augen? Fast jedes Lebewesen ist lichtempfindlich. Auch Pflanzen verwerten Lichtenergie, und manche richten ihre Position so aus, als ob sie mit ihren Blüten die Sonne sehen könnten. Die ersten primitiven Augen reagierten nur auf Licht und Veränderungen der Lichtintensität. Die Wahrnehmung von Form und Farbe musste auf die Entwicklung komplizierterer, abbildungsfähiger Augen warten; zudem musste auch das Gehirn genügend differenziert sein, um die von den optischen Bildern auf der Netzhaut ausgelösten Nervensignale als Objekte interpretieren zu können.

Bilderzeugende Augen entwickelten sich später aus lichtempfindlichen Flecken auf der Oberfläche einfacherer Tiere. Wie diese Entwicklung im Einzelnen vor sich ging, ist weitgehend rätselhaft. Lediglich einige Schritte lassen sich anhand von Fossilien, mittels vergleichender Studien lebender Arten und durch Untersuchung der Augenentwicklung an Embryonen nachvollziehen.

Schon Einzeller zeigen Lichtreaktionen. Bei höheren Formen finden sich besonders angepasste Zellen, die als lichtempfindliche Bewegungsrezeptoren dienen. Diese können auf der Haut verteilt (wie beim Regenwurm) oder gruppenweise, meist in einer Vertiefung oder Grube, angeordnet sein. Dies ist der erste Entwicklungsschritt zu einem wirklich bilderzeugenden Auge.

Wahrscheinlich wurden die Fotorezeptoren in kleinen Gruben angeordnet, um sie gegen diffuse Beleuchtung abzuschirmen, welche die Wahrnehmung bewegter Schatten bei drohender Gefahr beeinträchtigt. Diese primitiven Augengruben konnten jedoch leicht durch eindringende Fremdkörper blockiert und damit funktionsuntüchtig werden. Später entwickelte sich zum Schutz gegen solche Partikel eine durchsichtige Membran über den Augengruben. Als die Membran durch eine Zufallsmutation im Zentrum dicker wurde, entstand eine Art Linse. Die ersten Linsen dienten lediglich zur Verstärkung der Lichtintensität. Erst viel später waren sie imstande, brauchbare Bilder

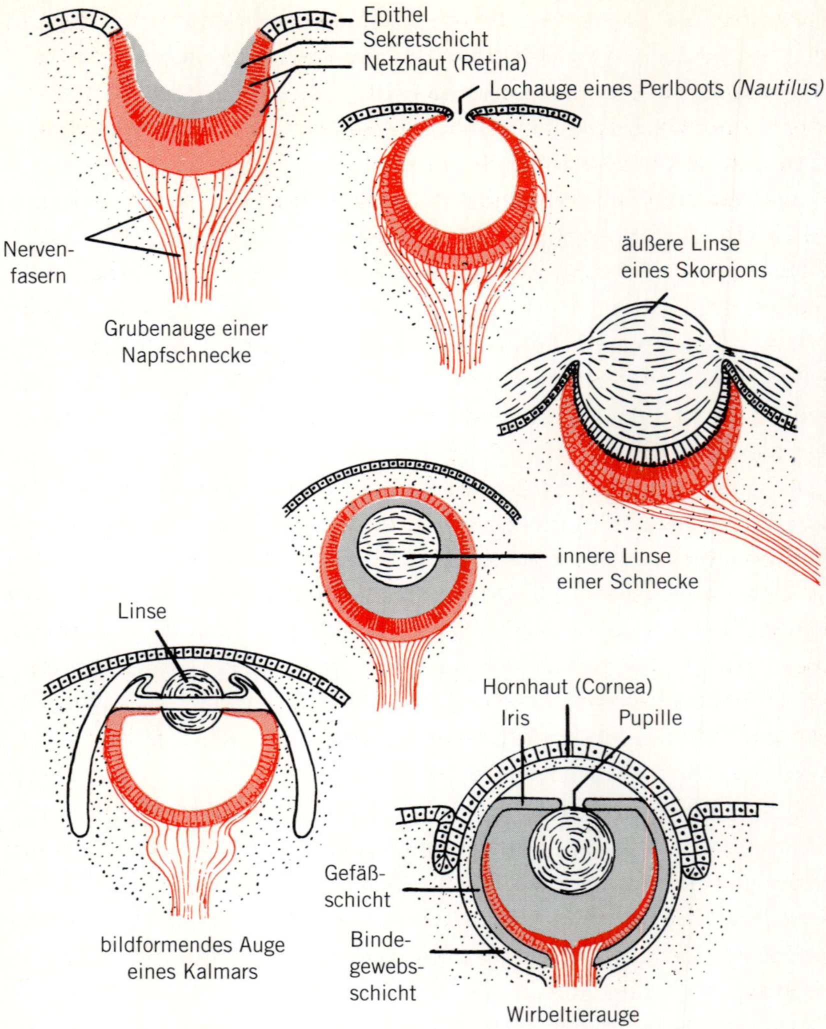

3.1 Verschiedene Augentypen. Ausgehend von lichtempfindlichen Zellen auf der Körperoberfläche wird eine becherförmige Einstülpung gebildet, die sich zu einer kleinen Öffnung verengt. Schließlich kommt eine Linse hinzu, die ein Bild auf ein Mosaik von winzigen, dicht gepackten lichtempfindlichen Rezeptoren wirft.

zu erzeugen. Bei der Napfschnecke findet sich noch heute ein altertümliches Grubenauge (Abb. 3.1). Und das Perlboot *Nautilus,* ein lebendes Fossil, besitzt einen noch primitiveren Augentyp; statt mittels einer Linse wird das Bild durch ein kleines Loch über der Sehgrube erzeugt.

Das Innere des *Nautilus*-Auges wird vom Meerwasser umspült, in dem das Tier lebt, während Linsenaugen wie die unsrigen als Ersatz mit einer besonders zusammengesetzten Flüssigkeit (dem Kammerwasser) gefüllt sind. Die menschlichen Tränen sind ein salziges Äquivalent der Urmeere, die die ersten Augen umspülten.

In diesem Buch interessiert uns das menschliche Auge sowie die Art und Weise, wie wir die Welt sehen. Unser Auge ist ein typisches Wirbeltierauge, gehört aber nicht zu den komplexesten und höchstentwickelten, obgleich das menschliche Gehirn das differenzierteste aller Gehirne ist. Komplizierte Augen kommen oft zusammen mit einem einfachen Gehirn vor: Häufig findet man äußerst komplizierte Augen bei wirbellosen Tieren mit winzigem Gehirn. Die Komplexaugen der Arthropoden (Gliedertiere einschließlich der Insekten) bestehen nicht aus einer einzigen Linse mit einer Retina aus Tausenden oder Millionen von Rezeptoren, sondern aus vielen Linsen mit einer kleinen Gruppe von Rezeptoren, wobei jede einzelne Linse einen eigenen Rezeptor besitzt. Das älteste bekannte fossile Auge ist das der Trilobiten, die vor 500 Millionen Jahren lebten. Die Augen vieler Trilobitenarten waren hoch entwickelt. Ihre äußere Struktur ist bei einigen fossilen Exemplaren vollständig erhalten (Abb. 3.2); ein Teil des inneren Aufbaus lässt sich mit Hilfe von Röntgenstrahlen sichtbar machen. Danach waren es Komplexaugen, die denjenigen moderner Insekten ähnelten; einige hatten über 1000 Facetten.

Abbildung 3.3 zeigt ein Insektenauge. Hinter jeder Facettenlinse (Cornea) liegt eine zweite Linse, der so genannte Kristallkegel, durch den das Licht auf das lichtempfindliche Element fällt. Dieses besteht gewöhnlich aus sieben blütenblattartig angeordneten Zellen. Diese Grundeinheit eines Facetten- oder Komplexauges wird als Ommatidium bezeichnet. Zunächst nahm man an, dass jedes Ommatidium ein selbständiges Auge ist, Insekten also Tausende von Bildern sehen. Heute ist schwer zu verstehen, wie es zu dieser Annahme kommen konnte, da kein Ommatidium eine eigene Retina enthält, sondern von jeder Rezeptorgruppe nur eine einzelne Nervenfaser ausgeht. Wie sollte jedes Ommatidium damit ein vollständiges Bild übermitteln? Tatsache ist, dass jedes Ommatidium auf senkrecht einfallendes Licht anspricht und die Signale aller Ommatidien zentral zu einem einzigen Bild vereinigt werden.

Facettenaugen sind vorwiegend Bewegungsdetektoren. Sie können

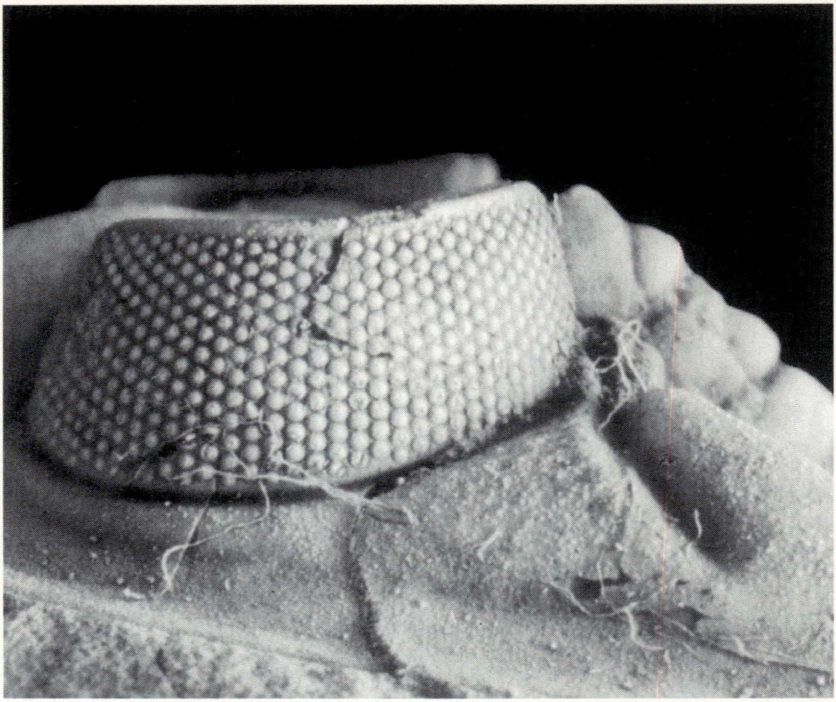

3.2 Das fossile Komplexauge eines 500 Millionen Jahre alten Trilobiten; es handelt sich um den ältesten fossil erhaltenen Augentyp. Die Facetten, die die Linsen der Cornea bilden, entsprechen im Wesentlichen denen eines modernen Insektenauges. Einige Trilobiten konnten ringsherum sehen, keiner konnte jedoch nach oben sehen, denn es gab keine gefährlichen Räuber im Meer, die sich auf sie hätten stürzen können.

unglaublich leistungsfähig sein, wie man bei Beobachtung von Libellen erkennt, die ihre Beute im Flug fangen. Insektenaugen haben einen bemerkenswerten Mechanismus zur Hell / Dunkel-Adaptation entwickelt. Die einzelnen Ommatidien sind durch dunkle Pigmentkegel voneinander isoliert, deren Pigment bei schwächerem Licht in Richtung der Rezeptoren wandert, sodass Licht dann seitlich aus jedem Ommatidium austreten und die Nachbarrezeptoren erreichen kann. Dies erhöht die Empfindlichkeit des Auges auf Kosten der Sehschärfe. Ein ähnliches Austarieren, wenn auch aus anderen Gründen, findet im Wirbeltierauge statt; es resultiert aus den vielen neuronalen Mechanismen der Dunkeladaptation, die noch nicht vollständig verstanden sind.

Die Kristallkegel der Facettenaugen wirken nicht einfach aufgrund

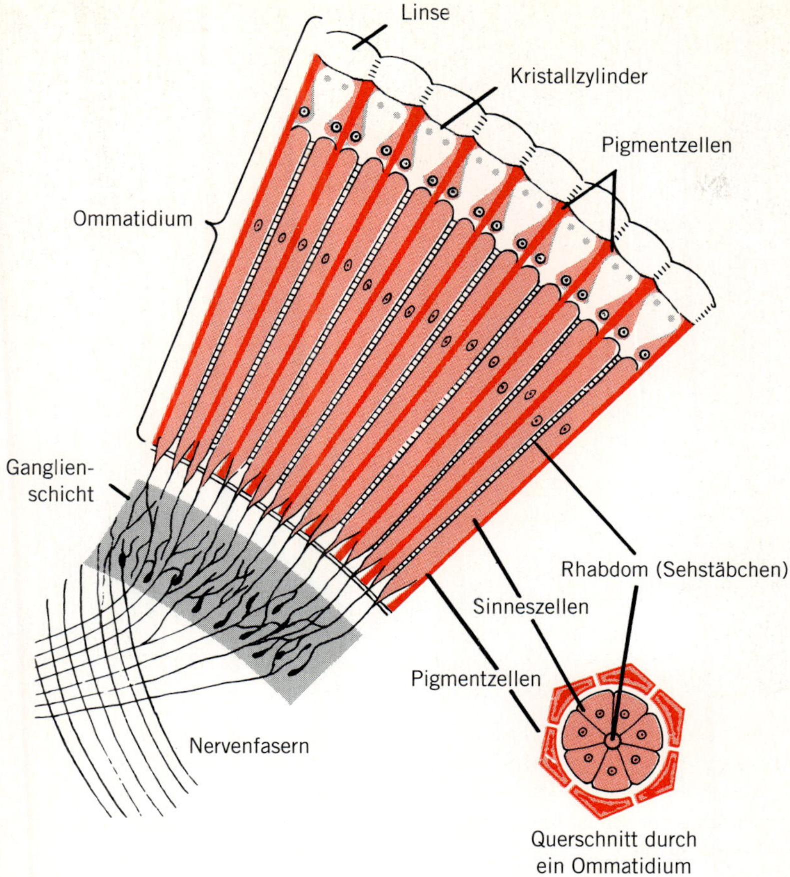

3.3 Facetten- oder Komplexauge. Jede Linse der Cornea liefert für jede einzelne funktionelle Rezeptoreinheit (die oft aus sieben lichtempfindlichen Zellen besteht) ein separates Bild; das bedeutet aber nicht, dass das Tier deshalb ein Mosaik sieht. Komplexaugen sind besonders gut zur Bewegungswahrnehmung geeignet, ihre Bildschärfe ist jedoch gering, weil sie so klein sind.

ihrer Oberflächenkrümmung wie normale Linsen, sondern auch durch die Änderung ihres Brechungskoeffizienten, der zum Zentrum hin zunimmt. Das Licht wird dadurch auf ganz andere Weise durch den Kristallkegel geleitet als bei den üblichen Linsen; der Vorgang erinnert eher an die Optik, die bei medizinischen Endoskopen oder bei der Kanalisierung von Laserbündeln über große Entfernungen via Lichtleiterfasern eingesetzt wird. Wenn es um Erfindungen geht, hat die Natur eben meist die Nase vorn!

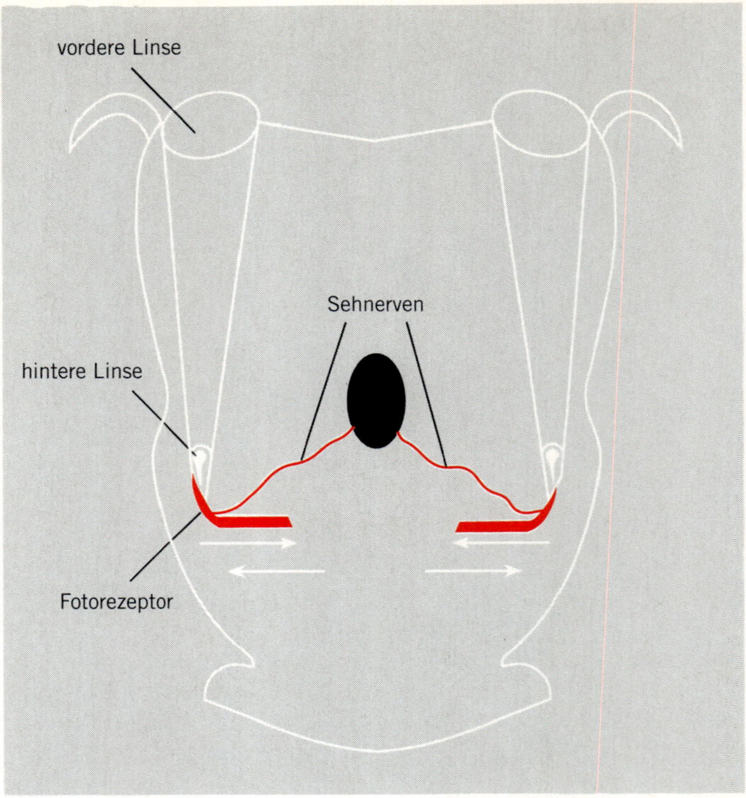

3.4 Weiblicher Ruderkrebs *(Copilia quadrata)* (oben und gegenüberliegende Seite). Jedes Auge besitzt zwei Linsen, eine große vordere und eine zweite kleinere tief im Inneren des Körpers, die mit einem Fotorezeptor verbunden ist; von diesem Fotorezeptor führt eine einzelne Sehnervenfaser zum zentral gelegenen Gehirn. Die zweite Linse und der Fotorezeptor bewegen sich ständig in der Abbildungsebene der ersten Linse hin und her. Offenbar handelt es sich um ein fortlaufend abtastendes Rasterauge: eine mechanische Fernsehkamera. Im Verlauf der letzten Jahre hat der Biologe Michael Land mehrere Typen von Rasteraugen entdeckt.

Zu den merkwürdigsten Augen, die wir kennen, gehört das der stecknadelkopfgroßen *Copilia*, eines kaum bekannten Ruderfußkrebses. Das *Copilia*-Weibchen (das Männchen ist viel weniger weit entwickelt) besitzt ein bilderzeugendes Augenpaar, das offenbar weder wie ein Wirbeltier- noch wie ein Insektenauge, sondern eher wie eine Fernsehkamera arbeitet. Jedes Auge enthält zwei Linsen, und das Fotorezeptorsystem gleicht dem des Insektenauges, doch sind Cornea und

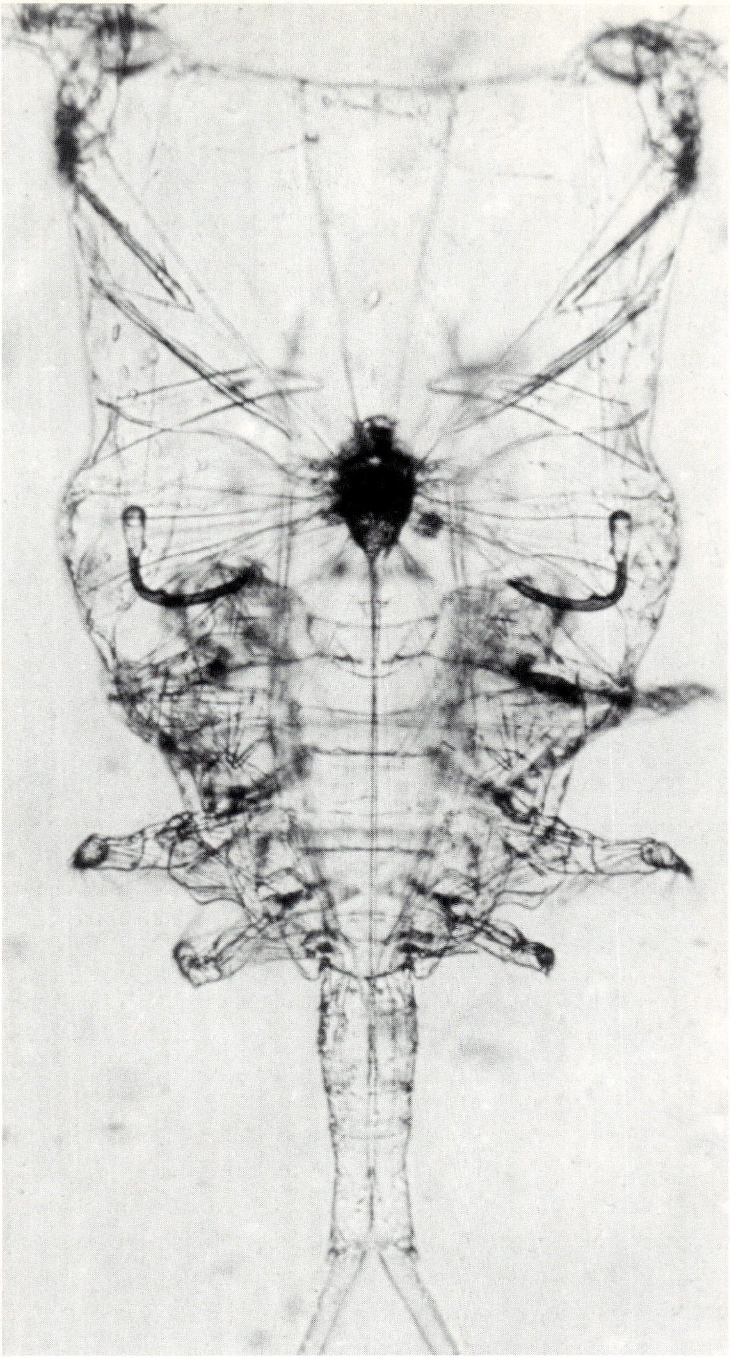

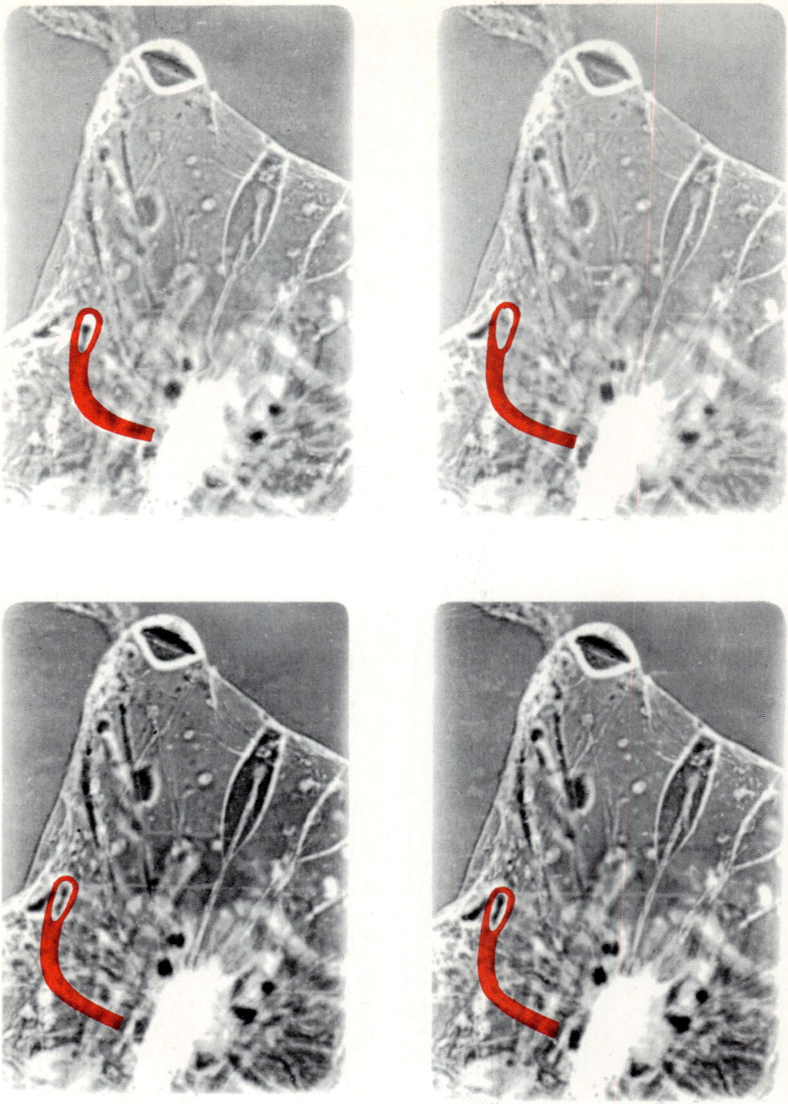

3.5 Bilder eines Schmalfilms, die die Abtastbewegungen des Fotorezeptors (rot) von *Copilia* zeigen.

Kristallkegel bei *Copilia* außerordentlich weit voneinander entfernt (Abb. 3.4). Der größte Teil des Auges liegt tief im Inneren des Körpers, der außergewöhnlich durchsichtig ist.

In den aufeinander folgenden Bildern einer Filmaufnahme sind die

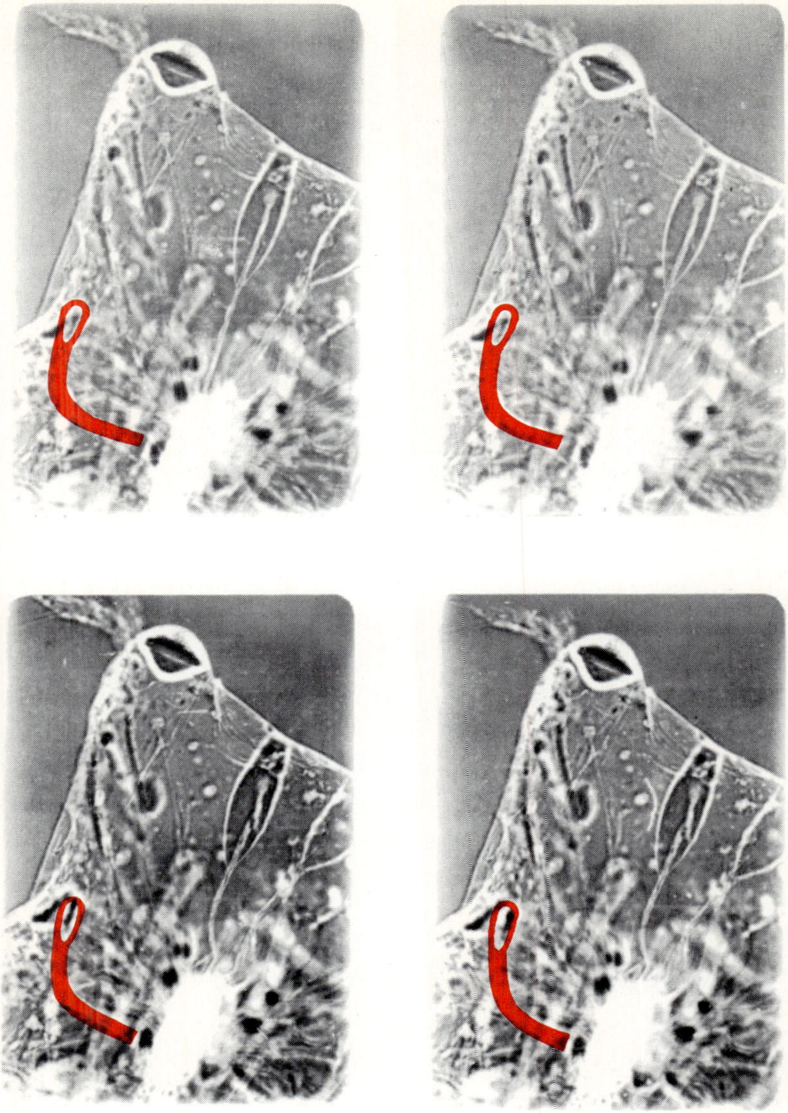

Abtastbewegungen des Kristallkegels und des mit ihm verbundenen Fotorezeptors deutlich zu erkennen (Abb. 3.5). Die Rezeptoren nähern und entfernen sich regelmäßig voneinander, bewegen sich aber nie unabhängig. Die Abtastperiodik wechselt zwischen 5 und 0,5 Abtastbewegungen pro Sekunde. Das Geheimnis dieses Auges erklärt sich beim Beobachten lebender Tiere. 1891 berichtete Selig Exner, dass der Rezeptor (und der mit ihm verbundene Kristallkegel) eine «ununterbrochene lebhafte Bewegung» ausführt. Damals war das Konzept, Information via Abtasten durch einen einzigen Kanal zu schicken, noch nicht aktuell – der Sehvorgang bei *Copilia* blieb unverständlich. Heute, da wir mit der Arbeitsweise des Fernsehens vertraut sind, verstehen wir, wie solche Augen funktionieren. Es wäre interessant zu wissen, ob es sich hier um ein Beispiel für einen sehr frühen Augentyp handelt, der bis in unsere Zeit überlebt hat. Leitet sich das Facettenauge vom *Copilia*-Auge ab? Wurden die Abtastbewegungen allgemein aufgegeben, weil eine einzelne neuronale Verbindung nicht genügend Information übertragen konnte? Oder handelt es sich um eine Vereinfachung des Facettenauges, das bei den ältesten Fossilien gefunden wurde? Wenn *Copilia* eine entwicklungsgeschichtliche Sackgasse darstellt, dann verdiente sie zumindest einen Preis für Originalität, aber aktuelle Entdeckungen von Michael Land zeigen, dass sie nicht allein steht; es gibt bessere Beispiele für Abtastaugen in der Natur. Möglicherweise führen viele kleine Facettenaugen – beispielsweise bei *Daphnia,* deren Auge 22 Ommatidien aufweist und ständig heftig zittert – Abtastbewegungen aus, um die Auflösung und die Kanalkapazität ihrer wenigen Elemente zu verbessern, ähnlich wie man eine Form mit mehreren beweglichen Fingern abtastet. Wie auch immer, der Tastsinn ist sehr wichtig, um dem Gesichtssinn Objektbedeutung zu vermitteln.

Was war zuerst da, die Henne oder das Ei?

Was nutzt ein Auge ohne ein Gehirn, das seine Signale interpretieren kann? Wie konnte sich ein derartiges Gehirn entwickeln, bevor es Augen gab, die ihm optische Informationen übermittelten? Nach einer Vorstellung (die ursprünglich vom Autor stammt) hat sich die visuelle Verarbeitung aus der unmittelbar nützlichen und wesentlich einfacheren Verarbeitung von Berührungsreizen entwickelt. Es könnte bedeutsam sein, dass es zwei Arten von Tasten gibt: Im einen Fall handelt es sich um die Erforschung eines Objekts mit Hilfe von beweglichen Wimpern (Zilien) oder Fingern, also durch *aktive* («haptische») Berührung, im anderen um einen *passiven* Empfang von Mustern. So kann man Umrisse von Objekten mit einem Finger abtasten oder die Form eines kleinen Objektes insgesamt durch Kontakt mit einem Hautbezirk erfühlen. Könnte es sein, dass diese beiden Formen des Tastsinns zur ursprünglichen neuronalen Verarbeitung bei beiden Augentypen gedient haben – beim Komplexauge und beim Linsenauge? Begann die Entwicklung der Komplexaugen mit einem einzelnen, beweglichen Ommatidium ähnlich wie bei *Copilia*? Ein solches Ommatidium konnte Informationen nur langsam übermitteln; haben sich aus diesem Grund vielleicht einzelne Einheiten vervielfacht, sodass viele Ommatidien entstanden, um die Vorteile der Parallelverarbeitung zu nutzen? Es ist interessant, dass *Daphnia*, die über 22 Ommatidien verfügt, ständig in Bewegung ist; vielleicht tastet sie die Umgebung mit 22 optischen Fingern ab. Komplexaugen mit Hunderten oder gar Tausenden von optischen Elementen müssen keine Abtastbewegungen durchführen, denn sie verfügen über genügend viele Einheiten, um Information parallel zu verarbeiten, wie es unsere Augen tun.

Bilder in den Augen

Optische Experimente mit nadelgroßen Löchern und später mit Linsen ließen Rückschlüsse darauf zu, wie das Auge arbeitet. Der arabische Gelehrte Alhazen (ca. 965–1038) erkannte, dass sich Euklid (in seiner *Optik* aus der Zeit um 300 v. Chr.) geirrt hatte, als er sich ein Auge als geometrischen Punkt vorstellte, der Lichtstrahlen aussendet, um Objekte zu berühren. Alhazen stellte fest, dass sich Objekte problemlos mit einem nadelgroßen Loch und einem Bildschirm optisch auf einer Oberfläche abbilden lassen (Abb. 2.1), und entwarf im 10. Jahrhundert die erste *Camera obscura* (verdunkelter Raum). Diese Vorrichtung wurde von Giovanni Battista della Porta weiterentwickelt (beschrieben in seinem 1558 veröffentlichten Werk *Magica naturalis*), indem er das Loch durch eine Fokussierlinse ersetzte, um die Bildhelligkeit zu erhöhen und so die Wiedergabequalität zu verbessern (Abb. 3.6).

Er vermutete, dass das Auge nach dem gleichen Prinzip funktioniert:

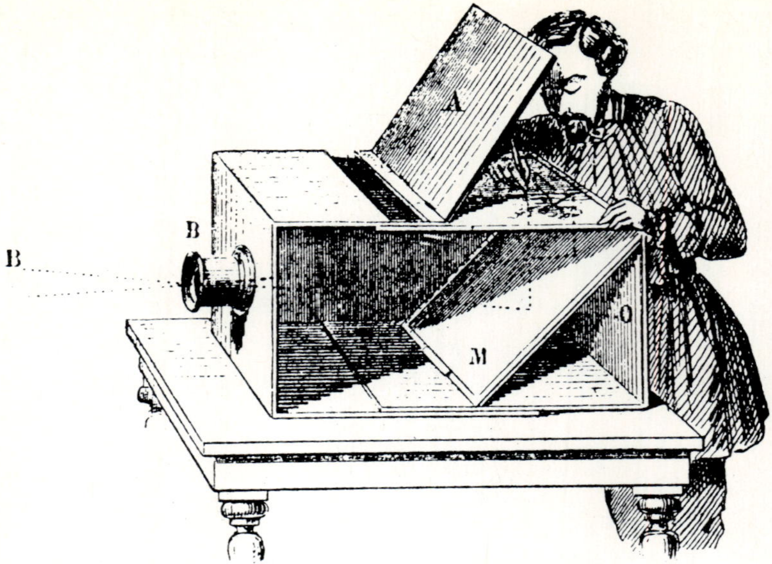

3.6 Die *Camera obscura* erzeugt mit Hilfe einer Linse ein Bild.

> Das Bild gelangt durch die Pupille wie durch ein Loch im Fenster hinein, und der Teil der Kugel, der in der Mitte des Auges sitzt, nimmt die Stelle eines Kristalltisches ein. Ich weiß, dass geistreiche Leute entzückt davon sein werden.

Die Wirkung der *Camera obscura*, die die Optik des Auges enthüllte, wurde von Daniele Barbaro in seiner *Practica della perspectiva* (1568 bis 1569) anschaulich beschrieben:

> Man schließe alle Fensterläden und Türen, bis kein Licht mehr in die *Camera* [den Raum] dringt, mit Ausnahme durch die Linse, und halte ein Blatt Papier auf die andere Seite, das man so lange vor- und zurückbewegt, bis die Szene völlig scharf erscheint. Dort auf dem Papier sieht man das Ganze so, wie es wirklich ist, mit seinen Entfernungen, seinen Farben und Schatten und Bewegungen, die Wolken, das glitzernde Wasser, die fliegenden Vögel. Wenn man das Papier still hält, kann man die ganze Szene mit einem Stift umfahren, sie schattieren und sie fein nach der Natur kolorieren.

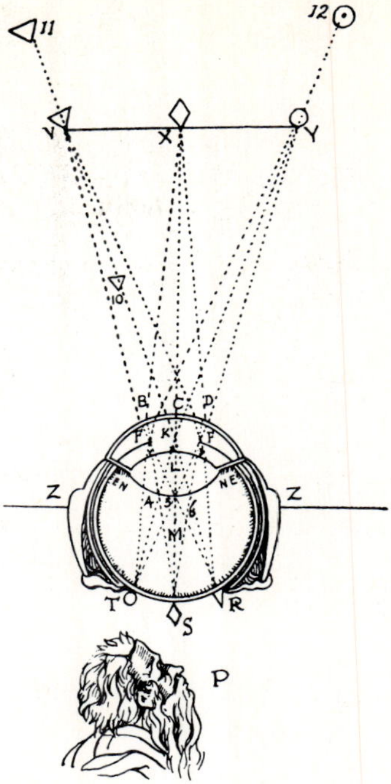

3.7 René Descartes' Zeichnung eines Auges zeigt, wie ein Bild entsteht. Aus *La dioptrique* (1637).

Das Rätsel war gelöst. Die Welt wird anhand von Bildern in der *Camera obscura* des Auges vom Gehirn wahrgenommen. So sahen es auch der Astronom Johannes Kepler und der Philosoph und Mathematiker René Descartes (Abb. 3.7).

Endlich konnte man Augen als optische Instrumente ansehen, die den physikalischen Gesetzen der Optik gehorchten. Das war nicht nur philosophisch ein wichtiger Schritt, sondern auch von praktischem Nutzen, weil dadurch verständlich wurde, wie Bilder und Perspektiven entstehen.

Die Perfektion des Auges als optisches Instrument ist ein Zeichen für die Bedeutung des Gesichtssinns beim Kampf um das Dasein. Nicht nur die einzelnen Teile des Auges sind bewundernswert konstruiert, auch ihre Gewebe sind hoch spezialisiert und werden auf besondere Weise ernährt und geschützt (Abb. 3.8). Die Hornhaut (Cornea) beispielsweise besitzt keine Blutversorgung, sie wird stattdessen durch das Kammerwasser ernährt. Dadurch ist die Hornhaut vom übrigen

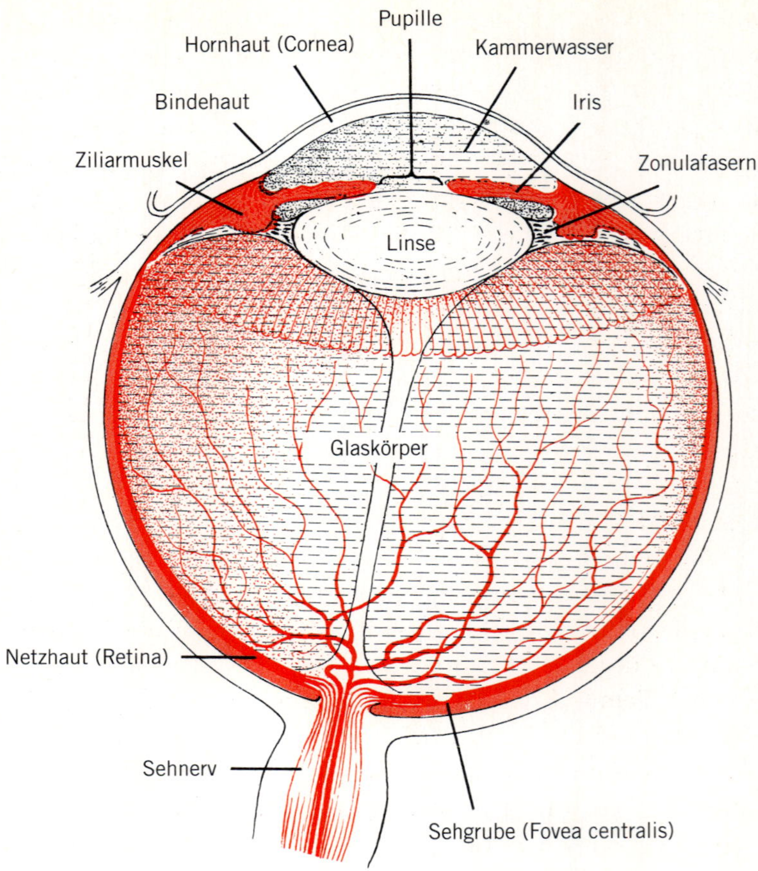

3.8 Das menschliche Auge: das wichtigste optische Instrument. Die fokussierende Linse erzeugt ein winziges, umgekehrtes Bild auf einem dichten Mosaik lichtempfindlicher Rezeptoren. Diese übersetzen die Lichtmuster in eine Sprache, die das Gehirn versteht – in eine Folge von elektrischen Impulsen.

Körper gleichsam isoliert, was Hornhauttransplantate besonders sicher macht, da keine Antikörper das transplantierte Gewebe erreichen und zerstören können. Durch fortwährende Sekretion und Absorption erneuert sich das Kammerwasser etwa alle vier Stunden vollständig. «Flecken vor den Augen» können von schwebenden Verunreinigungen in der Augenflüssigkeit hervorgerufen werden, welche Schatten auf die Netzhaut werfen, die man im Raum umhertreiben sieht.

Eine weitere spezielle Struktur, die vom Blutstrom isoliert ist, ist die Augenlinse. Eine Struktur im Innenohr ist ähnlich isoliert, wenn auch aus anderen Gründen. In der Schnecke (Cochlea) werden akustische Schwingungen in neuronale Aktivität umgewandelt, die Töne signalisiert; dort befindet sich eine bemerkenswerte Konstruktion, das Corti'sche Organ. Es besteht aus einer Reihe sehr feiner Härchen, die mit Nervenzellen in Verbindung stehen, welche durch Schwingungen der Härchen erregt werden. Auch das Corti'sche Organ besitzt keine Blutversorgung, sondern wird durch die Flüssigkeit in der Schnecke ernährt. Wären diese empfindlichen Zellen nicht gegen den arteriellen Pulsschlag abgeschirmt, so würden wir taub werden.

Jeder Augapfel ist mit sechs äußeren Muskeln ausgestattet, die ihn in der Augenhöhle in Position halten, ihn beim Verfolgen bewegter Objekte drehen oder ihm ermöglichen, bestimmte Objekte zu fixieren. Beide Augen arbeiten zusammen, sodass sie normalerweise auf dasselbe Objekt gerichtet sind. Bei der Naheinstellung müssen sie konvergieren, bei der Ferneinstellung sich parallel ausrichten. Neben den äußeren Augenmuskeln gibt es auch Muskeln innerhalb des Augapfels. Die Iris (Regenbogenhaut) ist ein ringförmiger Muskel, der die Pupille umgibt. Durch diese fällt das Licht auf die Linse, die direkt hinter der Pupille liegt. Der Irismuskel kontrahiert sich und verkleinert dadurch bei hellem Licht oder während der Konvergenz der Augen bei der Naheinstellung die Pupillenweite. Dadurch erhöht sich wie beim Schließen einer Kameralinse die Tiefenschärfe. Ein anderer Muskel kontrolliert die Entfernungseinstellung (Akkommodation) der Linse. Wir werden später auf den Mechanismus und die Funktion von Linse und Iris näher eingehen. Beide bieten einige Überraschungen.

Die kristalline Linse

Es wird oft angenommen, die Linse diene dazu, die einfallenden Lichtstrahlen zu brechen, um ein Bild zu erzeugen. Dies trifft zwar bei den Augen der Fische, nicht aber beim menschlichen Auge zu. Der Ort, an dem in unserem Auge das Licht zur Bilderzeugung am stärksten gebrochen wird, ist nicht die Linse, sondern die Vorderseite der Cornea. Der Grund dafür ist, dass die Brechkraft einer Linse von der Differenz zwischen dem Brechungskoeffizienten des umgebenden Mediums und dem des Linsenmaterials bestimmt wird. Der Brechungskoeffizient der Luft ist niedrig, während derjenige des Kammerwassers hinter der

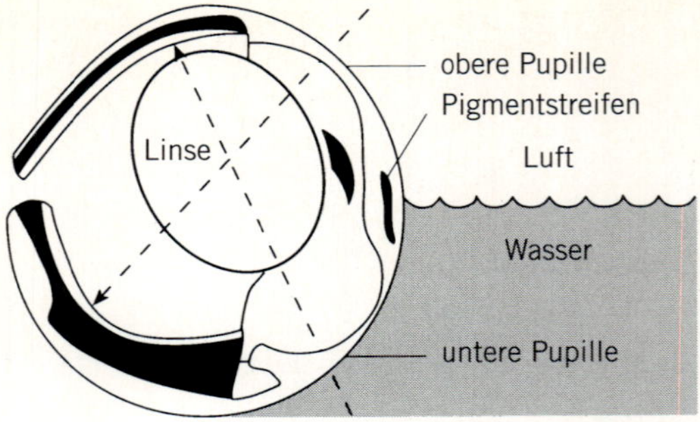

3.9 *Anableps* – ein Auge, das gleichzeitig über und unter Wasser scharf sehen kann.

Cornea annähernd so hoch wie der Brechungskoeffizient der Linse ist. Daher dient die Cornea vorwiegend der Scharfstellung, die Linse hingegen der Einstellung auf verschiedene Entfernungen. Bei den Fischen liegen die Verhältnisse anders, weil die Cornea vom Wasser umspült wird. Das Licht tritt daher fast ungebrochen in das Auge ein. Fische haben eine sehr dichte und starre Linse. Sie ist kugelförmig und bewegt sich im Augapfel bei der Einstellung auf nahe und entfernte Objekte vor- bzw. rückwärts. Die Linse im menschlichen Auge und dem anderer Landwirbeltiere ist für die Erzeugung eines Bildes weniger wichtig, dagegen von großer Bedeutung für die Akkommodation. Diese wird nämlich nicht durch einen Positionswechsel der Linse (wie beim Fisch oder bei einer Kamera) verursacht, sondern durch eine Änderung der Linsenform. Beim Nahsehen wird der Krümmungsradius der Linse verringert, wodurch sich die Brechkraft der Linse und damit des gesamten optischen Systems erhöht.

Der Vieraugenfisch *Anableps* kann gleichzeitig über und unter Wasser scharf sehen (Abb. 3.9). Seine Linse ist elliptisch geformt und so im Auge platziert, dass das Licht aus der Luft einen kürzeren Weg durch die Linse zurücklegen muss als das Licht aus dem Wasser. Der Körper von *Anableps* ist asymmetrisch: «Rechtshänder» können sich nicht mit «Linkshändern» paaren, aber beide Formen verfügen über diese außergewöhnlichen Augen, die in Luft und in Wasser akkommodieren können.

Die Linse des menschlichen Auges besteht aus dünnen Schichten wie eine Zwiebel und ist an einer Membran, der Zonula, aufgehängt, deren Fasern die Linse unter Spannung halten. Die Akkommodation

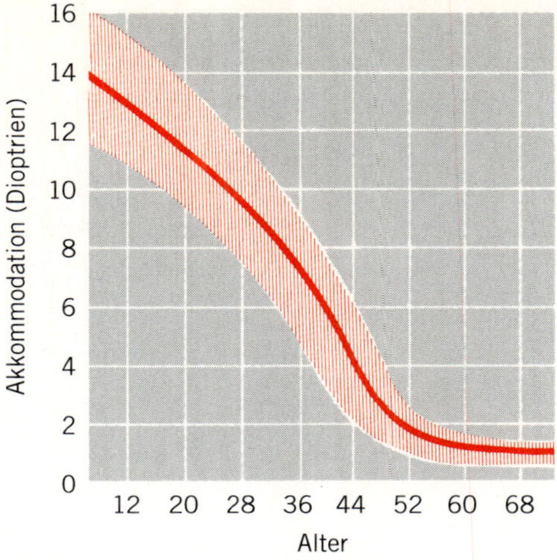

3.10 Akkommodationsverlust der Linse mit zunehmendem Alter. Die Linse verliert allmählich an Elastizität, wird starr und kann ihre Form nicht mehr verändern.

erfolgt auf höchst eigentümliche Weise. Beim Nahsehen wird die Spannung der Zonulafasern durch Kontraktion des Ziliarmuskels vermindert, sodass sich die Linse stärker abrunden kann (konvexer wird). Daher akkommodiert die Linse zum Nahsehen durch Kontraktion und nicht etwa durch Entspannen eines Muskels, was durchaus ungewöhnlich ist. Vielleicht verhindert dieser Mechanismus, dass es an der Linse zu Muskelzittern kommt.

Die embryonale und spätere Entwicklung der Linse ist von besonderem Interesse. Im mittleren Lebensalter hat sie unerwünschte Folgen. Die Linse wird vom Zentrum aus aufgebaut, und Zellen werden zeitlebens außen angelagert, daher wird sie ständig größer. Das Zentrum ist der älteste Teil, und dort werden die Zellen immer weiter von der Sauerstoff- und Nährstoffzufuhr abgeschnitten und gehen schließlich zugrunde. Die toten Zellen verlieren ihre Elastizität; daher müssen die meisten von uns jenseits der vierzig beginnen, eine Brille zu benutzen, denn die Linse wird zu starr und kann ihre Form zur Akkommodation auf verschiedene Entfernungen nicht mehr verändern. Das wird in Abbildung 3.10 nur allzu deutlich: Man erkennt, wie die Akkommodationsfähigkeit im Alter nachlässt, wenn die Zellen in der Linse absterben und wir durch ihre Überreste sehen.

Man kann die Änderung der Linsenform bei einem anderen Menschen beobachten, während sie für verschiedene Entfernungen akkommodiert. Außer einer kleinen Lichtquelle, z. B. einer Taschenlampe, erfordert dies keinen besonderen Apparat. Hält man das Licht in einer geeigneten Position, dann sieht man dessen Spiegelbild auf der Oberfläche des Auges. Man sieht jedoch nicht nur ein, sondern drei Bilder, denn das Licht wird nicht nur von der Cornea, sondern auch von der Vorder- und Rückseite der Linse reflektiert. Verändert sich die Linsenform, so ändern sich die Bildgrößen. Die vordere Linsenoberfläche ergibt ein großes, ziemlich schwaches, aufrechtes Bild, die hintere Oberfläche dagegen ein kleines, helles umgekehrtes Bild. Das Prinzip lässt sich mit einem einfachen Löffel veranschaulichen.

Löffelreflexionen im Auge

Von der hinteren, konvexen Oberfläche eines Löffels wird ein großes aufrechtes Bild reflektiert, von der inneren, konkaven Oberfläche ein kleines umgekehrtes Bild. Die Bildgröße unterscheidet sich bei einem großen Suppenlöffel und einem kleinen Teelöffel, was mit der Krümmung der Augenlinse bei Fern- und Nahsicht korrespondiert. Man nennt diese Bilder in den Augen Purkinje-Bilder; sie werden zur experimentellen Erforschung der Akkommodation genutzt.

Die Iris

Die Iris (Regenbogenhaut) ist pigmentiert und zeigt eine reiche Farbskala. Doch an der Augenfarbe eines Menschen sind eher Dichter, Liebende und Genetiker interessiert; weniger diejenigen, die sich mit der Funktion des Auges beschäftigen. Es spielt kaum eine Rolle, welche Farbe die Iris hat. Sie muss lediglich lichtundurchlässig genug sein, um eine wirksame Blende für die Linse darzustellen. Augen ohne Pigment (Albinismus) funktionieren aus diesem und anderen Gründen nur höchst mangelhaft.

Zuweilen wird angenommen, dass die Veränderung der Pupillengröße dem Auge erlaubt, ein breites Spektrum von Lichtintensitäten auszunutzen. Das kann jedoch kaum ihre primäre Aufgabe sein, da sich ihre Fläche nur in einem Verhältnis von 16 : 1 verändert, während das Auge einen Helligkeitsbereich von mehr als 1000000 : 1 zu nutzen imstande ist. Offenbar kontrahiert sich die Pupille, um die Lichtstrahlen auf den zentralen und optisch effektivsten Teil der Linse zu beschränken, sofern nicht die ganze Öffnung für maximale Empfindlichkeit erforderlich ist. Ebenso verkleinert sich die Pupille, wie bereits erwähnt, für das Nahsehen, was wie bei einer Kamera die Tiefenschärfe für nahe Objekte erhöht.

Jedes System, das äußere Veränderungen (in diesem Fall die Lichtintensität) korrigiert, lässt an einen Regelmechanismus denken. So etwas ist uns vom Thermostat der Zentralheizung her vertraut, der automatisch die Heizung einschaltet, wenn die Temperatur unter einen vorher eingestellten Wert sinkt, und sie wieder abschaltet, wenn die Temperatur über diesen Wert steigt. Ein frühes Beispiel für einen vom Menschen gebauten Regelmechanismus ist die Windmühle, die sich in den Wind stellt und dessen sich ändernder Richtung mittels ihrer Windfahne folgt, welche das Oberteil der Mühle über ein Getriebe nachdreht. Ein raffinierteres Beispiel ist die automatische Steuerung, die ein Flugzeug auf dem korrekten Kurs und der richtigen Höhe hält. Sie registriert Kursabweichungen und nimmt selbständig entsprechende Korrekturen an den Steuerorganen der Maschine vor. Verglichen mit dem Vogelflug ist das allerdings nichts weiter als ein primitiver Mechanismus.

Um auf den Thermostaten zurückzukommen, der den Temperaturwechsel in einem Zentralheizungssystem registriert: Man stelle sich vor, dass die Temperatur, unterhalb deren die Heizung anspringt, und diejenige, oberhalb deren sie abschaltet, sehr nahe beieinander liegen: Kaum ist eingeschaltet, steigt die Temperatur so viel, dass die Heizung wieder abschaltet. Die Heizung würde dann so lange rasch hintereinander ein- und ausgeschaltet, bis etwas kaputtgeht. Aus der Beobachtung, wie häufig die Heizung an- und abschaltet, und aus der Amplitude der Temperaturschwankung könnte ein Ingenieur sehr viel über die Arbeitsweise des Regelsystems folgern. Unter solchen Gesichtspunkten wurden einige raffinierte Experimente durchgeführt, um etwas über die Arbeitsweise des Regelmechanismus der Irisblende im Auge zu erfahren.

Die Iris kann in heftige Schwingungen versetzt werden, wenn man einen schmalen Lichtstrahl so in das Auge fallen lässt, dass er den Rand der Iris gerade streift (Abb. 3.11). Wenn sich die Iris daraufhin etwas

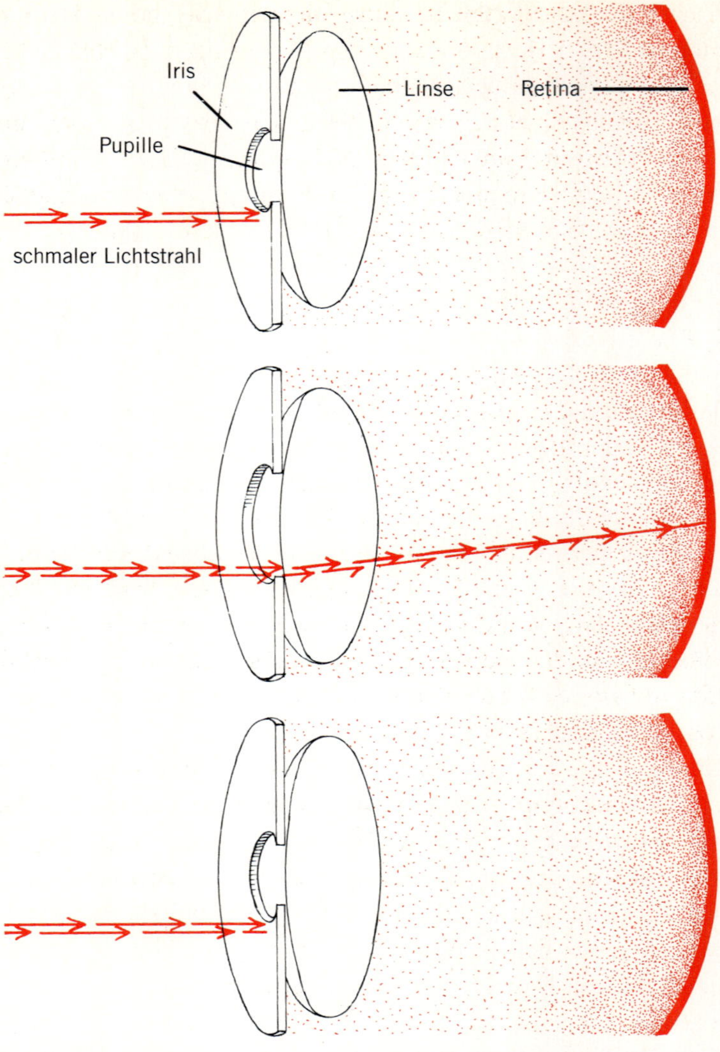

3.11 Irisoszillation durch einen Lichtstrahl. Wenn sich die Iris ein wenig erweitert, fällt mehr Licht auf die Retina, was der Iris signalisiert, sich zu schließen. Wenn sie sich nun verengt, fällt jedoch weniger Licht auf die Retina, was der Iris signalisiert, sich erneut zu öffnen. Das hat zur Folge, dass die Iris zu oszillieren beginnt. Aufgrund von Frequenz und Amplitude dieser Oszillation lässt sich das Kontrollsystem der Iris regeltechnisch beschreiben.

schließt, wird der Strahl zum Teil ausgeblendet, und die Netzhaut erhält weniger Licht, was wieder zur Erweiterung der Iris führt. Sobald sie sich jedoch erweitert hat, fällt erneut mehr Licht auf die Retina, und die Iris beginnt sich zu schließen, bis das nächste Öffnungssignal kommt. Die Iris beginnt unter diesen Bedingungen also zu oszillieren. Durch Messung ihrer Frequenz und Schwingungsamplitude lässt sich viel über das kontrollierende neuronale Regelsystem erfahren.

Die Pupille

Das zentrale Loch, das von der Iris umgeben ist – die Pupille –, erscheint schwarz, und gewöhnlich kann man nicht durch sie hindurch in das Auge eines anderen sehen. Das erfordert eine Erklärung, denn die Netzhaut ist nicht schwarz, sondern rötlich, und es ist in der Tat eigenartig, dass wir zwar aus der Pupille heraus, aber nicht durch sie in ein anderes Auge hineinsehen können. Der Grund dafür ist einfach: Wenn man das eigene Auge auf das Auge des Gegenübers fokussieren will, geraten Auge und der Kopf des Beobachters stets in den Weg des Lichts, das auf die Netzhaut des Beobachteten fallen müsste, um sie sichtbar zu machen (Abb. 3.12).

Im Jahre 1850 ersann Helmholtz eine einfache Vorrichtung (Augenspiegel, Ophthalmoskop), mit der sich in ein anderes Auge sehen lässt. Der Trick besteht darin, einen Lichtstrahl so auszurichten, dass er sich mit der Beobachtungsrichtung deckt (Abb. 3.13). Bei Anwendung dieser Vorrichtung sieht die Pupille nicht länger schwarz aus, vielmehr kann man durch sie die lebende Retina betrachten und auf deren Oberfläche die Blutgefäße wie einen großen roten Baum mit vielen Zweigen erkennen (Tafel III).

Zu den störenden «roten Augen» beim Fotografieren mit Blitzlicht kommt es, wenn die Augen der fotografierten Person nicht genau auf die Entfernung zur Kamera eingestellt sind, sodass unfokussiertes Licht von der Netzhaut in die Kamera fällt. Das ist die Grundlage einer nützlichen Technik, um festzustellen, ob die Augen von Kleinkindern normal akkommodieren.

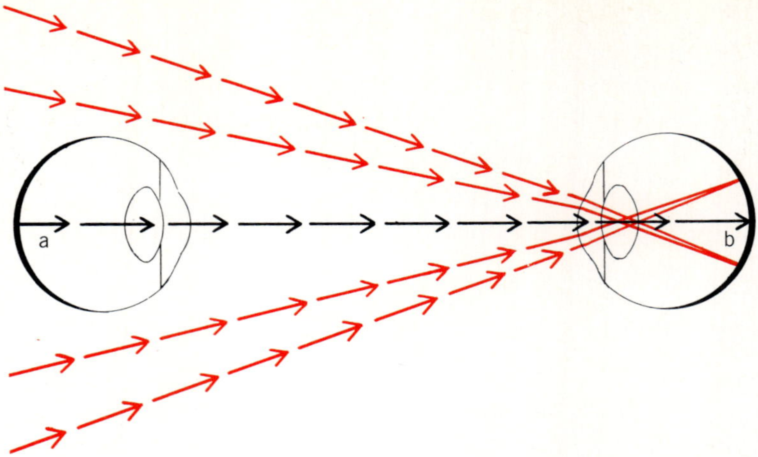

3.12 Das Auge links kann nicht in das Auge rechts sehen und umgekehrt. Auge und Kopf des Beobachters geraten in den Weg des Lichtstrahls und verhindern, dass er den Teil der Netzhaut erreicht, auf dem das Bild entstehen könnte. Keines der beiden Augen kann die Netzhaut des anderen sehen, weil beide dem Licht den Zugang versperren; aus demselben Grund kann man auch nicht durch die Kameralinse in eine Kamera sehen, wenn sie auf das eigene Auge fokussiert ist.

Lidschlag

Es wird oft angenommen, dass der Lidschlag ein Reflex ist, der von der Hornhaut ausgelöst wird, wenn sie zu trocken wird. Für den normalen Lidschlag trifft das nicht zu, wenn es auch stimmt, dass er durch eine Hornhautreizung oder durch plötzlichen Wechsel in der Beleuchtung initiiert werden kann. Der normale Lidschlag erfolgt ohne äußeren Reiz; er wird durch Signale vom Gehirn ausgelöst. Die Häufigkeit der Lidschläge nimmt bei starkem Stress und in Erwartung einer schwierigen Aufgabe zu; in Perioden erhöhter geistiger Anspannung fällt sie hingegen unter den Durchschnitt. Die Lidschlaghäufigkeit lässt sich als Indikator für Aufmerksamkeit und Konzentration bei Aufgaben verschiedener Typen und Schwierigkeitsgrade benutzen. Ein Risiko bei Arbeiten, die eine ständige hohe Konzentration verlangen, wie technisches Zeichnen, besteht darin, dass die Hornhaut austrocknet, weil die Lidschlagfrequenz zu gering ist; das kann auf Dauer zu Hornhautschäden führen.

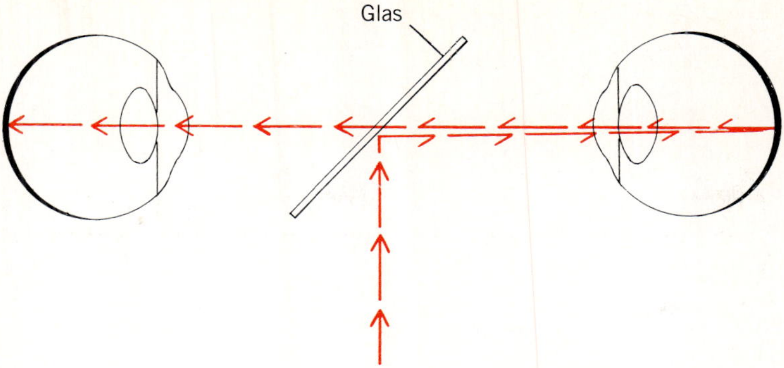

3.13 Der Augenspiegel (Ophthalmoskop): Durch Reflexion von einem einseitig versilberten Spiegel fällt Licht in das beobachtete Auge, und der Beobachter kann durch den halbdurchlässigen Spiegel in das nun beleuchtete Innere des Auges sehen. Tatsächlich blickt er heute meist oberhalb des Lichtstrahls entlang, um eine Blendung durch den Spiegel zu vermeiden, der vollständig verspiegelt sein kann. Linsen im Ophthalmoskop ermöglichen eine scharfe Fokussierung.

Augenbewegungen

Jedes Auge wird von sechs Muskeln bewegt (Abb. 3.14). Die ungewöhnliche Anordnung des oberen schrägen Augenmuskels *(Musculus obliquus superior)* ist aus der Abbildung ersichtlich. Seine Sehne wird über eine knöcherne «Rolle» am Schädel umgelenkt, bevor sie am Augapfel ansetzt. Die Augen sind ständig in Bewegung; sie bewegen sich auf verschiedene Weise und in der Regel nicht glatt und gleichmäßig. Wenn die Augen bei der Objektsuche hin- und herwandern, bewegen sie sich ganz anders, als wenn sie einem bewegten Objekt folgen. Beim Suchen führen sie eine Reihe kleiner ruckartiger Bewegungen aus; beim Verfolgen eines Objektes bewegen sie sich hingegen gleichmäßig. Die ruckartigen Augenbewegungen werden als Sakkaden bezeichnet (nach einem alten französischen Wort, das «Flattern eines Segels» bedeutet). Neben diesen beiden Bewegungsabläufen kommt es überdies ununterbrochen zu einem schwachen hochfrequenten Muskelzittern.

Augenbewegungen können auf verschiedene Weise registriert werden (siehe Kasten).

Da ein hohes Auflösungsvermögen beim Menschen (aber nicht bei allen Wirbeltierarten) auf die Region der Sehgrube (Fovea centralis)

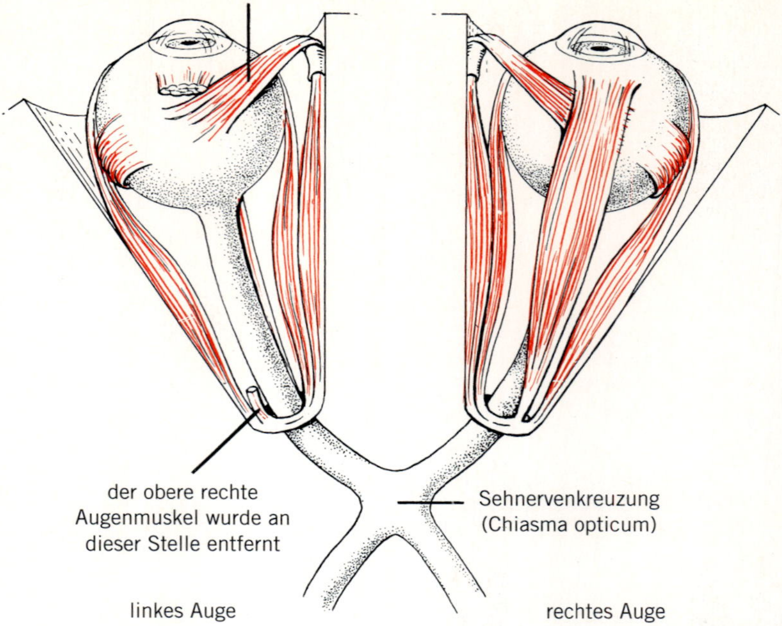

3.14 Die Muskeln, die das Auge bewegen. Der Augapfel wird von sechs Muskeln in seiner Position in der Augenhöhle gehalten; diese Muskeln bewegen die Augen beim Sehen in verschiedene Richtungen und ermöglichen den beiden Augen auch, in unterschiedlichen Entfernungen – von einigen Zentimetern bis ins Unendliche – zu konvergieren. Die Augenmuskeln sind ständig angespannt und bilden ein fein ausgewogenes System, das bei Störung beängstigende Bewegungsillusionen hervorrufen kann.

beschränkt ist, sind Augenbewegungen nötig, um auszuwählen, was deutlich gesehen werden soll; daher erfahren wir durch die Registrierung von Augenbewegungen, was das Gehirn in einer bestimmten Situation zu benötigen meint. Die Bewegungen werden davon beeinflusst, was wir tun und was wir anschauen. Ein russischer Psychologe, Alfred Yarbus, hat bei der Registrierung von Augenbewegungen bei der Betrachtung von Bildern Pionierarbeit geleistet (Abb. 3.15). Die Augen bewegen sich in Sakkaden, wobei sie bestimmte Merkmale eines Bildes oder Szenarios bevorzugt abtasten. Sorgfältige Aufzeichnungen dessen, was ausgewählt wird, können uns viel darüber verraten, wie Wahrnehmungen aus sukzessiven Fixationsprozessen aufgebaut werden.

Vieles spricht dafür, dass Signale von den Augen während der ra-

Registrierung von Augenbewegungen

Augenbewegungen lassen sich auf folgende Weise registrieren:

1. mit einer Film- oder Fernsehkamera,
2. mit Hilfe von Hautelektroden, die in Augennähe platziert werden (die Augäpfel weisen ein kleines konstantes Potenzial zwischen Retina und Cornea auf),
3. mit Hilfe einer Spule, die an einer Kontaktlinse befestigt ist (damit lassen sich kleine Spannungsänderungen messen),
4. mit Hilfe eines kleinen Spiegels, der an einer Kontaktlinse auf der Cornea befestigt ist; so kann ein vom Spiegel reflektierter Lichtstrahl auf einem kontinuierlich laufenden Film festgehalten werden (die exakteste Methode, jedoch nicht ungefährlich).

Es gibt auch optische Systeme, mit deren Hilfe man reflektiertes Infrarotlicht aus den Augen aufnehmen kann, um deren Bewegungen zu registrieren oder um ausgewählte Teile von Bildern mit einem Regelsystem zu stabilisieren, sowie andere raffinierte Methoden, wenn das auch keineswegs ideal ist.

schen Augensakkaden gehemmt werden. Vermutlich verhindert dies Unschärfen durch derart rasche Bewegungen, welche die Netzhautsignale verzerren, und erklärt möglicherweise auch zumindest teilweise, warum sich die Welt bei Augenbewegungen nicht zu drehen scheint (siehe Kapitel 6).

Kürzlich ist ein erstaunliches Phänomen bei Untersuchungen von Augenbewegungen beim Lesen und Bilderbetrachten entdeckt worden. James Grimes legte Versuchspersonen Bildpaare vor, die weitgehend übereinstimmten, aber einige Unterschiede aufwiesen. Wie er

Die Blindheit der Sakkaden sehen

Sehen Sie in einem Spiegel in Ihre Augen, und zwar abwechselnd vom einen zum anderen. Es ist unmöglich, sie sich bewegen zu sehen. Man kann jedoch die Bewegung der Augen eines anderen sehen. Die eigenen Sakkaden unterdrücken Signale von den Netzhäuten.

Sie werden auch feststellen, dass alle kleinen Nachbilder in der Sehgrube bei jeder sakkadischen Augenbewegung verschwinden.

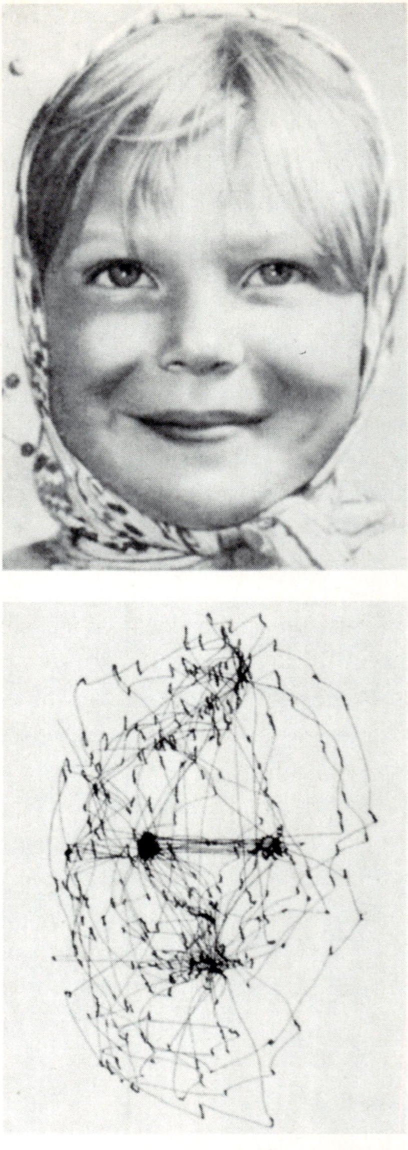

3.15 Wie Augen ein Bild abtasten. Derartige Aufzeichnungen zeigen, was das Gehirn an optischer Information zu benötigen meint. Das hängt davon ab, was es sieht und was momentan seine Aufgabe ist. Die Augenbewegungen beim Autofahren unterscheiden sich von denen beim Lesen oder bei der Betrachtung eines Bildes wie oben. Bei Porträtaufnahmen konzentrieren sich die Abtastbewegungen auf Augen und Nase (aus Yarbus 1967).

herausfand, wurden selbst große Unterschiede nicht bemerkt, wenn eine Sakkade zwischen beiden Bildern auftrat. Wurden beispielsweise die Hüte oder Köpfe von Menschen ausgetauscht oder leuchtende Farben von Badeanzügen oder Vögeln verändert (was heute mit Computerprogrammen ein Leichtes ist), brauchten die Probanden mehrere Sekunden, um die Unterschiede festzustellen (Abb. 3.16). Wurden die Bilder nach einer Sakkade ausgetauscht, blieben die Unterschiede unentdeckt, wenn sie Merkmale betrafen, die nicht besonders beachtet wurden. Das betont die Bedeutung von interner Repräsentation für die Wahrnehmung; bei jedem Fixierungsprozess des Auges wird weit weniger registriert, als uns klar ist.

Die Fixierung von Netzhautbildern

Man kann ein Bild so auf der Retina fixieren, dass es sich bei jeder Augenbewegung mitbewegt und dadurch auf der gleichen Retinastelle projiziert bleibt. Ein derartig optisch stabilisiertes Bild (Abb. 3.17) verschwindet nach wenigen Sekunden. Offenbar besteht die Funktion der Augenbewegungen zum Teil darin, das Bild rasch über die Rezeptoren zu verschieben, damit diese nicht adaptieren und aufhören, dem Gehirn das Bild zu signalisieren.

Dabei stoßen wir auf ein interessantes Problem: Wenn wir ein weißes Blatt Papier betrachten, werden die Bildränder des Papiers auf der Retina hin und her verschoben und die Rezeptoren ständig erregt. Im Zentrum des Bildes haben diese kleinen Bewegungen jedoch keinen Effekt, denn hier werden lediglich Flächen gleicher Helligkeit ausgetauscht, sodass sich die Stimulation nicht verändert. Trotzdem verblasst der mittlere Teil des Papiers nicht. Warum das so ist, verstehen wir noch nicht ganz; es lässt jedoch darauf schließen, dass Ränder und Umrisse für die Wahrnehmung sehr wichtig und Signale von einem großen Gebiet gleicher Helligkeit weniger interessant sind. Das ist eine ökonomische Weise, Botschaften zu übermitteln.

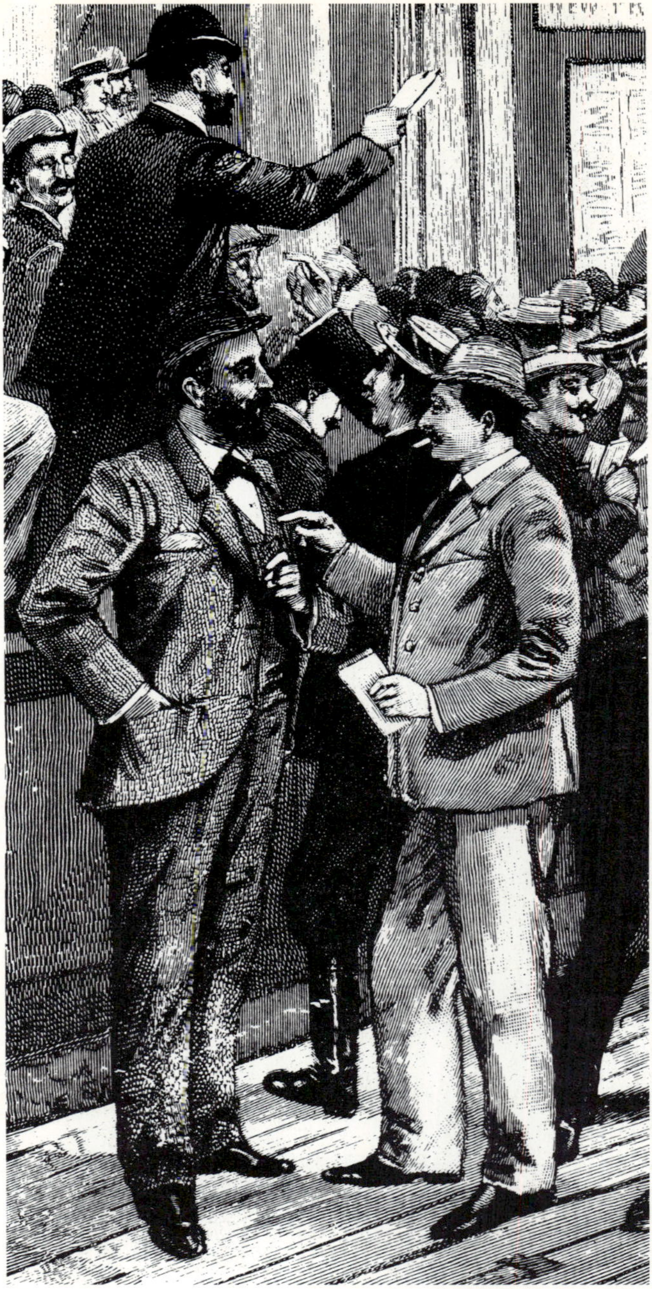

3.16 Dasselbe? Wenn zwischen zwei Bildern eine sakkadische Augenbewegung stattfindet, kann es mehrere Sekunden dauern, bis man bemerkt, wo der Unterschied liegt.

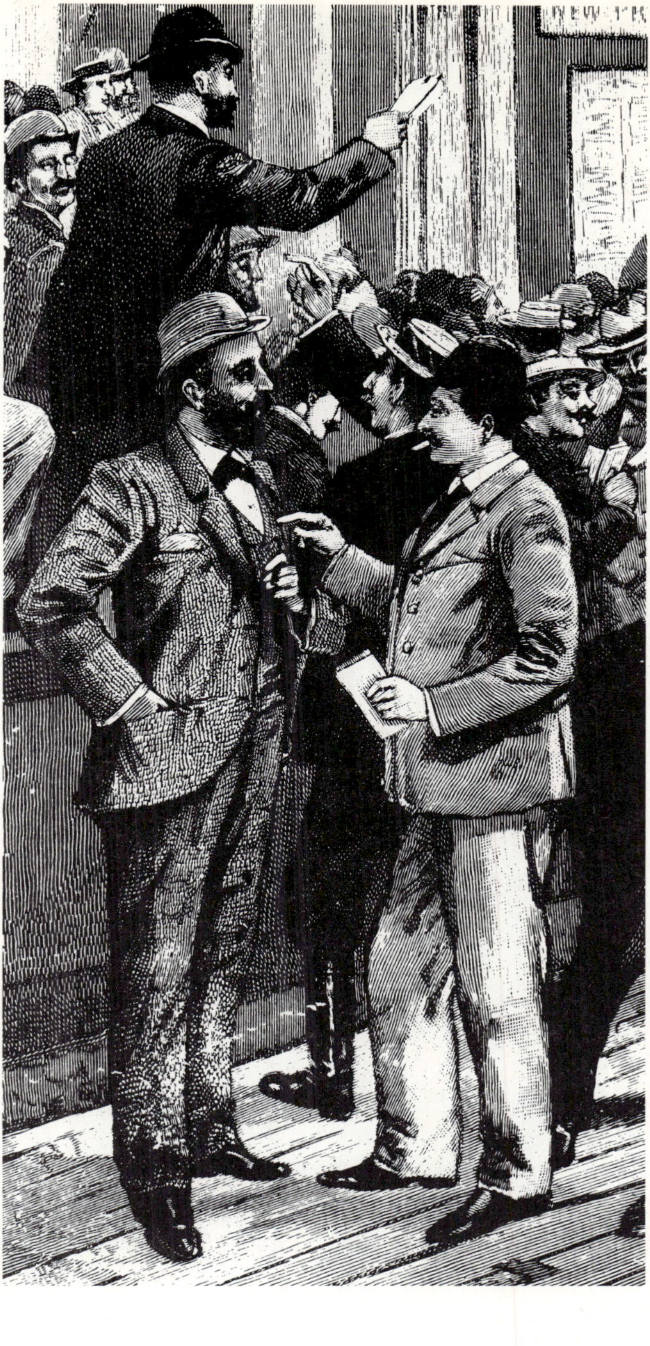

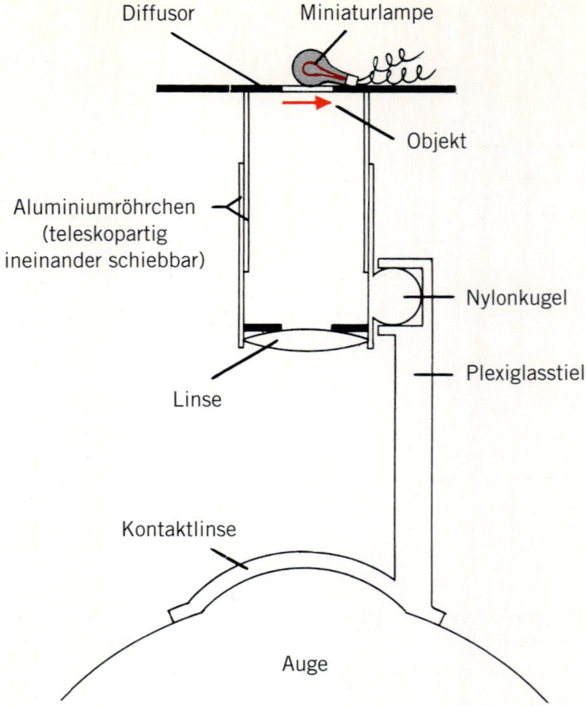

3.17 Eine einfache – aber gefährliche – Anordnung, um Netzhautbilder optisch zu stabilisieren. Das Objekt (ein kleines Diapositiv) wird auf einer Kontaktlinse getragen und bewegt sich dadurch genauso wie das Auge. Nach kurzer Zeit wird das Auge gegenüber dem stabilisierten Bild blind; dabei verblassen in der Regel einige Teile vor den anderen. (Diese riskante Methode wurde von Roy Pritchard entwickelt.) Selektives Verblassen kann man auch bei Nachbildern beobachten.

Brillen

Die segensreiche Erfindung von Augengläsern (Abb. 3.18) basierte nicht auf damaligen wissenschaftlichen Erkenntnissen, sondern auf dem Einfallsreichtum von Handwerkern, die mit Linsen experimentierten; wahrscheinlich ist sie venezianischen Glasschleifern um 1286 zu verdanken. Das machte die Brille für die Aristokratie jahrhundertelang gesellschaftlich nicht akzeptabel, und unglücklicherweise assoziierten die damaligen Gelehrten schwache Augen mit einem schwachen Verstand, daher wurden sie nur heimlich getragen. Die ersten Brillen

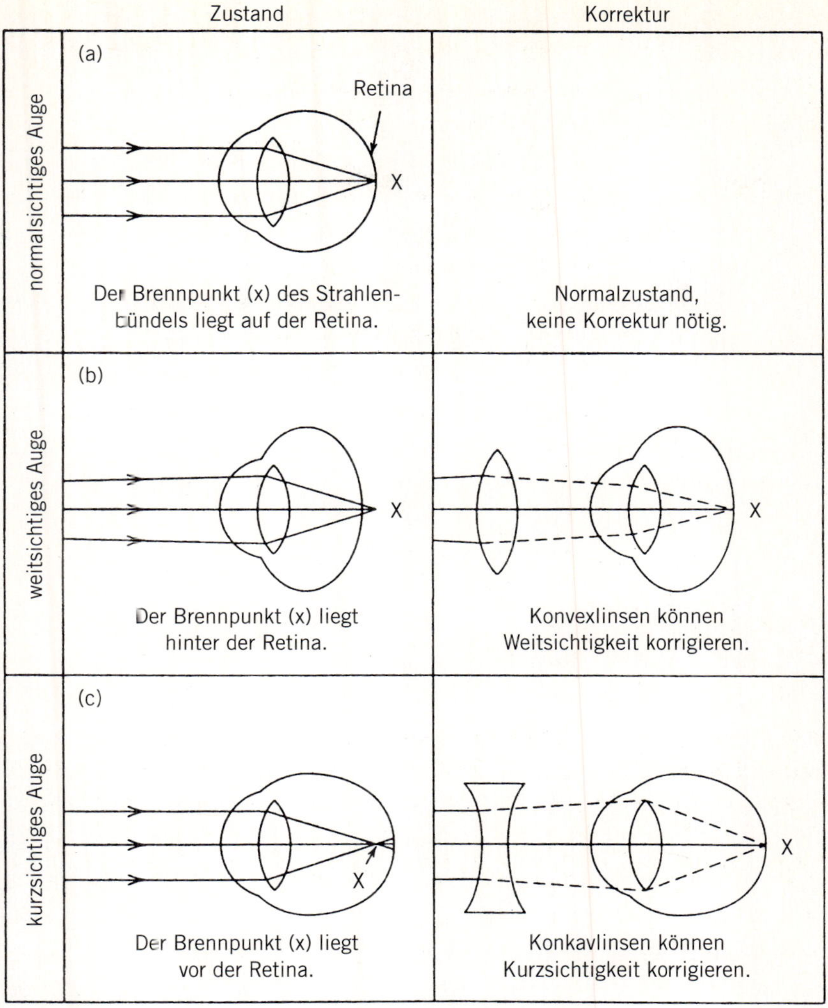

3.18 Korrigieren von Kurz- und Weitsichtigkeit. Glaslinsen erhöhen oder verringern die Brennweite der Cornea und (in geringerem Maße) der Augenlinse.

waren konvex, also für Kurzsichtige. Konkave Linsen kamen erst Mitte des 15. Jahrhunderts auf.

Die Brille ist vielleicht neben dem Feuer die Erfindung, die uns am meisten hilft und den größten Komfort schenkt. Was sonst funktioniert ohne Wartung und ohne Energiekosten? Eine Brille verlängert unser aktives Leben, denn mit ihrer Hilfe können wir lesen und Tätigkeiten, die Geschick erfordern, bis ins hohe Alter ausführen. Vor ihrer Erfindung waren Gelehrte und Handwerker durch ihren Sehverlust hilflos, obwohl sie geistig und manuell vielleicht gerade auf dem Höhepunkt ihrer Leistungsfähigkeit standen.

Die Entdeckung, dass die Augenlinse – wie die Glaslinse – nach einfachen physikalischen Gesetzen funktioniert, stärkte die Vorstellung, es müsse möglich sein, unseren Körper mit Hilfe von Experimenten und durch Analogien mit der physikalischen Welt zu verstehen. Die Augenlinse als Teil der physikalischen Welt zu sehen, bedeutete einen wichtigen Schritt weg vom Vitalismus, der das biologische Verständnis blockierte, weil er behauptete, jeder Aspekt des Lebens sei seinem Wesen nach einzigartig und liege daher jenseits jeder Erklärung. Unsere Einzigartigkeit liegt sicher darin, dass wir in der Lage sind, Fragen zu stellen und Entdeckungen zu machen und manchmal uns selbst und das, was wir sehen, zu erklären.

Die Netzhaut (Retina)

Der Begriff «Retina» bedeutet so viel wie Netz- oder Spinnengewebehaut und leitet sich von der Anordnung der Blutgefäße her. Die Retina besteht aus einer dünnen Schicht miteinander verbundener Nervenzellen einschließlich der lichtempfindlichen Stäbchen und Zapfen, die Licht in elektrische Impulse, d. h. in die Sprache des Nervensystems, umwandeln. Die Netzhaut wurde nicht von vornherein als Ausgangspunkt der Sehempfindung angesehen. Vielmehr nahmen die Griechen an, sie versorge den Glaskörper mit Nährstoffen. Galen (ca. 130 bis 201 n. Chr.) und viele spätere Autoren hielten die Linse für die Quelle der Sehempfindung. Die Araber des Mittelalters – die Hüter des klassischen Wissens – betrachteten die Retina als Übermittler des Lebensgeistes, des *Pneuma*.

Als Erster erkannte 1604 der Astronom Johannes Kepler die wahre Funktion der Netzhaut als einer Art Leinwand, auf der das von der Linse erzeugte Bild abgebildet wird. Diese Hypothese wurde vermutlich erstmals 1625 von C. Scheiner experimentell geprüft. Er entfernte die äußeren Hüllen (die Leder- und Aderhaut) von der Hinterseite eines Ochsenauges, sodass die Netzhaut allein als eine halbdurchsichtige Membran zurückblieb, auf der sich ein kleines umgekehrtes Bild erkennen ließ. Descartes wiederholte den Versuch und beschrieb ihn in seinem Werk *La dioptrique* mit klaren Diagrammen (Abb. 3.7). Es ist bemerkenswert, wie spät in der Geschichte der Wissenschaft diese Entdeckung gemacht wurde, und vielleicht noch bemerkenswerter, wie lange es gedauert hat, bis wir die ganze Bandbreite ihrer Implikationen begriffen haben. Selbst heute noch gibt es Experten auf dem Gebiet des Sehens, die die Vorstellung aufrechtzuerhalten versuchen, dass Wahrnehmung in direktem Kontakt mit der Welt der Objekte steht – trotz des optischen Schirms der Netzhaut und der ungeheuren Komplexität der Bildverarbeitung, die Wahrnehmungen schafft. Von der Welt der Objekte abgeschnitten zu sein kann Angst auslösen. Und wie wir noch sehen werden, öffnet dies das Tor zu Täuschungen aller Art.

Viele Jahre lang schien die Umkehrung des Netzhautbildes eine wichtigere Frage darzustellen. Müssen Babys lernen, diese Inversion zu korrigieren, um die Dinge richtig herum zu sehen? Diese Frage beruht auf der falschen Annahme, das Gehirn sei eine Art Auge, das sich das Netzhautbild anschaut. Dieses «innere Auge» würde aber ein weiteres Auge benötigen, um *sein* Bild sichtbar zu machen, und so fort in einer endlosen Reihe, die ins Nirgendwo führt. Der entscheidende Punkt ist, dass das Netzhautbild nicht so gesehen wird wie irgendein Objekt. Die Netzhaut ist die Schnittstelle zwischen der optischen Projektion von Gegenständen und den neuronal codierten Signalen, die von den Millionen Fasern des Sehnervs zum Gehirn geschickt werden und mit der Tasterfahrung von Gegenständen verknüpft sind. Die Bildumkehr spielt dabei keine Rolle; was zählt, ist die Beziehung zwischen den visuellen Signalen im Gehirn und Signalen, die vom Tastsinn stammen. Ohne Tasterfahrungen würden retinale Bilder kaum oder gar keine Bedeutung haben. Das Bild wird auf der ersten Stufe der Verarbeitung jedoch lediglich als grobe optische Karte repräsentiert, und es ist interessant, dass die korrespondierende taktile Karte ebenfalls auf dem Kopf steht (der Kopf ist unterhalb der Füße repräsentiert), vermutlich, um die Verbindungen zwischen Seh- und Tastsinn so kurz wie möglich zu halten (siehe Abb. 4.2).

Ein anderes verwirrendes Problem war, dass die Größe der Netzhautbilder einfach durch die Größe und Entfernung von Objekten, durch den geschlossenen Winkel, gegeben ist – doch entfernte Objekte erscheinen in der Regel größer, als danach zu erwarten wäre. Warum sollten Objekte überdies in einer bestimmten Entfernung und Größe erscheinen, wenn es doch eine unendliche Anzahl von Größen- und Entfernungskombinationen gibt, die denselben Winkel und dieselbe Größe des Netzhautbildes ergeben? Dass Bilder diese Mehrdeutigkeit aufweisen, die bei der Wahrnehmung nur selten zutage tritt, bereitete Kepler Kopfzerbrechen und ist auch heute noch nicht vollständig gelöst.

Die Fotorezeptoren wurden erst nach der Entwicklung des Mikroskops entdeckt und erstmals, wenn auch noch ungenau, um 1835 von G. R. Treviranus beschrieben. Offenbar waren seine Beobachtungen durch das beeinflusst, was er zu sehen erwartete, denn er berichtete, die Fotorezeptoren seien auf der Oberfläche der Retina, d. h. dem Licht zugewandt, angeordnet. Seltsamerweise ist das nicht der Fall. Im Gegensatz zu den Kopffüßern (Cephalopoden) liegen diese Rezeptoren bei Säugern auf der dem Licht abgewandten Seite der Retina hinter den Blutgefäßen. Das bedeutet, dass das Licht durch die Blutgefäße und das feine Netzwerk der Nervenfasern – einschließlich dreier Schichten von Zellkörpern und einer Menge Stützgewebe – hindurchtreten muss, ehe es die Rezeptoren erreicht. Optisch liegt die Retina also verkehrt herum – wie ein mit der Innenseite nach außen eingelegter Kamerafilm (Abb. 3.19). Berücksichtigt man jedoch den ursprünglichen «Fehler» (der offenbar aus der Embryonalentwicklung der Wirbeltierretina aus der Oberfläche des Gehirns resultiert), wird das Problem weitgehend dadurch gelöst, dass die Nervenfasern aus der Peripherie der Retina außen herum geführt werden und die für das Scharfsehen so wichtige Sehgrube umgehen (siehe unten).

Die Retina ist als Ausstülpung des Gehirns beschrieben worden. Sie ist ein spezialisierter Teil der Gehirnoberfläche, der nach außen verlagert und lichtempfindlich wurde. Sie behält nach wie vor typische Gehirnzellen bei, die funktionell zwischen den Lichtrezeptoren und dem Sehnerv stehen (aber in den vorderen Schichten der Retina liegen) und die elektrische Aktivität der Rezeptoren stark modifizieren. Ein Teil der Datenverarbeitung für die Wahrnehmung findet also bereits im Auge statt, das damit auch funktionell zu einem integralen Bestandteil des Gehirns wird. Diese Vorverarbeitung führt 120 Millionen Rezeptoren auf 1 Million Sehnervenfasern zusammen, wodurch sich die Dicke und Steife des Sehnervs zweifellos verringert, sodass Augenbewegungen möglich werden.

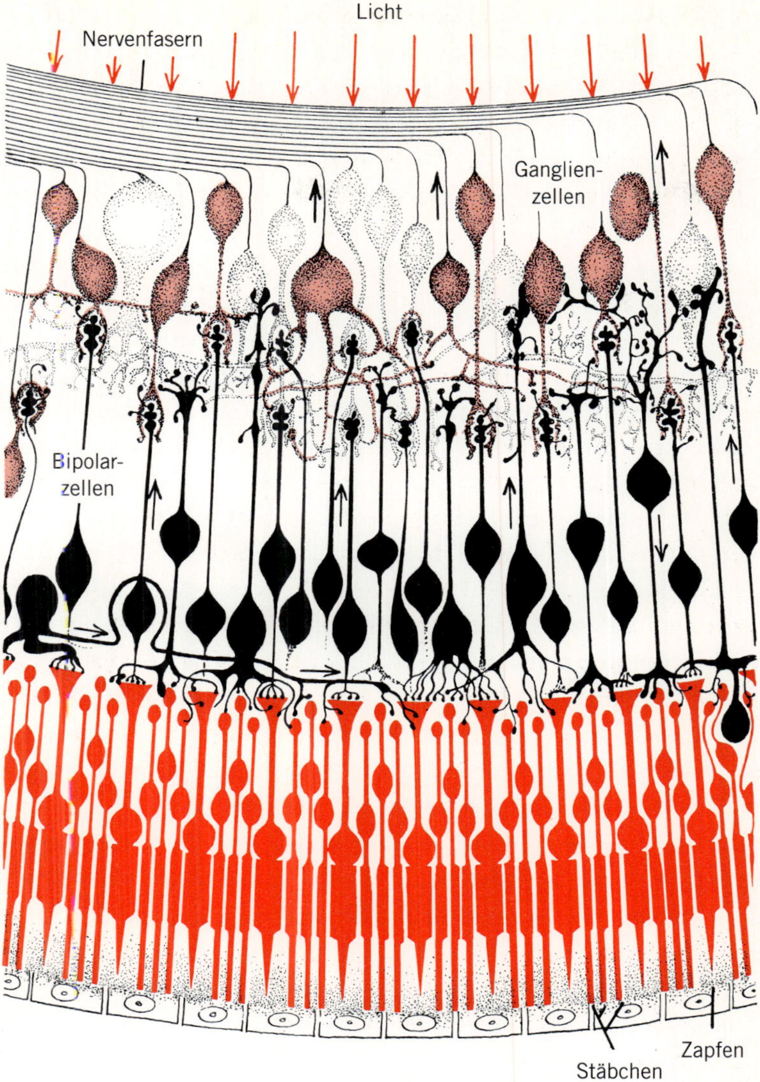

3.19 Aufbau der Netzhaut. Das Licht erreicht die lichtempfindlichen Zellen (Stäbchen und Zapfen) erst, nachdem es Schichten von Blutgefäßen, Nervenfasern und Stützgewebe passiert hat. Die Rezeptoren liegen auf der Rückseite der Netzhaut, die also funktionell «verkehrt herum» angelegt ist. Der Sehnerv ist im Wirbeltierauge nicht direkt mit den Rezeptoren verbunden, sondern über Schichten von hochvernetzten Zellen (Ganglien-, Bipolarzellen), die entwicklungsgeschichtlich in das Auge verlagerte Hirnteile darstellen.

Es gibt zwei Arten von Lichtrezeptoren: Nach ihrem Aussehen im Mikroskop werden sie als *Stäbchen* und *Zapfen* bezeichnet. An der Peripherie der Retina sind sie klar zu unterscheiden. Im Zentrum, der Sehgrube, liegen die Zapfen jedoch außerordentlich dicht zusammen und sehen aus wie Stäbchen.

Die Zapfen arbeiten unter Tageslichtbedingungen und sind für das Farbsehen verantwortlich. Bei geringer Beleuchtung sind hauptsächlich die Stäbchen aktiv, die lediglich Helligkeitsunterschiede – also Grauabstufungen – übertragen. Das Tagessehen mit den Zapfen wird als *fotopisch* bezeichnet, die graue Welt, die uns die Stäbchen im Dämmerlicht übermitteln, hingegen als *skotopisch*. Zwischen hellem Sonnenlicht und dem schwachen Licht der Sterne liegt das Mondlicht, das zu einer unsicheren *mesopischen* Sicht führt, der man nicht trauen sollte.

Die Rezeptoren sind untereinander vernetzt, sodass «rezeptive Felder» entstehen, die bei schwacher Beleuchtung größer sind. Damit wird die Sehschärfe für feine Details zugunsten einer erhöhten Empfindlichkeit geopfert, vergleichbar mit dem Einlegen eines lichtempfindlicheren, aber körnigeren Films, um im Dämmerlicht zu fotografieren. Im Auge handelt es sich dabei jedoch um einen neuronalen Mechanismus. Einen anderen Mechanismus, die *laterale Hemmung* oder *laterale Inhibition,* kann man sich als ein neuronales Verfahren zur Bildverschärfung via Kontrastverstärkung vorstellen, bei dem stark erregte Rezeptoren ihre weniger stark erregten Nachbarn hemmen; besser ist es jedoch, sich die laterale Hemmung als einen Mechanismus vorzustellen, der den Strom unwichtiger Signale zum Gehirn reduziert, da Ränder und Kanten von großer Bedeutung für den Sehvorgang sind. Das Auge kann sogar dort Begrenzungen schaffen, wo gar keine sind; dies ist als so genanntes Mach-Phänomen bekannt, das an strukturlosen Hell / Dunkel-Übergängen gesehen wird.

Man kann fragen, woher wir wissen, dass nur die Zapfen das Farbsehen vermitteln. Dies lässt sich zum einen aus Untersuchungen verschiedener Tieraugen schließen, bei denen das Verhältnis zwischen Stäbchen und Zapfen mit der Fähigkeit verglichen wurde, Farben im Verhaltensexperiment zu unterscheiden. Zum anderen ergibt es sich aus der Tatsache, dass an der Peripherie der menschlichen Retina, wo keine Farben unterschieden werden können, nur sehr wenig Zapfen zu finden sind. Es ist interessant, dass im Bereich der höchsten Zapfendichte, der Sehgrube, zwar die beste Auflösung und Farbunterscheidung besteht, die primitiveren Stäbchenregionen der Retina aber wesentlich lichtempfindlicher sind. (Astronomen nutzen deshalb nicht die Sehgrube, wenn sie einen lichtschwachen Stern sehen wollen, sondern schauen an dem Stern vorbei, um das Bild des Sternes auf ein stäbchenreiches Gebiet der Retina zu projizieren. Dabei bleibt ihnen allerdings die Farbe des Sterns verborgen.)

Vom Zentrum der menschlichen Retina zu ihrer Peripherie bewegt man sich gleichsam in der Entwicklungsgeschichte zurück: von der höchstorganisierten Struktur in der Natur zu einem primitiven Auge, das nur einfache Helligkeitsunterschiede wahrnehmen kann. Der äußerste Rand der Retina ruft nicht einmal mehr eine Empfindung hervor, wenn er von einem bewegten Reiz erregt wird. Er löst lediglich unbewusste Reflexe aus, die das Auge auf das bewegte Objekt richten, damit dieses mit dem hoch entwickelten Sehgrubenbereich fixiert und mittels der hohen Verarbeitungskapazität des Gehirns erkannt werden kann. Bei diesem alltäglichen Schwenk von der Peripherie zur Fovea vollziehen unsere Augen noch einmal die höchst aufregende Reise durch viele hundert Millionen Jahre biologischer Entwicklung nach.

Die geringe Größe und außerordentlich hohe Packungsdichte unserer Fotorezeptoren werden erst dann wichtig, wenn es um die Fähigkeit des Auges geht, feine Einzelheiten zu unterscheiden. Wir zitieren dazu aus dem hervorragenden Buch *The Retina* (1941) des spanischen Histologen S. L. Polyak:

> Das Zentrum, in dem die Zapfen ungefähr gleich dick sind, hat einen Durchmesser von ungefähr 100 μ [Mikron oder 1 Millionstel Meter], was 20 Bogenminuten oder dem Drittel eines Bogengrades entspricht. Es enthält gewöhnlich 50 Zapfen in einer Reihe. Dieses Gebiet scheint nicht völlig rund, sondern elliptisch zu sein, wobei die Längsachse horizontal liegt, und enthält insgesamt etwa 2000 Zapfen … Die Größe jeder der 2000 Rezeptor-Konduktor-Einheiten beträgt im Mittel 24 Bogensekunden. Die Größe der Einheiten variiert jedoch sogar in diesem Gebiet; diejenigen, die dem Zentrum am nächsten sind, messen kaum mehr als 20 Bogensekunden oder noch weniger. Von diesen am stärksten reduzierten Zapfen und damit kleinsten funktionellen Rezeptoreinheiten gibt es nur wenige, vielleicht nicht mehr als

ein oder zwei Dutzend. Die angegebene Größe der Einheiten schließt die dazwischenliegenden Isolierschichten ein, die die nebeneinander liegenden Zapfen voneinander trennen.

Es ist der Mühe wert, sich die Größe der Rezeptoren einmal vorzustellen. Der kleinste ist 1 µm lang; seine Größe entspricht damit etwa der doppelten Wellenlänge von rotem Licht. Viel besser geht es kaum. Sogar dann ist der Abstand zwischen zwei Linien, die sich gerade noch als getrennt unterscheiden lassen, um ein Vielfaches kleiner als der Durchmesser eines einzelnen Zapfens. Das Gehirn nutzt Intensitätsunterschiede, die von vielen Rezeptoren übermittelt werden, daher ist die Sehschärfe für Linien besser als für Punkte. Die Sehschärfe des Habichts ist viermal so groß wie die des Menschen, doch seine Sehgrube wird von den Wänden einer tiefen Einsenkung gebildet, deshalb verteilt sich das Bild auf mehr Rezeptoren, was die Sehschärfe erhöht, wenn auch möglicherweise um den Preis von Verzerrungen. Insgesamt gesehen ist das menschliche Auge ein optisches Vielzweckorgan; es fehlen ihm viele der Spezialisierungen anderer Augen. Die visuelle Information ist daher vergleichsweise wenig für spezielle Bedürfnisse vorselektiert und erlaubt unserem höchst leistungsfähigen Gehirn, seine Information aus einem breiten Spektrum relativ unbearbeiteter Daten auszuwählen.

Die Anzahl der Zapfen entspricht ungefähr der Einwohnerzahl von New York einschließlich seiner Vorstädte. Könnte man die gesamte Bevölkerung der USA auf einer Briefmarke unterbringen, so würde sie die Stäbchen einer einzigen Retina repräsentieren. Für die Gehirnzellen ist ein solcher Vergleich noch eindrucksvoller. Auf die Größe von Nervenzellen reduziert, würde die gesamte Erdbevölkerung nur zwei hohle Hände füllen. Damit wäre ihre Zahl aber immer noch wesentlich geringer als die Zellenzahl eines einzigen Gehirns.

Ein Blick ins Innere unseres eigenen Auges

Nachbilder – Fotografien im Auge

Die Fotopigmente der Retina werden durch helles Licht gebleicht. Diese Bleichung führt durch einen noch nicht geklärten Prozess zur Erregung der Rezeptoren. Anschließend benötigen die fotochemischen Substanzen einige Zeit, um sich zu regenerieren – das dauert beim Rhodopsin der Stäbchen bis zu einer Stunde, beim Iodopsin der Zapfen rund sieben Minuten. Wenn ein Bereich gebleicht ist, dann ist dieser Bereich der Netzhaut weniger empfindlich als die Umgebung, was zu negativen *Nachbildern* führt. Wurde das Auge beispielsweise an ein helles Licht adaptiert (z. B. durch das Fixieren einer Glühbirne oder besser noch durch ein Blitzlicht), so sieht man einen dunklen Fleck von der Form des adaptierenden Lichtes im Raum schweben. Er ist dunkel, wenn er gegen eine helle Oberfläche, wie eine Wand, gesehen wird, erscheint aber in den ersten Sekunden – insbesondere im Dunkeln – hell. Dieses so genannte positive Nachbild beruht auf einer weiter anhaltenden Aktivität der Retina und des Sehnervs nach einem hellen Lichtreiz. Der dunkle Schatten wird negatives Nachbild genannt. Er entsteht durch die relativ zur Umgebung verminderte Empfindlichkeit des stimulierten Retinabezirks, die teilweise auf die Bleichung des Fotopigments zurückgeht. Die genauen Vorgänge sind außerordentlich kompliziert, und die Prozesse, die zu einer erhöhten Empfindlichkeit bei schwachem Licht führen – die so genannte Dunkeladaptation –, sind noch nicht völlig verstanden. Sie beruhen nicht (wie man erwarten könnte) einfach auf dem Verlust an fotochemischen Molekülen durch Bleichung, denn dies genügt nicht, um die enorme Bandbreite der Adaptation (manchmal eine Million zu eins) zu erklären, die wir beobachten. Es muss überdies eine neuronale Kontrollspanne geben, die auf irgendeine noch unbekannte Weise durch das Ausmaß der Bleichung bestimmt wird, aber wie das geschieht, ist noch immer ein Rätsel.

Es ist nicht schwer, seine eigenen retinalen Blutgefäße und Nervenfasern zu sehen (siehe Kasten). Da die retinalen Nervenzellen in Wirklichkeit ins Auge verlagerte Hirnpartien sind, sehen wir hier also Teile unseres eigenen Gehirns!

Wie man einen Blick ins Innere seines eigenen Auges wirft

Platzieren Sie eine kleine Taschenlampe, die gerade den äußeren Winkel eines geschlossenen Auges berührt, in einem dunklen Raum. Dann bewegen Sie das Licht behutsam hin und her. Daraufhin wird ein großer Baum aus retinalen Blutgefäßen sichtbar.

Der Baum erscheint, weil das Licht über die Strukturen vor den Rezeptoren streicht und wandernde Schatten erzeugt. Normalerweise sind die Schatten der Blutgefäße stabil, denn das Licht tritt in konstanten Winkeln durch die Linse ein. Die Rezeptoren adaptieren sehr rasch die kleinen Intensitätsunterschiede, daher werden die davor liegenden Strukturen nicht angezeigt. Das bewegte Licht, das jenseits der Linse in das Auge eindringt, «überlistet» das System und enthüllt uns so normalerweise unsichtbare Strukturen unseres Auges.

Retinale Nervenfasern lassen sich sichtbar machen, wenn man durch ein kleines Loch in einem lichtundurchlässigen Stück Papier blickt, das dicht vor das Auge gehalten wird. Schaut man nun auf eine hell beleuchtete weiße Wand und bewegt das Papier so hin und her, dass das Loch die Pupille überstreicht, so sieht man die retinalen Nervenfasern als feine Struktur. Das ist so, weil Lichtstrahlen durch das hin und her bewegte Nadelloch aus verschiedenen Winkeln durch die Linse auf die Retina fallen können. Wenn die Bewegung aufhört, verblasst die Struktur ganz allmählich wieder. Auf diese Art lässt sich die Zeitkonstante der Adaptation der Rezeptoren demonstrieren, dann nämlich, wenn sie aufhören, die kleinen Opazitätsunterschiede der über ihnen gelegenen, fast transparenten Fasern zu signalisieren.

Nicht bei allen Augen ist «das Innere nach außen» gekehrt. In der Netzhaut von *Octopus* liegen die Lichtrezeptoren vor den Blutgefäßen, Nervenzellen und -fasern. Der Grund für die «Fehlkonstruktion» bei Wirbeltieren liegt in deren Embryonalentwicklung: Da die Augen Ausstülpungen des Gehirns sind, war es offenbar einfach zu schwierig, den Aufbau umzukehren. Wenn wir also unsere Netzhaut anschauen, blicken wir auf einen «Fehler» der Evolution.

Jede Retina hat dort, wo die Nerven und Blutgefäße das Auge verlassen (Tafel III), eine überraschend große blinde Region, den so genannten blinden Fleck. Er ist so groß, dass der Kopf einer Person, die am anderen Ende des Raumes sitzt, dahinter verschwinden kann. Der

Effekt lässt sich sehr leicht mit einem Punktpaar oder mit Zeichen wie diesen demonstrieren:

○ +

Schließen Sie Ihr linkes Auge, blicken Sie direkt auf den ○ und bewegen Sie Ihren Kopf dabei langsam vor und zurück, bis das + (bei ca. 20–30 cm) verschwindet. Dann versuchen Sie es mit dem linken Auge geöffnet und fixieren das +. Der ○ verschwindet, wenn sein Bild auf den blinden Fleck fällt, der keine lichtempfindlichen Rezeptoren aufweist.

Das ist ein Rätsel: Warum sieht man diese Seite (oder jede beliebige andere Oberfläche) im blinden Bereich des Auges? Das andere Auge kann nicht helfen, denn es ist geschlossen.

Warum sehen wir keine Skotome?

Es gibt zwei Möglichkeiten: Das Gehirn könnte den blinden Bereich einfach *ignorieren*, da es von dort niemals Signale empfängt. Oder das Gehirn könnte das *konstruieren*, was aufgrund der Farben und Muster rundum da sein «sollte». Es ist interessant, ein Experiment wie das oben beschriebene mit einem komplexen Muster zu wiederholen, um zu untersuchen, bis zu welcher Komplexität ein Auffüllen möglich ist. Der aufgefüllte Bereich wird dabei nicht ganz scharf, weil die Sehschärfe in den peripheren Regionen um den blinden Fleck nicht sehr hoch ist.

Wenn die blinden Flecken stattdessen nicht gefüllt, sondern einfach ignoriert werden, könnte das sein, weil sie niemals Information geliefert haben. Aber was passiert mit einem neuen Skotom?

Ein künstlicher blinder Bereich oder Skotom lässt sich jederzeit problemlos und ohne Risiko überall auf der Retina erzeugen, indem man auf einen «Fixationspunkt» starrt, der in einiger Entfernung von einem kleinen leeren Bereich eines Musters platziert ist. Der leere Bereich verschwindet allmählich und wird nach ca. 10 Sekunden unsichtbar. Wird er nun ignoriert oder aus dem umgebenden Muster aktiv aufgefüllt?

Offenbar ist Letzteres der Fall. Das wird durch ein kürzlich durchgeführtes Experiment mit Hilfe der Computergraphik deutlich, die es

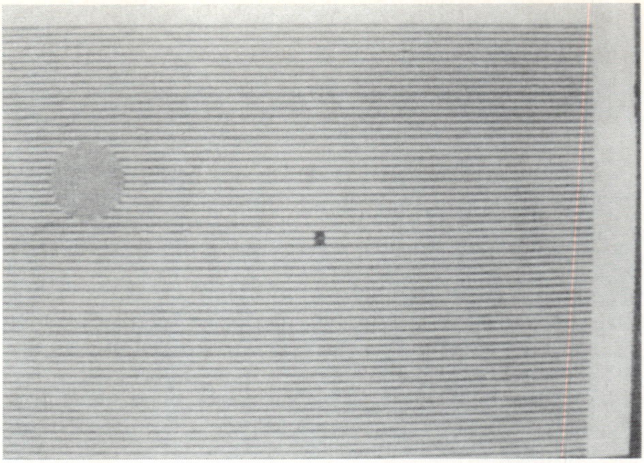

3.20 Ein Experiment, mit dem sich das Auffüllen blinder Bereiche demonstrieren lässt. Wenn die Augen auf den «Fixationspunkt» des ersten Schaubilds gerichtet sind, verblasst die blinde Region und verschwindet innerhalb von etwa 10 Sekunden. Anschließend wird dieses gemusterte Schaubild ab- und der leere Schirm angeschaltet. An der Stelle, an der sich im ersten Schaubild der leere Bereich befand, wird nun ein Musterstückchen gesehen – offenbar eine Kreation des Gehirns, um den leeren Bereich oder das Skotom auszufüllen (aus Ramachandran und Gregory 1991).

ermöglicht, ein Muster rasch durch einen leeren Schirm gleicher Helligkeit und Farbe zu ersetzen. Versuchspersonen sehen ein gemustertes Schaubild mit einem leeren Bereich (Abb. 3.20). Sobald der leere Bereich verschwunden ist, wird das Schaubild von dem leeren Schirm ersetzt – der nichts aufweist als den Fixationspunkt, um zu verhindern, dass die Augen sich bewegen. Das Ergebnis ist bemerkenswert. Nun sehen die Versuchspersonen auf dem leeren Schirm ein kleines – wenn auch etwas verzerrtes – Stück des ausgeschalteten Musters, und zwar in dem Bereich, in dem das Musterstückchen im ersten Schaubild fehlte. Dasselbe geschieht, wenn man statt des stationären, festen Musters ein dynamisches, sich bewegendes Muster (flimmerndes optisches «Rauschen») verwendet. Dann sieht man anstelle des zuvor fehlenden Bereichs einen flimmernden Fleck auf dem leeren Schirm.

Dieser Effekt unterscheidet sich völlig von den bekannten Nachbildern. Wir sehen offenbar das von unserem Gehirn geschaffene Muster – eine Schöpfung, die normalerweise dazu dient, Skotome zu füllen, sodass wir nicht durch fiktive schwarze Punkte von den blinden Flecken in unserem Sehfeld irritiert werden. Dieser Prozess tritt bereits recht früh in der neuronalen Verarbeitung auf, denn er lässt Objektwissen außer Betracht. Eine fehlende Nase wird daher nicht ergänzt: Der Prozess funktioniert nur bei Mustern, nicht bei Objekten. Er kann bereits im Frühstadium der visuellen Verarbeitung einsetzen, weil es unter allen Umständen nützlich ist, sichtbare Skotome – die wie bedrohliche schwarze Objekte erscheinen würden – zu vermeiden und damit spätere Verarbeitungsschritte von diesem «Ballast» zu befreien.

Tiefenwahrnehmung mit Hilfe von zwei Augen

Viele Körperorgane sind doppelt angelegt. Augen und Ohren sind aber nicht nur in zweifacher Ausführung vorhanden, sondern arbeiten darüber hinaus auch sehr eng zusammen. Sie teilen und vergleichen Informationen und vollbringen zu zweit Leistungen, die für ein Auge oder ein Ohr allein unmöglich wären – insbesondere signalisieren sie Entfernung und Tiefe beim Gesichtssinn bzw. Richtung beim Gehör. Die Bilder in den Augen liegen auf den gekrümmten Oberflächen der Netzhäute, dennoch kann man sie als zweidimensional auffassen. Bemerkenswert ist die Fähigkeit des visuellen Systems, die beiden leicht unterschiedlichen Bilder zu einer einzigen Wahrnehmung körperlicher Objekte im dreidimensionalen Raum zu kombinieren (räumliche oder stereoskopische Wahrnehmung).

Bei Augen wie den unseren, bei denen die Rezeptoren im Zentrum konzentriert sind, werden die Augen so ausgerichtet, dass sie Bilder naher und ferner Objekte auf die Sehgruben bringen. Diese Konvergenz der Augen ermöglicht jedem Auge optimale Sicht; der jeweils erforderliche Konvergenzwinkel signalisiert dabei wie bei einem einfachen Entfernungsmesser die Entfernung (Abb. 3.21).

Tiefe wird durch den Konvergenzwinkel übermittelt, doch für einen derartigen Entfernungsmesser gibt es eine entscheidende Begrenzung: Er kann immer nur die Entfernung eines Objektes auf einmal anzeigen, und zwar des Objektes, dessen Bilder durch Konvergenz gerade in Deckung gebracht werden. Um die Entfernung von vielen Objekten gleichzeitig zu messen, ist ein viel komplizierteres Messverfahren erforderlich, weil unabhängig vom Konvergenzwinkel der Augen verschiedene Disparationen vieler Objekte signalisiert werden müssen.

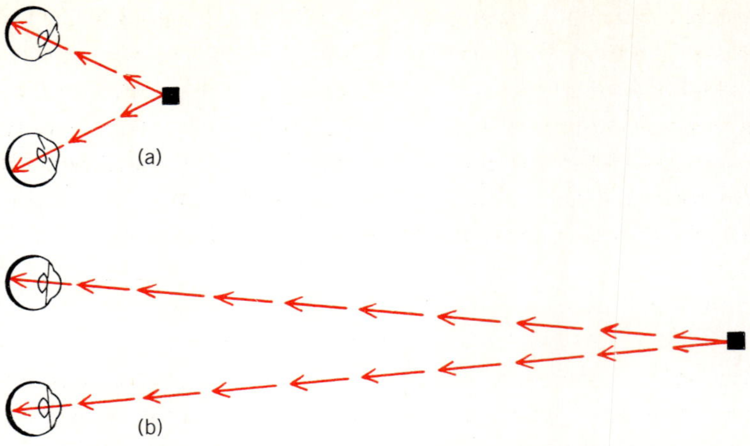

3.21 Die Augen konvergieren auf das Objekt, das betrachtet wird. Das Bild des Gegenstandes wird dadurch unabhängig von seiner Entfernung auf die Sehgrube zentriert: In (a) konvergieren die Augen auf ein nahes Objekt, in (b) auf ein weiter entferntes. Der Konvergenzwinkel liefert dabei Information über die Entfernung des fixierten Objekts und arbeitet als einfacher Entfernungsmesser.

Disparation und Tiefenwahrnehmung

Der Abstand zwischen den Augen beträgt ungefähr 6,5 cm; man erhält von nahe gelegenen Objekten daher etwas unterschiedliche Bilder. Das lässt sich sehr deutlich beobachten, wenn man abwechselnd zuerst das eine und dann das andere Auge schließt. Jedes nahe Objekt scheint sich im Vergleich zu entfernteren Objekten seitwärts zu verschieben und ein wenig zu drehen, wenn es einäugig (monokular) gesehen wird. Dieser geringe Unterschied zwischen den Bildern auf beiden Netzhäuten wird Disparation genannt. Sie führt zur Tiefenwahrnehmung durch binokulares stereoskopisches Sehen, ein Prinzip, das man leicht mit einem Stereoskop nachvollziehen kann. Räumliches Sehen funktioniert nur bei sehr nahen Objekten, weil die Unterschiede zwischen den Bildern mit zunehmender Entfernung zu gering werden. Für Objekte in mehr als ca. 100 Metern Entfernung sind wir praktisch einäugig.

Es ist erstaunlich, wie jung die Erforschung des stereoskopischen Sehens ist. Das Stereoskop wurde 1832 kurz vor Einführung der Fotografie von dem englischen Physiker Sir Charles Wheatstone erfunden und 1838 erstmals publiziert. Es ist ein einfaches Instrument, in dem man den beiden Auge getrennt zwei Bilder präsentieren kann. Gewöhnlich handelt es sich bei diesen Bildern um (3-D-)Stereopaare, die von zwei identischen, einen Augenabstand voneinander entfernten Kameras aufgenommen wurden, um dieselbe Disparation zu erzeugen, die das Gehirn normalerweise für das räumliche Sehen nutzt. Wheatstones Instrument war mit zwei Spiegeln ausgestattet, um die Stereozeichnungen oder später Fotografien zu betrachten (Abb. 3.22).

Retinale Rivalität

Sind die Bilder, die den beiden Augen in einem Stereoskop dargeboten werden, sehr verschieden, so tritt ein seltsamer und eindrucksvoller Effekt auf: Teile eines jeden Bildes werden nacheinander in verschiedener Weise kombiniert und verworfen, sodass es zu einem ständigen Fluktuieren kommt; man spricht in diesem Zusammenhang von «retinalem Wettstreit» oder «retinaler Rivalität». Eine solche Rivalität tritt im Allgemeinen auch dann auf, wenn den beiden Augen verschiedene Farben angeboten werden, obgleich dabei auch eine Verschmelzung zu Mischfarben möglich ist, insbesondere dann, wenn gemeinsame Konturen von den Augen verschmolzen werden. Bei der normalen visuellen Wahrnehmung muss es den ganzen Tag hindurch zu einer unbewussten Zurückweisung von «nicht-korrespondierenden» Netzhautbereichen kommen, denn wenn wir unsere Augen auf mittlere Entfernung einstellen, sind sehr viel näher gelegene und sehr viel weiter entfernte Objekte horizontal zu stark getrennt, als dass sie vom Gehirn verschmolzen werden könnten. Dieses Phänomen wurde von P. L. Panum (um 1858) untersucht; er fand, dass die Grenze für stereoskopische Verschmelzung (Panums Grenze) bei rund 1 Bogengrad liegt, ein Wert, der für Objekte in verschiedenen Entfernungen beim normalen Sehen fortwährend überschritten wird. Dieses Zurückweisen von Bildern, die das Gehirn nicht verschmelzen kann, ist ein bemerkenswerter, völlig unbewusster Mechanismus. Manchmal kann die Untersuchung der Frage, warum wir etwas nicht sehen, genauso wichtig und interessant sein wie die der Frage, warum wir etwas sehen!

In den letzten paar Jahren haben wir viel darüber herausgefunden, wie das Gehirn die Bilder beider Augen normalerweise kombiniert, wobei es die kleinen Disparationsunterschiede zur Berechnung der räumlichen Tiefe benutzt. Wir wissen inzwischen, dass die meisten Zellen in der Sehrinde auf die Stimulation von korrespondierenden Punkten der

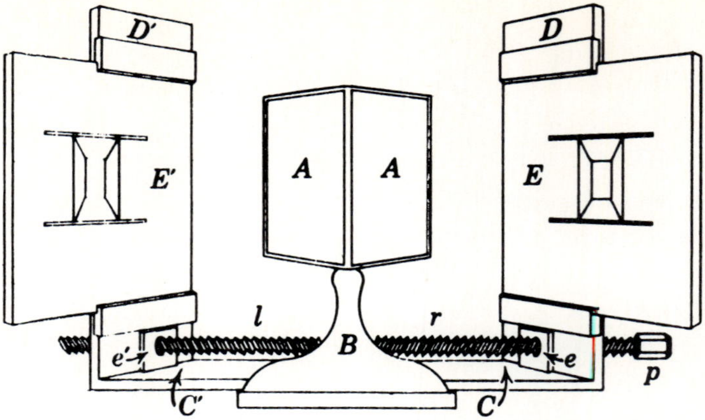

3.22 (a) Wheatstones Stereoskop. (a) Sein ursprüngliches (prä-fotografisches) Instrument. (b) Seine Skizzen (auf der gegenüberliegenden Seite) erscheinen lebhaft dreidimensional, wenn man sie in einem Stereoskop – oder als rot-grüne Anaglyphen (siehe Tafel XVI) – betrachtet.

beiden Netzhäute reagieren; man bezeichnet sie als binokulare Zellen. Vermutlich werden korrespondierende Netzhautpunkte – die durch das Verhältnis von Disparation zu Entfernung verknüpft sind – durch Aktivität oder Nicht-Aktivität dieser binokularen Zellen angezeigt.

Julesz' Zufallspunkte

Bis vor nicht allzu langer Zeit nahm man an, stereoskopisches Sehen funktioniere stets über einen beidäugigen (binokularen) Vergleich zwischen Objektkanten. Mit einer Technik, die sich als außergewöhnlich wichtig erwiesen hat, konnte Bela Julesz von den *Bell Telephone Laboratories* in den Vereinigten Staaten jedoch zeigen, dass Linien oder Kanten gar nicht nötig sind. Julesz erzeugte mit einem Computer Paare von statistisch zufälligen Punktmustern, die so gestaltet waren, dass für jeden Punkt im Muster, den das eine Auge sieht, ein korrespondierender Punkt für das andere Auge existiert (Tafel XIX). Wenn Gruppen korrespondierender Punkte horizontal leicht verschoben werden, werden die verschobenen Punkte mit ihren Partnern im Sehfeld des anderen Auges verschmolzen – und es entsteht Tiefenwahrnehmung. Gewisse Bereiche horizontal verschobener Zufallsmuster treten hinter den übrigen hervor (oder fallen zurück) und können recht komplexe dreidimensionale Formen annehmen. Das zeigt, dass Kreuzkorrelationen

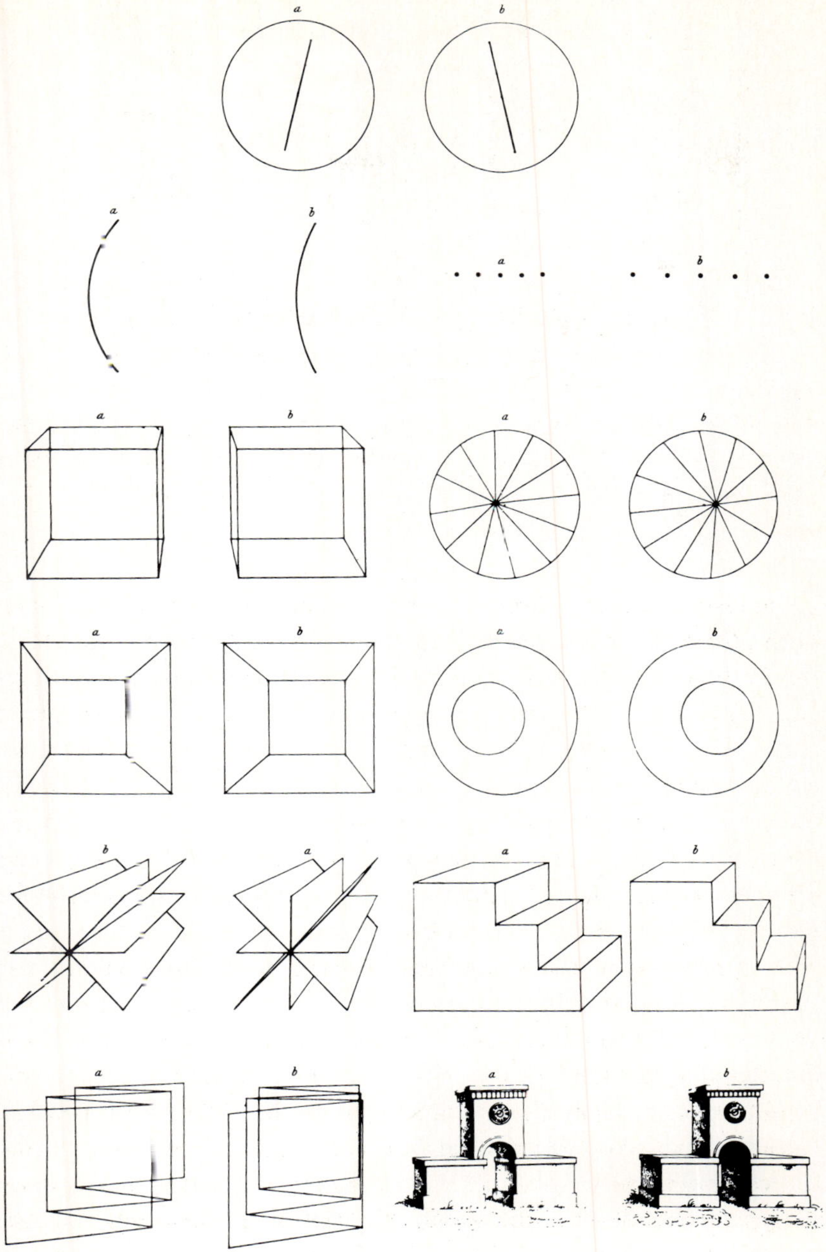

3.22 (b)

von Punkten selbst dann zu stereoskopischem Sehen führen können, wenn es keine Konturen gibt. Viele wunderbare Beispiele dafür findet man in Julesz' Buch *Foundations of cyclopean perception* (Grundlagen zyklopischer Wahrnehmung, 1971).

Ist das alles, was stereoskopisches Sehen ausmacht? Wie gewöhnlich steckt eine Menge mehr dahinter! Erstens ist nicht völlig klar, warum einige Punkte als «korrespondierend» akzeptiert werden, andere hingegen nicht. Dazu bedarf es einer Art globaler Entscheidung. Darüber hinaus können illusorische, nicht existierende Konturen verschmelzen und räumlich heraus- oder zurücktreten (siehe Kapitel 10).

Einige wenige Menschen erleben beim Betrachten von Julesz' Punkten keine Tiefenwahrnehmung, wohl aber bei gewöhnlichen Linien oder Stereobildern. Außerdem ist es bei normalen Beobachtern so, dass die Punktfiguren – im Gegensatz zu Linien – keine Tiefe vermitteln, wenn es keinen Helligkeitskontrast, sondern nur einen Farbkontrast gibt. Daher gibt es möglicherweise zwei Gehirnmechanismen für das räumliche Sehen.

Die Beziehung zwischen Konvergenz und stereoskopischem Sehen

Es existiert eine raffinierte Verbindung zwischen der Konvergenz der Augen, die zur Entfernungsmessung dient, und dem stereoskopischen Sehen. Die *Konvergenz* der Augen für nahe oder ferne Objekte beeinflusst die Tiefe, die von den *Disparationsunterschieden* zwischen den Bildern signalisiert wird. Der Konvergenzwinkel eicht die Skala des Disparationssystems. Wenn die Augen ein entferntes Objekt fokussieren, stellt jede gegebene Disparation einen größeren Tiefenunterschied dar als beim Fixieren eines nahen Objektes. Wäre das nicht der Fall, würden entferntere Objekte bei gleicher Tiefenanordnung dichter beieinander erscheinen als näher gelegene.

Die Augen umschalten

Wenn Stereobilder umgekehrt angeboten werden – dem rechten Auge das zum linken Auge gehörende Bild und vice versa –, sollten wir eine Umkehrung der Tiefenwahrnehmung erleben. Interessanterweise passiert das nicht immer. Es ist technisch auch möglich, die Augen optisch zu vertauschen oder ihren Abstand zu erhöhen bzw. zu verringern, während man normale Objekte betrachtet (Abb. 3.23).

Beim pseudoskopischen Sehen – wenn die Augen vertauscht wer-

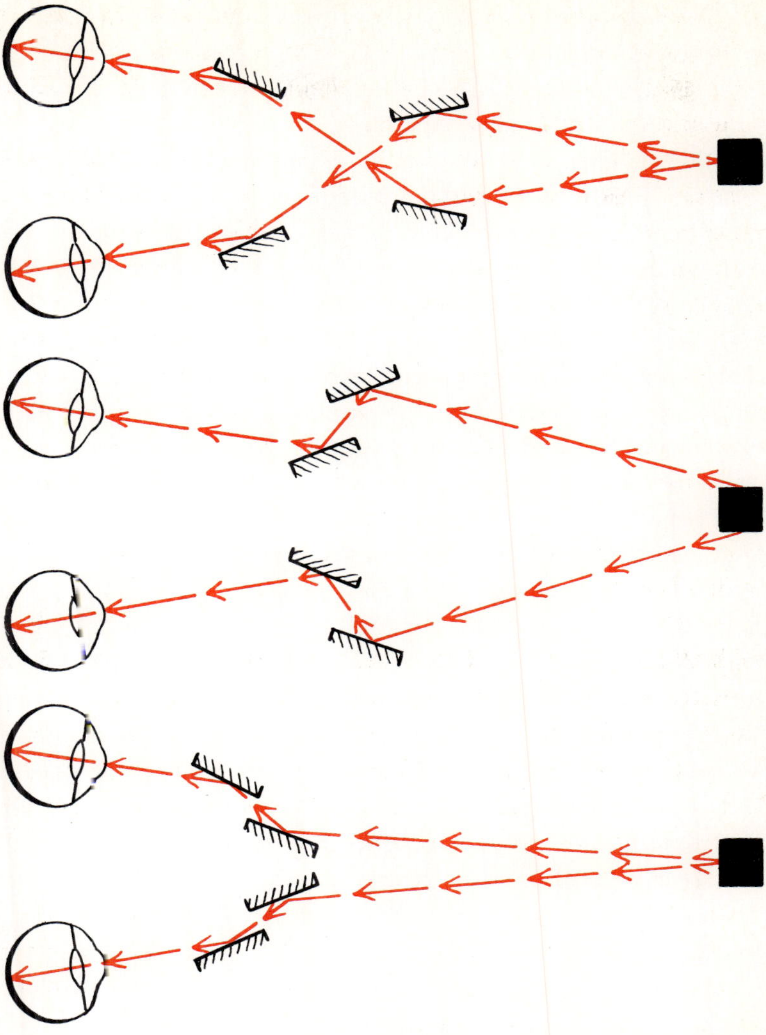

(a)

(b)

(c)

3.23 Vertauschen der Augen mit Hilfe von Spiegeln. (a) Ein *Pseudoskop* führt zu einer Umkehrung der Disparation. (b) Ein *Telestereoskop* vergrößert den effektiven Augenabstand und führt zu einer erhöhten Disparation. (c) Ein *Ikonoskop* verringert den effektiven Augenabstand und vermindert das steroskopische Sehen; man kann die Disparation bis auf null verringern. Durch Veränderung der Winkel zwischen den Spiegeln lässt sich die Konvergenz verändern, ohne die Disparation zu beeinflussen. All diese Anordnungen dienen zur Untersuchung von Konvergenz und Disparation bei der Tiefenwahrnehmung.

den – kommt es zu einer Tiefenumkehr, es sei denn, die Tiefenumkehrung des Bildes würde der gewohnten Wahrnehmung grob widersprechen. Daher zeigen Gesichter von Menschen keine Umkehrung; Hohlgesichter sind einfach zu unwahrscheinlich, als dass sie vom Gehirn akzeptiert würden. Eine Hohlmaske sieht daher wie ein normales Gesicht aus, bis man sich ihr sehr dicht, beide Augen geöffnet, nähert. Die Stereofotografie eines Gesichts will in einem Pseudoskop einfach nicht hohl erscheinen. Daher liefert stereoskopisches Sehen einen Hinweis auf Tiefe, der zurückgewiesen werden kann, sei es aufgrund von Erfahrung (wie im Fall der Gesichter) oder aufgrund konkurrierender Tiefenhinweise, wie sie die Perspektive liefert (beispielsweise, wenn man eine dreidimensionale perspektivische Zeichnung in einem Pseudoskop betrachtet).

Das zeigt, dass wir niemals die Prozesse ignorieren dürfen, die sich beim Sehen im Gehirn abspielen. Das Gehirn muss «wissen», welches Auge welches ist, anderenfalls wäre die stereoskopische Tiefenwahrnehmung nicht eindeutig, und die Umkehrung von Bildern in einem Stereoskop (oder der normalen Welt in einem Pseudoskop) bliebe unbemerkt. Aber dennoch vermögen wir seltsamerweise nicht zu sagen, mit welchem Auge wir gerade sehen. Obwohl die Augen beim Tiefensehen recht genau identifiziert werden, ist diese Information nicht bewusst verfügbar. Daher müssen wir experimentell herausfinden, welche Beiträge das Gehirn zum Sehen liefert. Bei der Tiefenwahrnehmung ist sein Beitrag außerordentlich groß; wir haben gesehen, dass das Gehirn höchst unwahrscheinliche Objekte, wie Hohlgesichter, zurückweist. Das zeigt, wie die Top-Down-Kraft des Wissens das Sehen beeinflussen (und manchmal auch in die Irre führen) kann.

4 Das Gehirn

Es war nicht immer selbstverständlich, das Gehirn mit Denken, Erinnerung, Empfindung oder Wahrnehmung in Zusammenhang zu bringen. In der Antike, einschließlich der großen ägyptischen und mesopotamischen Kulturen, deren Geschichte 5000 Jahre weit zurückreicht, galt das Gehirn als ein unwichtiges Organ, weil es im Tode blutleer ist und sich zu Lebzeiten bei seinem Besitzer kaum bemerkbar macht. Gedanken und Gemütsbewegungen wurden dem Magen, der Leber, der Gallenblase und insbesondere dem Herzen zugeschrieben, das eindeutig auf Emotionen und Stress reagiert. Das Echo dieser Auffassung klingt noch heute in Wörtern wie «phlegmatisch», «cholerisch» oder auch «herzlos» nach.

Wenn die Ägypter ihre Toten einbalsamierten, machten sie sich nicht die Mühe, das Gehirn aufzubewahren (es wurde durch ein Nasenloch entfernt), während die anderen Organe getrennt in besonderen *Kanopen* konserviert und neben den Sarkophag gestellt wurden. Da das Gehirn beim Tod fast blutleer ist, erschien es als Behältnis des Lebensgeistes vielleicht ungeeignet. Das aktiv pulsierende Herz musste Sitz des Lebens, der Wärme und des Gefühls sein, nicht das kalte, graue, stille, in seinem knöchernen Gehäuse eingeschlossene Gehirn.

Die entscheidende Bedeutung des Gehirns für die Kontrolle der Glieder, der Sprache und Gedanken, Empfindungen und Erfahrungen wurde erst allmählich durch die Auswirkungen von Unfällen deutlich, bei denen das Gehirn geschädigt worden war. Später sammelte man Erfahrungen über die Auswirkungen von kleinen Tumoren und Schussverletzungen und verfolgte den Krankheitsverlauf akribisch im Rahmen von Langzeituntersuchungen. Die Ergebnisse solcher Untersuchungen sind für die Gehirnchirurgie von großer Bedeutung, denn sie zeigen, dass in manchen Hirnregionen relativ gefahrlos operiert werden kann, während schon eine geringe Verletzung anderer zu schweren Ausfällen führt. Es ist jedoch nicht einfach, von einem Verhaltens-, Gedächtnis- oder Wahrnehmungsverlust auf die Funktion rückzuschließen, die ein geschädigter oder operativ entfernter Bereich vor dem Unfall bzw. dem Eingriff ausgeübt hat. Wenn man ein Schaltkreiselement eines Radios entfernt, beginnt das Radio möglicherweise zu heulen, aber daraus folgt nicht, dass das entfernte Element ein «Heultonunterdrücker» war. Der Schaltkreis insgesamt ist vielleicht so verändert worden, dass die verbliebenen Schaltkreiselemente diesen neuen Effekt erzeugen, weil sie jetzt anders funktionieren. Wir müssen diesen neuen Schaltkreis verstehen, um erklären zu können, was geschehen ist. Im Allgemeinen ist es nützlich, Teile zu entfernen, um getrennte Systeme voneinander zu isolieren (wie beim Einzelmechanismus für jede Klaviertaste). Innerhalb eines wechselwirkenden Systems ist es jedoch sehr schwierig, die Ergebnisse unabsichtlicher Schädigungen oder vorsätzlicher operativer Eingriffe zu interpretieren.

Wie sich herausgestellt hat, ist ein Großteil des Gehirns – und das gilt besonders für die Areale, die am Sehvorgang beteiligt sind – in Form von getrennten, wenn auch miteinander verbundenen *Modulen* organisiert. Diese Module lassen sich zu Untersuchungszwecken auf verschiedene Weise separieren, beispielsweise durch operative Eingriffe. Seit Beginn des 20. Jahrhunderts hat die Ableitung von einzelnen Hirnzellen wichtige neue Informationen geliefert. Seit neuerer Zeit können wir mit Hilfe von Positronenemissionstomographie (PET) und Kernspinresonanztomographie (NMR, *nuclear magnetic resonance*) bildlich darstellen, welche Bereiche des Gehirns unter verschiedenen experimentellen Bedingungen, beispielsweise beim Lesen, beim Sehen oder beim Sich-etwas-Vorstellen, besonders aktiv sind. Im Allgemeinen sind dieselben Gehirnregionen beim Sehen von Dingen aktiv, die auch dann aktiv sind, wenn man sich Dinge optisch vorstellt. Aber wir greifen vor.

Das Gehirn ist als «die einzige Anhäufung von Materie, die wir von innen kennen» beschrieben worden. Von außen ist es ein grau-rosafarbenes Gebilde von der Größe zweier geballter Fäuste. Einige Teile, die beim Sehen eine wichtige Rolle spielen, sind in Abbildung 4.1 dargestellt. Man unterscheidet im Gehirn zwischen der «weißen» und der «grauen» Substanz. Die weiße Substanz besteht vorwiegend aus Nervenfasern, den Verbindungskabeln zwischen den verschiedenen Zellkörpertypen, die die graue Substanz bilden. «Höhere» geistige Aktivität findet vorwiegend in den äußeren Schichten – in der Großhirnrinde *(Cortex cerebri)* – statt, und etwa die Hälfte des Cortex ist an Verarbeitungsprozessen für das Sehen beteiligt.

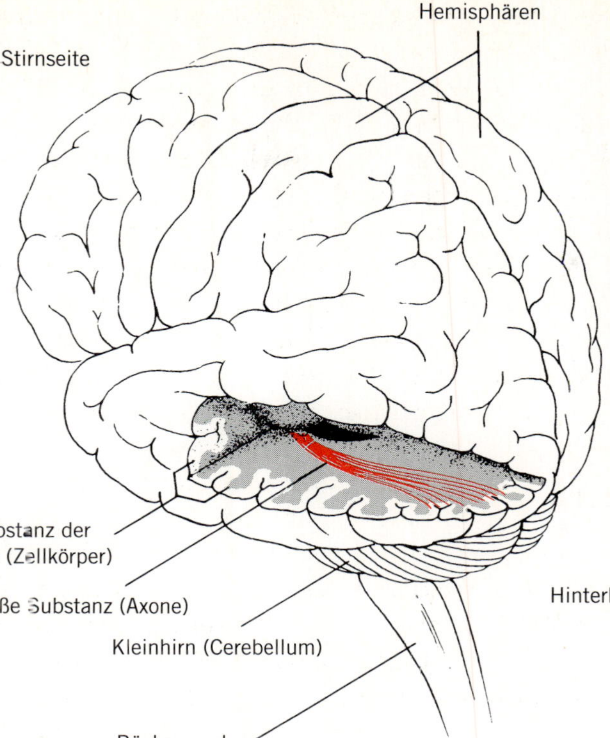

4.1 Das Gehirn mit dem primären visuellen Cortex (primäre Sehrinde, Area striata), von hinten gesehen (occipitaler Cortex, in diesem Diagramm grau schattiert). Reizungen kleiner Rindengebiete führen zu Lichtblitzen in den korrespondierenden Sehfeldbereichen, Reizungen der umliegenden Gebiete (visuelle Assoziationsgebiete) rufen komplexere visuelle Erfahrungen hervor.

Entwicklungsgeschichtlich ist das Gehirn aus einem Zentrum hervorgegangen, das vorwiegend «Lebenserhaltungssysteme», wie die Atmung, und Gefühlsbewegungen kontrollierte. Die Oberfläche oder Hirnrinde besteht bei höheren Tieren und insbesondere beim Menschen aus eigenartigen Windungen. Sie ist hauptsächlich für die motorische Kontrolle der Gliedmaße und für die Kontrolle der Sinnesorgane verantwortlich. Aus experimentellen Daten lassen sich Gehirnkarten anlegen, in denen bestimmte Regionen des Cortex mit bestimmten Muskelgruppen oder mit dem Berührungsempfinden der Haut in Beziehung gesetzt werden. Auf diese Weise erhält man bizarre Homunculi wie in Abbildung 4.2.

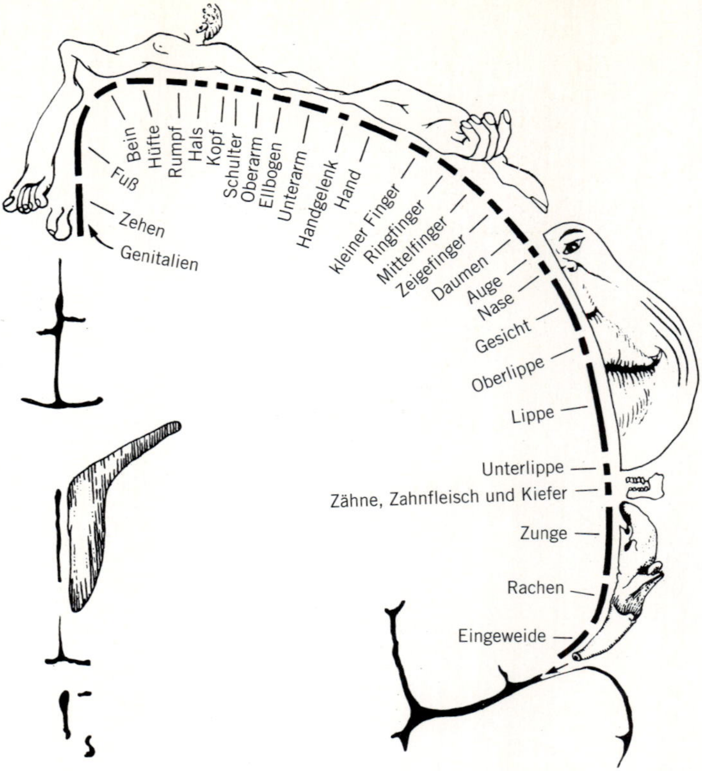

4.2 Ein Homunculus – die graphische Darstellung zeigt, wie viel Cortexoberfläche dem Berührungsempfinden in verschiedenen Körperregionen gewidmet ist. Man beachte den großen Daumen. Verschiedene Tiere haben entsprechend der sensorischen Bedeutung verschiedener Körperteile sehr unterschiedliche Homunculi.

Eine Nervenzelle (Neuron) besteht aus einem Zellkörper und einem langen dünnen Fortsatz, dem Axon, das Impulse an andere Zellen weiterleitet. Diese Axone können sehr lang sein, einige ziehen vom Gehirn tief ins Rückenmark hinunter. An den Zellkörpern entspringen außerdem viele dünnere und kürzere Fasern, die Dendriten, die Signale von anderen Zellen empfangen (Abb. 4.3). Die Zellen mit ihren untereinander verbundenen Dendriten und Axonen erscheinen manchmal zufällig verteilt, doch in einigen Hirnregionen bilden sie charakteristische Muster, was auf geordnete Verknüpfungen hinweist. In der Sehrinde sind sie in Schichten angeordnet, daher die Bezeichnung Area striata für die primäre Sehrinde.

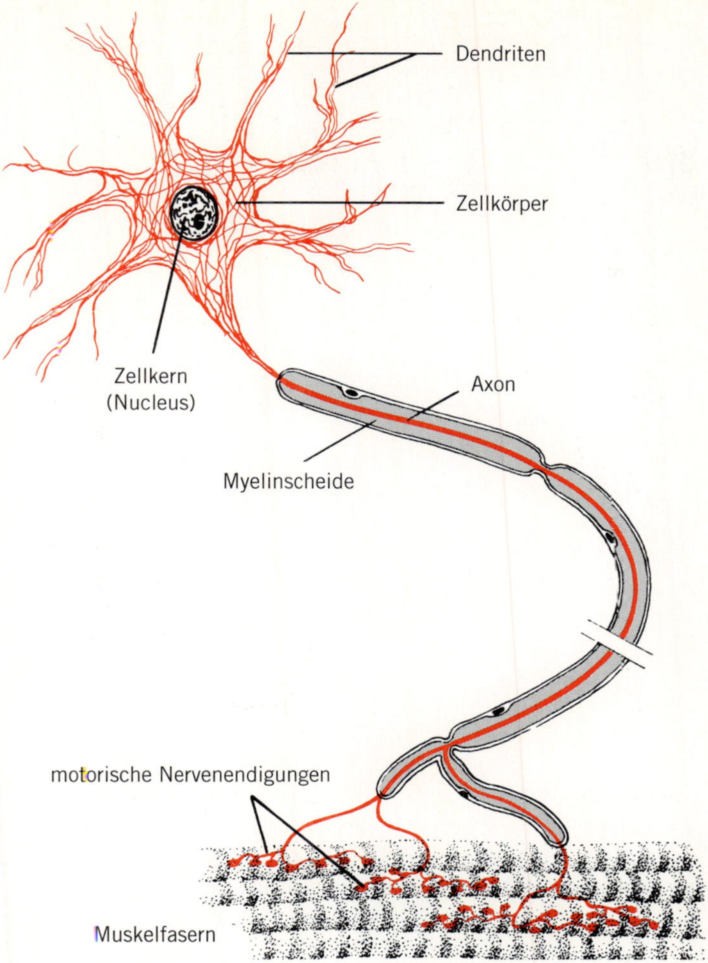

4.3 Eine Nervenzelle (Neuron). Der Zellkörper weist einen langen Fortsatz (Axon) auf, der durch eine Myelinhülle isoliert ist. Der Zellkörper empfängt Information über die vielen dünnen Dendriten, von denen einige aktivierend (erregend), andere hemmend wirken.

Die neuronalen Signale bestehen aus elektrischen Impulsen, so genannten *Aktionspotenzialen*, die die einzigen Eingangs- und Ausgangssignale des Gehirns bilden. Sie beruhen auf Permeabilitätsänderungen der Zellmembran für bestimmte Ionen (Abb. 4.4). Im Ruhezustand ist das Innere des Axons negativ in Bezug auf die Außenseite, aber wenn eine Störung auftritt, wenn beispielsweise ein retinaler Rezeptor durch

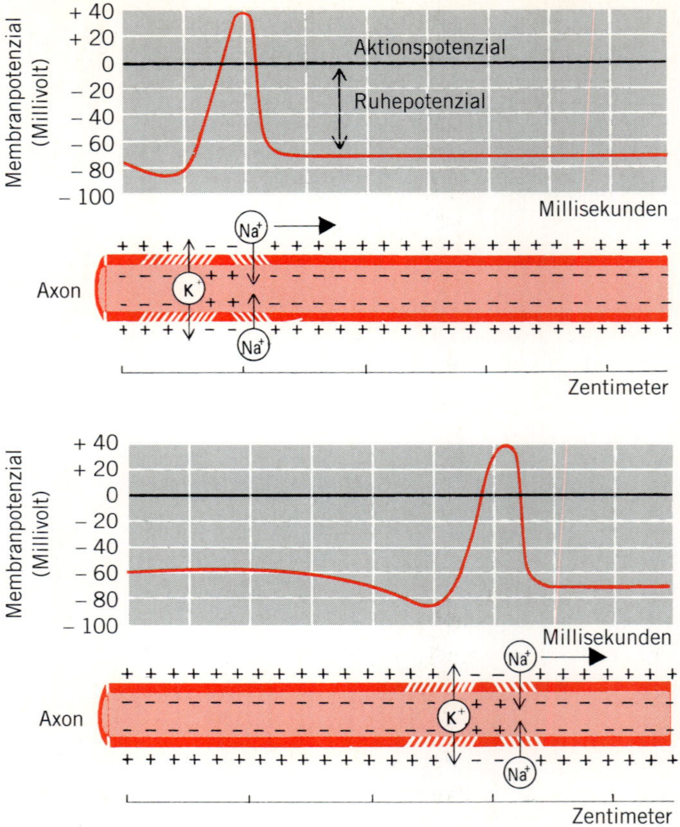

4.4 Die Mechanismen der elektrischen Erregungsübertragung am Nerv. Alan Hodgkin, Andrew Huxley und Bernard Katz entdeckten, dass während eines Aktionspotenzials zunächst Natriumionen in das Innere der Faser einströmen, wodurch das in Ruhe negativ geladene Faserinnere positiv wird. Daraufhin strömen Kaliumionen aus und stellen das Ruhepotenzial wieder her. Dieser Prozess kann bis zu mehrere hundert Mal pro Sekunde ablaufen, wobei jedes Mal elektrische Impulse (Spikes, Aktionspotenziale) entstehen, die als Signale über das Axon fortgeleitet werden (man sagt dann, die Zelle «feuert»). Diese Signale ermöglichen uns, die Welt wahrzunehmen (afferente Nerven) und durch Aktivierung der Muskulatur (efferente Nerven) auf sie zu reagieren.

Licht gereizt wird, wird das Faserinnere positiv. Dies löst einen Stromfluss aus, der wie eine Welle die Nervenfaser entlangläuft. Die Leitungsgeschwindigkeit ist dabei wesentlich geringer als die des elektrischen Stroms in einem Draht. Sie beträgt in großen Fasern ungefähr 100 m / s, in den kleinsten Fasern weniger als 1 m / s. Die dicken, rasch leitenden Fasern sind von einer fetthaltigen Schicht, der Mark- oder Myelinscheide, umgeben, die sie von ihren Nachbarn isoliert und außerdem dazu dient, die Fortleitungsgeschwindigkeit der Aktionspotenziale zu erhöhen.

Die geringe Leitungsgeschwindigkeit, die 1850 erstmals von Hermann von Helmholtz – er war damals 29 Jahre alt – gemessen wurde, war eine große physiologische Überraschung. Helmholtz' Lehrer, Johannes Müller (1801–58), der Begründer der modernen Physiologie, hatte angenommen, sie müsse höher als die Lichtgeschwindigkeit sein und man werde sie niemals messen können. Wie wurde sie bestimmt, bevor es raffinierte elektronische Hilfsmittel gab? (siehe Kasten)

Wie man die Leitungsgeschwindigkeit von Nervenfasern mit einer Stoppuhr misst

Die Nervenleitgeschwindigkeit lässt sich mit einem einfachen Experiment bestimmen. Platzieren Sie eine Reihe von ca. 20 Leuten auf eng nebeneinander stehenden Stühlen (sie können im Kreis aufgestellt werden), wobei alle ihre Hände so halten sollen, dass sie ihren Nachbarn so schnell wie möglich berühren können. Bitten Sie nun jeden Versuchsteilnehmer, den Oberarm seines Nachbarn zu berühren, sobald er auf der anderen Seite eine Berührung des eigenen Oberarms spürt. Messen Sie die kumulative Verzögerung mit einer Stoppuhr. Wiederholen Sie den Vorgang, sagen wir, zehnmal. Führen Sie den Versuch erneut durch, aber diesmal soll das Handgelenk des Nachbarn berührt werden.

Die Differenz der Weglänge von der Schulter bis zum Handgelenk beträgt etwa 50 cm. Daher ergibt sich bei 20 Leuten eine zusätzliche Strecke von 10 m Nervenfaser. Das genügt, wenn man mehrere Versuchsdurchgänge mittelt, um ein realistisches Maß für die Fortleitungsgeschwindigkeit von Nervenimpulsen zu erhalten. Die Zeit, die jede Versuchsperson braucht, um ihren Finger zu bewegen, spielt keine Rolle, vorausgesetzt, sie ist in beiden Fällen gleich groß.

Die Fortleitungsgeschwindigkeit in peripheren Nerven ist nur für einen Teil der menschlichen Reaktionszeit von ca. einer zwanzigstel Sekunde (0,05 s) verantwortlich, denn – wie Helmholtz erkannte und maß – auch die Umschaltzeit der Synapsen im Gehirn, die sensorische und motorische Signale verarbeiten und weiterleiten, trägt zur Verzögerung bei. Derartige Zeitmessungen sind eingesetzt worden, um zwischen verschiedenen Gehirnprozessen zu unterscheiden.

Der *primäre visuelle Cortex* (primäre Sehrinde, Area striata) wird manchmal als zentrales visuelles Projektionsgebiet bezeichnet. Wird beispielsweise bei Hirnoperationen ein umschriebener Teil dieses Gebietes gereizt, so empfindet der Patient einen Lichtblitz. Wird die Position der Reizelektrode geringfügig verändert, dann wird der Blitz in einem anderen Gesichtsfeldbereich wahrgenommen. Reizungen der den primären visuellen Cortex umgebenden Gebiete verursachen ebenfalls Sehempfindungen. Aber anstelle unstrukturierter Lichtblitze treten hier komplexere Wahrnehmungen auf: Seherinnerungen, selbst ganze szenische Abläufe können dabei bildhaft erlebt werden.

Auf den ersten Verarbeitungsstufen existiert noch eine grobe Karte der Retina, doch sie geht im weiteren Verlauf der Verarbeitung bald verloren und löst sich in verschiedene spezialisierte Module auf. Form, Bewegung, Farbe und wahrscheinlich viele weitere visuelle «Dimensionen» werden getrennt und parallel verarbeitet. Dies ist eine Entdeckung, die unserer Intuition widerspricht; sie besagt, dass es viele getrennte Verarbeitungsmodule gibt, die ihre Ergebnisse auf irgendeine Weise kombinieren, sodass eine einzige, konsistente Wahrnehmung entsteht. Wie diese Module zusammengeführt werden, ist noch unbekannt.

Es gibt auch separate «Kanäle» für die feinen Details und die breiten Pinselstriche einer Szene. Wissenschaftler sprechen beim Sehen in Analogie zu den zeitlichen Frequenzen beim Hören von «räumlichen Frequenzen». Wenn wir ein Gemälde betrachten, wird die Textur des Bildes (buchstäblich die Pinselstriche) von einem anderen räumlichen Frequenzband verarbeitet als die abgebildeten Objekte, wenn aber Textur und Objekte einen ähnlichen Maßstab haben, geraten sie (manchmal absichtlich) durcheinander. Die Verarbeitung von Form und Farbe verläuft physiologisch weitgehend getrennt; Farbe wird von Kanälen «mit breitem Pinselstrich» (Breitbandkanälen), d. h. mit niedriger räumlicher Frequenz, verarbeitet, die recht langsam operieren.

Eine interessante Frage ist, wie Farbe im Allgemeinen zu Helligkeitskonturen oder -kanten «zugeordnet» bleibt, wenn sie auch manchmal durch Lücken «blutet». Bilder, die einen Farbkontrast, aber keinen Helligkeitskontrast (Isoluminanz) aufweisen, sehen höchst seltsam aus. Es herrscht in ihnen eine eigenartige Instabilität, und bei leichter Bewegung trennen sich die Farben. Ein Gesicht aus Farbtupfern gleicher Helligkeit, beispielsweise rot und grün, sieht nicht wie ein Gesicht aus, sondern bleibt eine bedeutungslose Form.

Die Psychologin Anne Treisman hat entdeckt, dass Farbe und Form bei normalem Kontrast getrennt werden können. Wenn auf einem Bildschirm Buchstaben verschiedener Farbe aufblitzen, ordnen die Versuchspersonen manchmal einem Buchstaben fälschlicherweise eine Farbe zu. Treisman nimmt an, dass die Verknüpfung zwischen Form und Farbe später auftritt – vielleicht durch einen Top-Down-Prozess, bei dem Bedeutung und Aufmerksamkeit eine Rolle spielen, denn Objekte bekannter Farbe werden, wenn überhaupt, nur selten transponiert. Das sind wichtige subjektive Effekte.

Mittels raffinierter Techniken lässt sich das Nervensystem physiologisch untersuchen. Beispielsweise kann man die elektrische Aktivität einzelner Nervenzellen ableiten oder verschiedene Hirnregionen stimulieren, um motorische Reaktionen oder auch – bei Patienten während einer Gehirnoperation – Empfindungen auszulösen. Zu den bemerkenswertesten Entdeckungen in jüngerer Zeit gehören spezialisierte Gehirnmodule, die dazu dienen, Hände (von Charles Gross entdeckt) bzw. Gesichter (besonders intensiv von David Perret untersucht) zu erkennen. Sie werden nur dann aktiv, wenn Hände oder Gesichter gesehen werden. Diese spezielle Verarbeitung von besonders wichtigen Objekten passt zu dem klinischen Befund, dass es bei Hirnschädigungen zu einem selektiven Verlust kommen kann, der das Wiedererkennen von Gesichtern unmöglich macht, wenn so etwas auch selten ist.

Interessant ist auch der Thompson-Effekt, bei dem es um unsere Verarbeitung von auf den Kopf gestellten Gesichtern geht. Wenn man aus dem Bild eines Gesichts Augen und Mund herausschneidet und umgekehrt wieder einsetzt, sieht das Gesicht äußerst sonderbar, ja furchterregend aus. Dreht man nun das ganze Gesicht um und betrachtet es auf dem Kopf stehend, wirkt es fast normal, d. h., die Drehung von Augen und Mund wird kaum mehr wahrgenommen (Abb. 4.5). Das spricht dafür, dass es insbesondere diese Merkmale sind, die vom Gesichtsmodul verarbeitet werden.

Der Verlust einer Hirnregion kann zu Verhaltensänderungen führen, die mit dem geschädigten Bereich in Zusammenhang stehen –

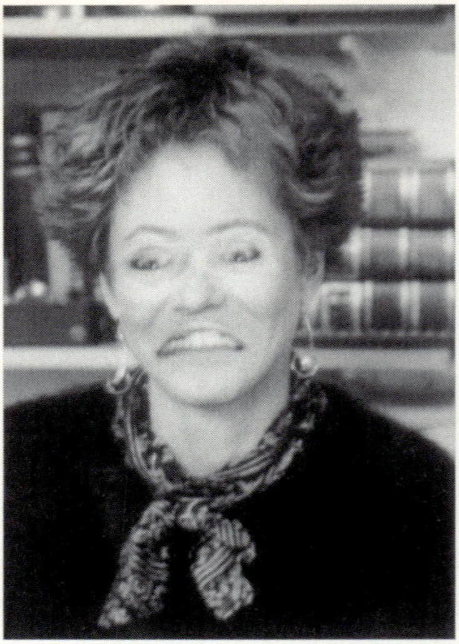

4.5 Der Thompson-Effekt. Augen und Mund sind ausgeschnitten und umgekehrt wieder eingesetzt worden. Drehen Sie das Buch herum: Man nimmt die Rotation von Augen und Mund kaum mehr wahr (nach Thompson 1980, abgewandelt).

wenn Analysen dieser Art, wie bereits erwähnt, auch nicht unproblematisch sind. Eine andere Möglichkeit, diese Frage anzugehen, besteht darin, die Wirkungen von Medikamenten oder Chemikalien zu untersuchen, die direkt auf die Hirnoberfläche appliziert werden. Dieses Verfahren hat sich zu einer wichtigen Technik entwickelt – zum einen, um festzustellen, ob neue Medikamente unerwünschte psychologische Nebenwirkungen haben, zum anderen, um den Zustand des Gehirns gezielt zu verändern und so den Funktionen verschiedener Regionen auf die Spur zu kommen.

Diese Techniken sowie anatomische Untersuchungen, wie verschiedene Hirnregionen durch Nervenfaserbündel miteinander verknüpft sind, haben deutlich gemacht, dass verschiedene Teile des Gehirns sehr unterschiedliche Funktionen ausüben, und diese kristallisieren sich allmählich heraus. Aber letztlich müssen wir mehr über die Prinzipien wissen, nach denen das Gehirn arbeitet, um ihre Bedeutung richtig einschätzen zu können. Das macht es erforderlich, Experimente mit Hilfe von konzeptuellen Modellen dessen zu interpretieren, was passieren könnte. Es könnte notwendig sein, imaginäre Gehirne zu erfinden – indem man funktionsfähige Maschinen konstruiert und Computerprogramme schreibt, die sich weitgehend wie biologische Systeme verhalten. Kurz gesagt, wir müssen möglicherweise Funktionen simulieren, um sie zu erklären, auch wenn Simulationen niemals vollständig oder perfekt sind. Bisher haben wir keine Maschinen, die dem Gehirn im Denken oder Sehen auch nur nahe kommen; dennoch können wir wichtige Prinzipien vorschlagen. Wenn das Gehirn völlig einzigartig wäre, könnten wir kaum darauf hoffen, allgemeine Erklärungen zu finden, denn Wissenschaft lebt von Analogien und wird von Einzigartigem geblendet. Das ist ein kontroverses Thema, insbesondere, was den Bewusstseinskomplex angeht. Wir mögen nach Entwicklungen auf dem Gebiet von Maschinenwahrnehmung und -intelligenz Ausschau halten, um Gehirn und Geist von außen zu beleuchten, doch was ist mit unserer inneren Erfahrung?

Das neuronale System, das für das Sehen verantwortlich ist, beginnt mit der unglaublich komplexen Struktur der Netzhäute (siehe Kapitel 3). Diese sind nach außen verlagerte Gehirnteile, die neben typischen Gehirnzellen auch besonders ausgebildete, lichtempfindliche Detektoren enthalten. Jede Netzhaut ist senkrecht in zwei funktionelle Hälften geteilt: Die Sehnervenfasern der inneren (nasalen) Hälfte wechseln am Chiasma opticum (Sehnervenkreuzung) auf die andere Seite, um zur gegenseitigen (contralateralen) Hirnhemisphäre zu ziehen, während die Fasern der äußeren Netzhauthälfte zur gleichseitigen Hemisphäre ziehen (Abb. 4.6). Neben dem primären visuellen Cortex projizieren Sehnervenfasern auch auf einen zweiten Bereich, den Colliculus superior, der eine gröbere Karte erstellt und außerdem die Augenbewegungen kontrolliert. Dieser Bereich ist phylogenetisch älter: Es scheint, dass die raffinierte Merkmalsanalyse des primären visuellen Cortex auf das primitive, aber noch immer nützliche – wenn auch unbewusste – Sehen des Colliculus aufgepfropft wurde, als sich der Cortex im Laufe der Evolution weiterentwickelte.

Das Großhirn ist in zwei Hemisphären geteilt, beides mehr oder weniger vollständige Gehirne, die durch ein massives Faserbündel, den Balken (Corpus callosum), und die kleinere Sehnervenkreuzung verbunden sind. Nach Passieren der Sehnervenkreuzung erreichen die Sehbahnen jeder Hemisphäre zunächst eine Relaisstation, die seitlichen Kniehöcker (Corpora geniculata lateralia). Interessanterweise empfangen sie mehr «absteigende» Bahnen von höheren Zentren als aufsteigende Bahnen von den Augen. Dies ist die anatomische Basis da-

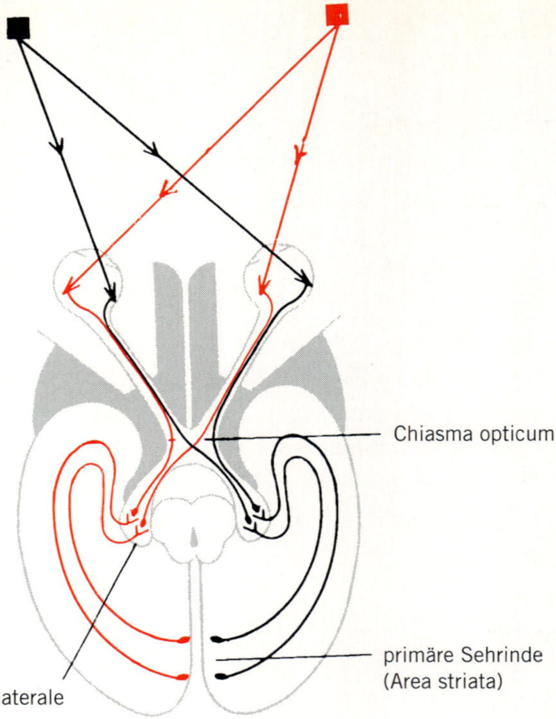

4.6 Die optischen Bahnen des Gehirns. Der Sehnerv teilt sich an der Sehnervenkreuzung (Chiasma opticum); die rechte Hälfte jeder Retina wird auf der rechten Seite des occipitalen Cortex, die linke Hälfte auf der linken Seite repräsentiert. Die seitlichen Kniehöcker (Corpora geniculata lateralia) sind Relaisstationen zwischen Augen und Sehrinde.

für, dass höhere Zentren visuelle Signale modulieren oder erweitern und damit den Netzhautbildern Bedeutung verleihen.

Zu den wichtigsten Entdeckungen der letzten Jahre gehören die der beiden amerikanischen Physiologen David Hubel und Torsten Wiesel. Sie registrierten bei der Katze die Aktivität einzelner Zellen der Sehrinde, während den Augen einfache visuelle Formen, meist Lichtbalken, angeboten wurden, die mit einem Diaprojektor auf einen Schirm vor der Katze projiziert wurden. Hubel und Wiesel stellten fest, dass einige kortikale Zellen der ersten Verarbeitungsstufe (V1) nur dann aktiv waren, wenn ein Balken in einem ganz bestimmten Winkel dargeboten wurde (Abb. 4.7); bei anderen Winkeln blieben sie stumm. Die zur Aktivierung erforderliche Orientierung der Lichtbalken wechselte von Zelle zu Zelle. Tiefer im Gehirn gelegene Zellen antworteten auf

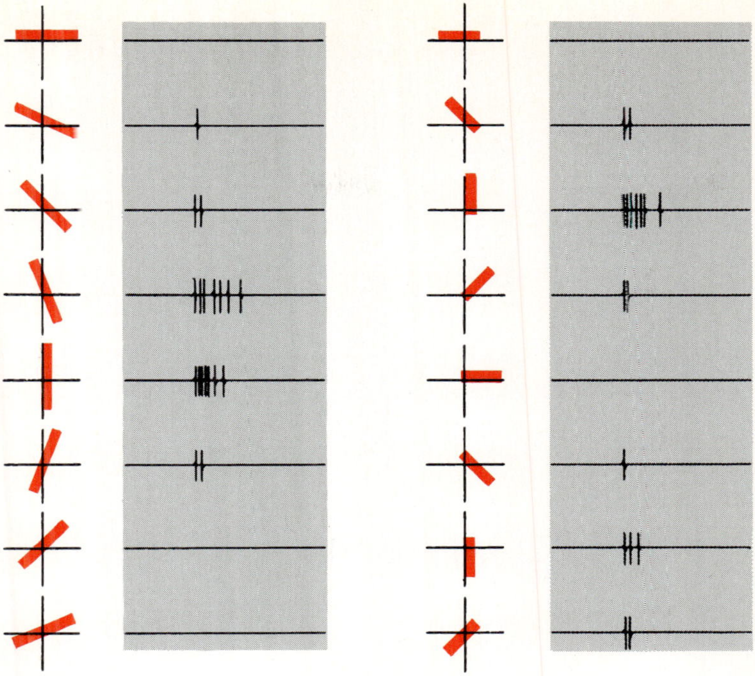

4.7 Hubels und Wiesels Ableitungen von einzelnen Zellen im visuellen Cortex (Area V1) der Katze. Ein schmaler Balken wurde der Katze in verschiedenen Orientierungen angeboten. Wie die abgeleiteten Spikes zeigen, «feuert» eine bestimmte Zelle im Gehirn nur bei einer bestimmten Orientierung heftig, weniger stark, wenn die Orientierung leicht geändert wird, und überhaupt nicht, wenn die Balkenstellung deutlich von der bevorzugten Orientierung abweicht.

allgemeinere Reizmerkmale, unabhängig davon, welcher Teil der Retina stimuliert wurde. Manche Zellen ließen sich nur durch Bewegung aktivieren, einige davon nur durch Bewegung in einer ganz bestimmten Richtung (Abb. 4.8). Diese Entdeckungen sind von größter Bedeutung, denn sie zeigen, dass im Gehirn Analysatoren tätig sind, die jeweils nur auf ganz bestimmte Objektmerkmale ansprechen. Wahrnehmungen werden aus Kombinationen dieser ausgewählten Merkmale aufgebaut.

Der primäre visuelle Cortex ist nicht nur in deutlich sichtbaren Schichten angeordnet, die parallel zur Oberfläche verlaufen, sondern auch in Funktionsblöcken, die senkrecht durch die Schichten verlaufen. Eine Elektrode, die im rechten Winkel zur Oberfläche durch diese

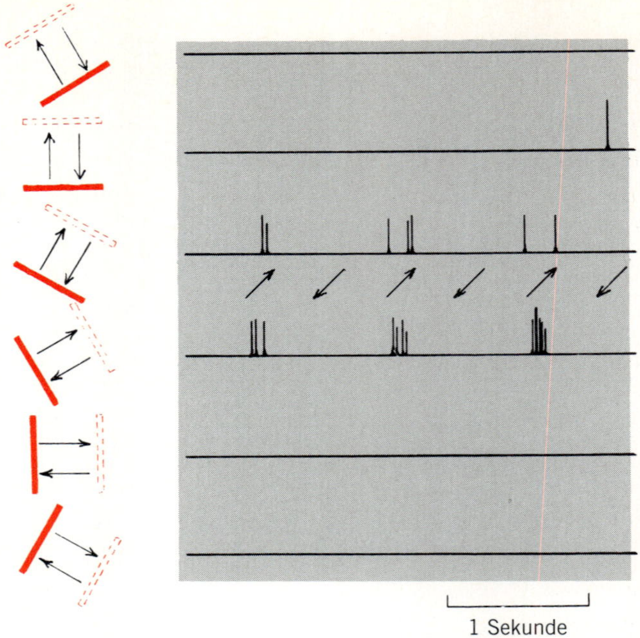

4.8 Reaktionen auf bewegte Objekte. Bestimmte Gehirnzellen «feuern», wenn eine Linie oder ein Balken über das rezeptive Feld der Retina bewegt wird. Wie die elektrischen Ableitungen zeigen, feuern diese Zellen nur bei einer bestimmten Bewegungsrichtung.

Schichten bewegt wird, trifft auf Zellen, die alle auf dieselbe Orientierung antworten. Wenn die Elektrode dann einen halben Millimeter weiter eingestochen wird, ist die kritische Orientierung eine andere. Jeder Block «gleich gestimmter» Orientierungsdetektoren (wie Colin Blakemore sie nennt) wird als Säule bezeichnet. Verschiedene Parameter retinaler Bildeigenschaften, Geschwindigkeiten und (bei Tieraffen und wahrscheinlich auch beim Menschen) Farben werden von Zellen mit gemeinsamer Orientierung innerhalb jeder funktionellen Säule repräsentiert. Die meisten dieser Zellen sind «binokular» – sie reagieren auf die Stimulation von korrespondierenden Punkten auf beiden Netzhäuten. Je tiefer die Zellen liegen, desto stärker nimmt ihre Abstraktionsfähigkeit zu, von «einfachen» über «komplexe» bis zu «hyperkomplexen» Zellen.

Kanäle für Form und Farbe

Es wird immer deutlicher, dass das Gehirn visuelle Merkmale in spezialisierten «Modulen» verarbeitet, wobei es unterschiedliche neuronale Kanäle für Form, Bewegung, Tiefenwahrnehmung, Farbe usw. gibt. Die Farbwahrnehmung trat erst spät in der Säugerevolution auf – vor der Stufe der Primaten existiert sie praktisch nicht –, und ihre Gehirnprozesse sind späte Beigaben und weitgehend von der Formwahrnehmung getrennt. Die wegen ihrer Form so genannten *Blobs* (nach dem englischen Wort für Tropfen) in der oberen Schicht von Area V1 weisen spezialisierte Zellen für Farbwahrnehmung auf, die kaum auf Form oder Bewegung reagieren. Die Zellen für Farbe und Form liegen in dünnen alternierenden Schichten. Wie David Hubel und Margaret Livingstone herausgefunden haben, gibt es in der Relaisstation zwischen den Augen und dem Cortex, dem seitlichen Kniehöcker, große (magno) und kleine (parvo) Zellen, die Form bzw. Farbe wahrnehmen. Das Magno-System ist farbenblind. Es signalisiert der Area V5 Form und Bewegung und arbeitet viel schneller als das farbtüchtige Parvo-System. Daher verstehen wir auch, warum ein Wechsel zwischen Farben gleicher Helligkeit nur bis zu einer Frequenz von ca. 12 Hertz wahrgenommen wird, während man Helligkeitswechsel bis zu einer Frequenz von 50 Hz und mehr erkennen kann. Derartige Fakten sind nicht nur für den Hirnforscher interessant, sondern auch für Film- und Fernsehtechnik von praktischer Bedeutung.

Allmählich kristallisiert sich die Organisation der Sehrinde heraus, wenn auch noch immer unklar ist, wie sie mit dem Sehen komplexer Objektformen verknüpft ist. Vielleicht werden wir das visuelle Gehirn erst dann vollständig verstehen, wenn es uns gelingt, eine Maschine zu entwerfen und zu konstruieren, die über ein komplexes Sehvermögen verfügt.

Objekterkennung durch Maschine und Gehirn

Es hat im Verlauf der letzten 30 Jahre zahlreiche Versuche gegeben, Computer so zu programmieren, dass sie auf einem Bildschirm Objekte erkennen können. Ursprünglich wurde, um das Problem zu vereinfachen, nur eine kleine Zahl einfacher Objekte eingesetzt, wie Würfel, Pyramiden und Zylinder. Die Pionierleistung von Terry Winograd bestand 1972 darin, eine derartige imaginäre Welt in einem Computer zu schaffen. Dieser konnte beschreiben, was er in sich selbst sah, und sogar neue Worte dafür erfinden.

Vielleicht enger an Augen und Gehirn angelehnt war David Marrs Vorschlag: Er postulierte eine Reihe von Verarbeitungsschritten von den Augen «nach oben», und zwar weitgehend bzw. ganz ohne Rückgriff auf Wissen, das «nach unten» weitergegeben wird. Marr zufolge beginnt die Verarbeitung mit Messungen der lokalen Helligkeit, die computertechnisch gesprochen zu einer «Primär- oder Urskizze» führen, aus der sich Marrs «2 $^1/_2$-D-Skizze» ergibt. Diese 2 $^1/_2$-D-Skizze stellt die vorläufige Organisation von zweidimensionalen Bildern in eine versuchsweise dreidimensionale Beschreibung von Objektanordnungen im Raum dar. Wie sich herausgestellt hat, sind Kanten sehr wichtig, aber es ist oft schwierig zu entscheiden, ob eine Kante zu einem Objekt gehört oder zu mehreren. Dieses Problem kann man dadurch handhaben, dass man Einschränkungen macht und von häufigen Objektformen ausgeht, um zu entscheiden, was wahrscheinlich ist. Außerdem nahm Marr an, dass man die meisten Objekte aus wenigen einfachen Formen, wie Zylindern, zusammensetzen kann; daher beschreibt sein System komplexe Objekte mit Hilfe einiger weniger Einheitsformen. Tatsächlich geht diese Idee auf expressionistische Künstler zurück: Der Maler Cézanne schrieb 1904 in einem Brief: «Man behandele die Natur mit Hilfe des Zylinders, der Kugel, des Kegels, alles in die richtige Perspektive gebracht.» Das ist ein nützlicher Rat für Kunststudenten; auch sie lernen, dreidimensionale Objekte, insbesondere die menschliche Form, in das zu zerlegen, was die KI-Forscher D. D. Hoffman und W. A. Richards als «konkave Diskontinuitäten» bezeichnen. Solche Verbindungen zwischen der Objekterkennung bei Maschinen auf der einen Seite und dem menschlichen Gesichtssinn und der Kunst auf der anderen Seite könnten höchst fruchtbar sein, wenn es darum geht, die Frage, wie wir sehen, mit der Frage zu verknüpfen, wie wir sehtüchtige Roboter bauen können. Ob aber Roboter jemals Kunstsinn entwickeln werden, steht noch in den Sternen!

David Marr wählte einfache Objektformen, die für die Computeranalyse geeignet waren. Sind diese aber auch grundlegend für das menschliche Sehen? In neuerer Zeit hat Irving Biederman Experimente entworfen, um nach fundamentalen Formen zu suchen, die beim menschlichen Sehen eingesetzt werden könnten und die er «Geons» (eine Abkürzung für *geometric icons*) nannte. Seine einfallsreichen psychologischen Experimente unterschieden zwischen der visuellen Verarbeitung und dem begrifflichen (konzeptuellen) Verständnis von Objekten: Biederman fragte sich beispielsweise, ob eine andere Ansicht derselben Pianos das Wiedererkennen aus einem anderen Blickwinkel ebenso gut oder besser «vorbereitet» (Priming: Aktivierungs- oder Vorwärmeffekt) als eine gleiche Ansicht einer anderen Art von Piano – von Klavier bis Flügel. Biederman fand Belege für Geons und für die Bedeutung von konzeptuellem Verständnis für das menschliche Sehen.

Marrs These, vertraute Objekte ließen sich als Konfigurationen einfacher Komponenten beschreiben, basiert auf einer speziellen Sichtweise. Biedermans Geons sind durch Eigenschaften definiert, die über ein breites Spektrum von Blickwinkeln im Wesentlichen dieselben bleiben (invariant sind). Daher kann für Biederman, aber nicht für Marr eine Objekterkennung direkt aus der zweidimensionalen Primärskizze erfolgen, ohne dass es notwendig wäre, eine interne dreidimensionale Form zu konstruieren, wenn dazu auch möglicherweise Erfahrung nötig ist. Abbildung 4.9 zeigt Alltagsobjekte, die aus Biedermans Geons zusammengesetzt sind.

Diese Projekte werden mit digitalen Computern ausgeführt, aber es ist keineswegs sicher, dass das Gehirn wie ein digitaler Computer arbeitet. Inzwischen erscheint es wahrscheinlicher, dass das Gehirn über viele Module mit selbstadaptierenden Netzen verfügt. In diesem Fall könnten die von Marr (und anderen) vorgeschlagenen Computeralgorithmen für das Sehen die von den Netzen durchgeführten Operationen beschreiben, statt dem, was tatsächlich im Gehirn geschieht. Diese Unterscheidung ist wichtig, wenn man die physiologische Aktivität mit den Sehvorgängen korrelieren will. Beschreibungen können leicht mit dem verwechselt werden, was (vielleicht) beschrieben wird.

Die realen physiologischen Vorgänge im Gehirn sind den vielen

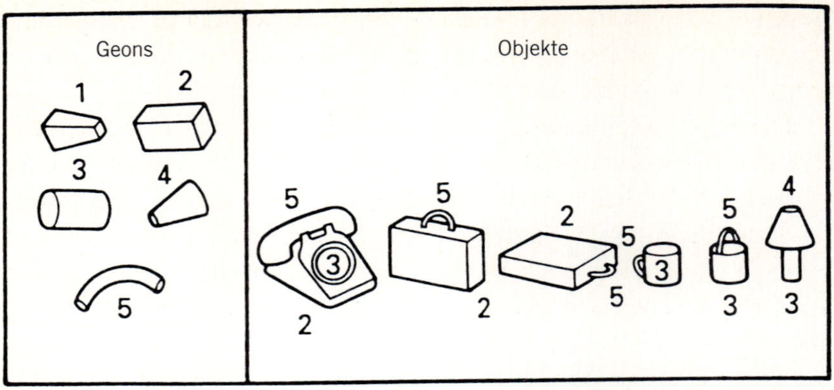

4.9 Biedermans Geons – grundlegende Objektformen – lassen sich zu vielen vertrauten Objekten zusammenfügen.

raschen Schaltprozessen in digitalen Computern recht unähnlich, und das Gehirn ist offenbar selbstadaptierend statt mit Computeralgorithmen programmiert. Aktuelle Arbeiten an künstlichen neuronalen Netzen (wenn sie auch bereits vor 40 Jahren begannen) sind viel versprechend; wir erhoffen uns von ihnen eine realistischere Darstellung der Funktionsweise des Gehirns.

Die bildliche Darstellung von Gehirnfunktionen

Erst seit kurzem ist es möglich festzustellen, welche Regionen des Gehirns bei Tieren und beim Menschen aktiv sind, ohne dabei Schaden oder starken Stress zu verursachen. PET- und NMR-Scans haben die Hirnforschung revolutioniert und sind darüber hinaus als Werkzeuge für die klinische Medizin von unschätzbarem Wert. Der Patient oder der Proband steckt seinen Kopf in ein Gerät, das wie ein großer Wäschetrockner aussieht (leider macht die Maschine auch ein solches Geräusch, weil sie in derselben Weise rotiert). Bei der Positronenemissionstomographie wird dem Probanden eine sehr schwach radioaktive Lösung injiziert, und der Scanner registriert die Alpha-Teilchen, die aus dem Blut emittiert werden, das das Gehirn versorgt. Bereits seit 100 Jahren war bekannt, dass die lokale Durchblutung mit erhöhter Aktivität steigt, und PET-Scans ermöglichen es nun, diese Durchblutungszunahme sichtbar zu machen. Die Daten werden in einen Computer eingegeben, der aus dünnen, dreidimensionalen Schnitten durch das Gehirn eine Karte der Gehirnaktivität aufbaut.

Bei einem kürzlich durchgeführten Experiment, in dem die Gehirnaktivität registriert wurde, sahen sich die Versuchspersonen eine Schwarz-Weiß-Zeichnung eines Elefanten an. Sie wurden aufgefordert, sich entweder das Verhalten oder die Farbe des Elefanten vorzustellen. Wenn sie sich die Farbe (Grau) vorstellten, wurden Regionen in der Nähe von Area V4 aktiviert, einer Region, von der bekannt ist, dass sie Farbe verarbeitet. Wenn sie sich das Verhalten des Elefanten vorstellten, wurden Regionen in der Nähe der bewegungsverarbeitenden Area V5 aktiviert (Tafel IV). Interessant ist, dass diese Veränderungen im Gehirn auftraten, ohne dass sich die visuellen Reize geändert hätten. Alles, was sich änderte, war das, was sich die Probanden vorstellten. Wie sich herausgestellt hat, sind beim Farbsehen, beim Bewegungssehen oder beim Formsehen im Wesentlichen dieselben Regionen aktiv wie bei der Vorstellung von Farbe, Bewegung oder Form. Beim Träumen sind dieselben Regionen aktiv, die auch beim Sehen, beim Hören oder bei der Gliedmaßenbewegung im Wachzustand aktiv sind. Dasselbe gilt für innere Stimmen und andere Halluzinationen, die bei Schizophrenie auftreten. Daher lassen sich kognitive Gehirnprozesse endlich mit Erfahrungen und Handlungen verknüpfen. Es gibt Grenzen für die erreichbare räumliche und zeitliche Auflösung, aber diese nicht-invasiven Untersuchungstechniken liefern neue Erkenntnisse und lassen für die nahe Zukunft auf ein wesentlich besseres Verständnis der Verbindung zwischen Kognition und Physiologie hoffen. Sie zeigen uns, wohin man schauen muss, wenn man wissen will, was abläuft. Wir wissen noch immer nicht genau, was im Gehirn passiert, wenn wir mit unseren realen Augen sehen oder uns etwas mit den Augen des Geistes, dem Bewusstsein, vorstellen.

Das Gehirn ist oft mit einem Computer verglichen worden – aber mit was für einer Art von Computer? Es gibt zwei Typen von Computern: analoge und digitale. Ein Graph ist analog; man kann an ihm beispielsweise die mittlere Größe von Kindern in Abhängigkeit vom Alter ablesen. Bei digitalen Rechenoperationen werden verschiedene rechnerische oder logische Schritte (Algorithmen) durchlaufen. Analoge Systeme vermeiden es, diese Schritte zu durchlaufen, daher sind sie keine echten Computer – sie vermeiden zu rechnen. Im Vergleich zu digitalen Computern sind sie schnell, aber etwas ungenau. Digitale Rechenoperationen erfordern viele Schalter, die schnell und sehr zuverlässig arbeiten müssen. So sieht das Gehirn nicht aus. Es gleicht eher einer Ansammlung von analogen *neuronalen Netzen*, ähnlich wie es der kanadische Psychologe Donald Hebb in seinem Buch *Organization of behaviour* (1949) beschrieben hat. Heute kehren die KI-Forscher zu Hebbs Sichtweise des Gehirns zurück. Die einflussreichste Darstellung des Sehens mittels digitaler Algorithmen, wobei das Gehirn als digitaler Computer angesehen wird, findet sich in David Marrs Buch *Vision* (1982), doch dieser Ansatz wird inzwischen in Frage gestellt.

Der entscheidende Punkt bei Netzen ist, dass die Zellen aktiver (oder leitfähiger) werden, wenn sie häufiger erregt werden. Bereits früh gab es Versuche, mit Hilfe künstlicher Netzwerke Maschinen zu konstruieren, die sehen können. Am berühmtesten war Frank Rosenblatts Perceptron. Mit erregenden und hemmenden Verbindungen (Synapsen) ausgestattet, konnte es damit beginnen, Muster zu verallgemeinern. Das Perceptron besaß zwei Schichten künstlicher Neuronen, wobei jeder Eingang (retinaler Rezeptor) statistisch zufällig mit jedem Ausgang verbunden war. Während sich die Zellen an die Häufigkeit der Benutzung anpassten, wurde dieses System allmählich strukturiert: Seine internen Muster repräsentierten externe Regeln seiner Welt. Es konnte einige Musterverallgemeinerungen durchführen. Im Jahre 1969 zeigten Marvin Minsky und Seymour Pappert jedoch, dass der Leistungsfähigkeit von Rosenblatts zweischichtigem Perceptron enge Grenzen gesetzt sein mussten. Weitgehend aufgrund ihrer Kritik wurde die Idee fallen gelassen. Auch wegen der bemerkenswerten Leistungsfähigkeit und Flexibilität der neuen digitalen Computer ging das Interesse zurück.

Wenn das Interesse am Perceptron nicht so rasch abgeflaut wäre, hätte man vielleicht schon viel früher erkannt, dass sich durch Einfügen einer Schicht «versteckter Einheiten» zwischen seinen Eingabe- und Ausgaberegionen (Input- und Outputregionen) ein grundlegender Unterschied bewirken lässt (Abb. 4.10). Diese versteckten Einheiten ermöglichen die Entwicklung von inneren Mustern, die nicht vom Input angetrieben werden oder eng mit dem Output verknüpft sind. Geschützt vor Input und Output, sind sie verborgen und geheim – genau so, wie unser Geist verborgen und geheim ist.

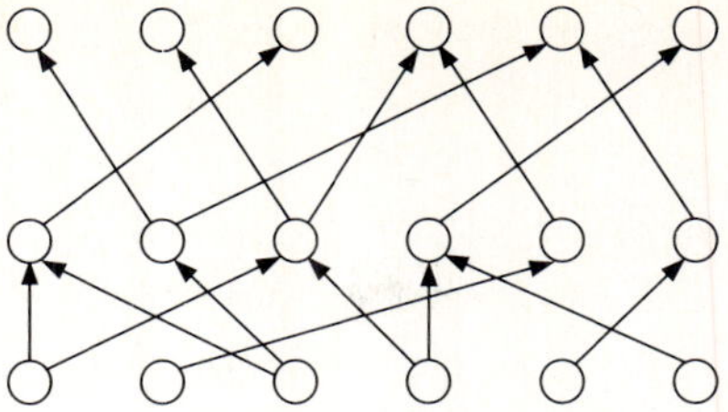

4.10 Ein dreischichtiges neuronales Netz. Die unteren Knoten stellen die Eingabeschicht (Input), die oberen die Ausgabeschicht (Output) dar. Die mittlere versteckte Schicht kann wie der menschliche Geist bestimmte kognitive Funktionen, beispielsweise Verallgemeinerungen, entwickeln.

Diese versteckten Einheiten können abstrahieren und lernen, entdecken und verallgemeinern. Sie können Muster selbst dann erkennen, wenn nur ein kleiner Teil sichtbar ist. Interessanterweise benötigen sie Ruheperioden, um sich neu zu ordnen – um zu träumen. Und wie das Gehirn, aber anders als digitale Computer, arbeiten sie selbst dann weiter, wenn ein großer Teil ihrer Komponenten zerstört ist.

Terence Sejnowski in Kalifornien hat ein Netz entworfen, das lernen kann, Englisch zu lesen, und zwar anfangs, ganz ähnlich wie Kinder, mit zufälligem Gebrabbel. Sein künstliches Netz lernt anhand von Beispielen, und zwar schneller als Babys; wir wissen allerdings noch nicht, wie komplex es werden kann. Das ist eine ganz allgemeine Frage bei neuronalen Netzen. Viele arbeiten gut, wenn es um überschaubare Probleme geht, versagen aber, wenn sie mit einer größeren Zahl von Alternativen fertig werden sollen. Eine noch ungelöste Frage ist, wie man ein künstliches Netzwerk am besten unterrichtet. Hier könnten sich einige wertvolle Hinweise und vielleicht wichtige Forschungsaufgaben ergeben, was die menschliche Erziehung angeht. Der entscheidende Punkt bei selbstadaptierenden Netzen ist, dass analoge interaktive Systeme aus aufeinander folgenden Präsentationen von Gesichtern, Buchstaben oder Sprachlauten im Eigenunterricht lernen können, neue Objekte derselben Klasse zu erkennen und neue Kategorien von Objekten oder Situationen aufzubauen. Liegt hier die Antwort auf die Frage, wie das Gehirn arbeitet?

5 Helligkeitssehen

Es soll einen Stamm von Viehzüchtern geben, der das Wort «grün» nicht kennt, dafür aber sechs Wörter für verschiedene Schattierungen von Rot benutzt. Auf allen Gebieten entwickeln Spezialisten besondere Bezeichnungen für ihren eigenen Bedarf. Bevor wir uns daher auf eine Diskussion über Helligkeit und Farbe einlassen, sollten wir zunächst diese Begriffe genauer definieren.

Mit *Lichtintensität* meinen wir das in die Augen fallende Licht, das die *Helligkeitsempfindung* verursacht. Intensität ist die physikalische Energie des Lichtes. Sie kann mit verschiedenen Arten von Fotometern einschließlich des vertrauten fotografischen Belichtungsmessers gemessen werden. Helligkeit ist eine subjektive Erfahrung. Aber wir glauben zu wissen, was ein anderer meint, wenn er sagt: «Was für ein heller Tag!» Er meint nicht nur, dass an diesem Tag zum Fotografieren ein wenig empfindlicher Film genügt, sondern auch, dass er eine ihn blendende Helligkeitswahrnehmung erlebt. Und diese Empfindung ist unter anderem von der Lichtintensität (oder «Leuchtdichte») abhängig, die in das Auge fällt.

Wenn wir über das Farbensehen sprechen, sprechen wir im Allgemeinen nicht von «Farben», sondern von «Farbtönen». Wir vermeiden so die Schwierigkeit, dass «Farben» gleichzeitig Empfindungen bedeuten, die wir mit einem spezifischen Namen wie «rot» oder «blau» bezeichnen können. Wir benutzen deshalb lieber den Begriff «Spektralfarben» anstelle von «Farben». Doch ist das nicht immer notwendig. Die Unterscheidung zwischen physikalischer Lichtintensität und Helligkeitsempfinden ist wichtiger.

Ein weiterer wichtiger Unterschied ist der zwischen *Farbe als Empfindung* und *Farbe als einer Wellenlänge* (oder einem Gemisch von Wellenlängen) des Lichts, das in das Auge fällt. Genauer gesagt: Das Licht selbst ist nicht gefärbt, es verursacht Helligkeits- und Farbempfindung nur in Verbindung mit einem geeigneten Auge und Nervensystem. Obwohl Sir Isaac Newton dies in seinem Werk *Optics* (1704) deutlich betont, drücken wir uns manchmal ziemlich ungenau aus und sprechen von «gefärbtem Licht», wie etwa «gelbem Licht». Es sollte richtiger heißen: ein Licht, das allgemein eine Empfindung hervorruft, die von den meisten Menschen als «gelb» beschrieben wird.

Ohne zu erklären zu versuchen, wie die physikalischen Lichtintensitäten und die Wellenlängen der Lichtstrahlung zu verschiedenen Empfindungen führen (das ist noch unbekannt), sollten wir uns klar machen, dass es ohne Leben weder Helligkeit noch Farbe gäbe.

Die einfachste Sehempfindung ist die der Helligkeit. Es ist dennoch unmöglich, sie zu beschreiben. Ein blinder Mensch kennt sie nicht, und doch besteht die Wirklichkeit für alle anderen aus Helligkeit und Farbe. Die entgegengesetzte Empfindung, die Schwärze, ist ebenso stark – wir sprechen von einer schwarzen Wand, die auf uns zukommt –, aber dem Blinden bedeutet auch dies nichts. Die Empfindung, die wir ohne Licht haben, ist die der Schwärze, doch für den Blinden ist sie nichts als Leere. Wir kommen der visuellen Welt der Blinden, die keine Helligkeit und Dunkelheit kennt, am nächsten, wenn wir sie mit dem Bereich vergleichen, der hinter unserem Rücken liegt. Von diesem Bereich der Umwelt haben wir kein Dunkelempfinden, sondern überhaupt keine Empfindung, und das ist etwas ganz anderes.

Die Helligkeit wird nicht nur durch die Lichtintensität bestimmt, die auf die Retina trifft, sondern sie ist bei gegebener Lichtintensität auch vom Adaptationszustand des Auges und von verschiedenen komplizierten Bedingungen abhängig, die den Kontrast von Gegenständen oder Lichtflecken bestimmen. Anders ausgedrückt ist die Helligkeitswahrnehmung nicht nur eine Funktion der Lichtintensität in einem gegebenen Retinabereich zu einer bestimmten Zeit. Sie ist außerdem von der Lichtintensität abhängig, die kurz zuvor bestand, sowie von der Lichtintensität in anderen Bereichen der Retina.

Die Hell-Dunkel-Adaptation

Sind die Augen längere Zeit einer niedrigen Lichtintensität ausgesetzt, so erhöht sich ihre Empfindlichkeit, und das nun wahrgenommene Licht erscheint heller. Diese so genannte Dunkeladaptation geht in den ersten Minuten der Dunkelheit vor sich. Die Stäbchen- und Zapfenzellen adaptieren mit verschiedenen Geschwindigkeiten: Die Zapfen-

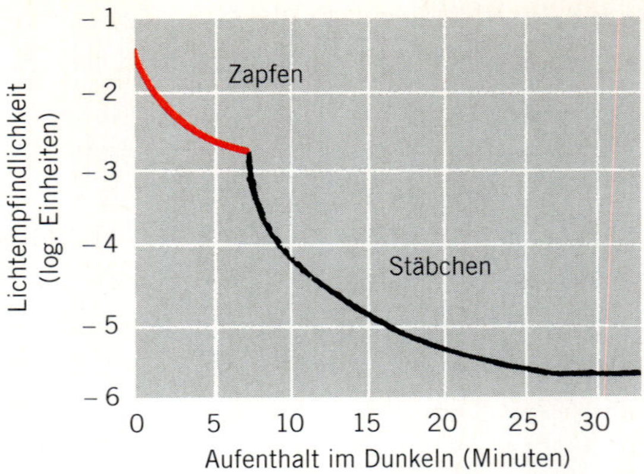

5.1 Empfindlichkeitszunahme des Auges im Dunkeln, die so genannte Dunkeladaptation. Die *rote* Kurve zeigt die Zapfenadaptation, die *schwarze* die Adaptation der Stäbchen, die mehr Zeit benötigt und die Empfindlichkeit des Auges beträchtlich erhöht. Im Dunkeln sind nur die Stäbchen aktiv, während sie bei hellerem Licht wahrscheinlich von den nun aktiven Zapfen gehemmt werden.

adaptation ist nach ungefähr sieben Minuten abgeschlossen, während die Stäbchenadaptation über eine Stunde und mehr benötigt (Abb. 5.1). In dieser Abbildung kann man die beiden Adaptationskurven sehen – eine für die Stäbchen und eine für die Zapfen. Es ist so, als ob wir zwei funktionell verschiedene Netzhäute im Auge besäßen.

Man beginnt heute, den Mechanismus der Dunkeladaptation in seinen Einzelheiten zu verstehen, und zwar weitgehend dank der einfallsreichen und technisch brillanten Untersuchungen des englischen Physiologen W. A. H. Rushton in Cambridge. Es wurde schon seit längerem vermutet, dass die Adaptation auf die Neubildung des durch Licht gebleichten Sehpigments im Auge zurückzuführen ist und die Bleichung selbst auf einem unbekannten Weg die Rezeptoren erregt, die daraufhin elektrische Signale zum Sehnerv schicken. Um dies zu überprüfen, wurde eine fotochemisch aktive Substanz, Rhodopsin, aus dem Froschauge extrahiert, ihre Lichtabsorption während der Bleichung und Neubildung gemessen und mit Dunkeladaptationskurven des menschlichen Auges verglichen. Die beiden Kurven sind in Tafel V dargestellt. Sie stimmen tatsächlich sehr gut überein und lassen auf eine enge Verbindung zwischen der Fotochemie des Rhodopsins und der Empfindlichkeitsänderung im Stäbchenauge schließen. Ebenso ist die Helligkeit offenbar von der Menge der lichtempfindlichen Substanzen abhängig, die für die Bleichung bereitstehen. Rushton hat die Dichte der lichtempfindlichen Substanzen im intakten, dunkeladaptierten Auge gemessen. Die Technik besteht im Wesentlichen darin, einen kurzen Lichtblitz in das Auge zu werfen und die Lichtmenge, die vom Augenhintergrund reflektiert wird, mit einer sehr empfindlichen Fotozelle zu messen. Zuerst erschien es unmöglich, dies beim menschlichen Auge durchzuführen, weil nur sehr wenig Licht nach der fast vollständigen Absorption durch die lichtempfindlichen Substanzen und das hinter den Rezeptoren liegende schwarze Pigment reflektiert wird. Deshalb wurde das Katzenauge benutzt. Die reflektierende Schicht am Augenhintergrund dieses Auges, das so genannte *Tapetum,* diente dabei als Spiegel, der das Licht in die Fotozelle reflektierte. Beim Katzenauge war diese Methode erfolgreich, und Rushton steigerte ihre Empfindlichkeit derart, dass es ihm schließlich gelang, auch das sehr schwache Licht, das vom menschlichen Auge reflektiert wird, zu messen. Er fand heraus, dass während der Adaptation eine Bleichung der lichtempfindlichen Substanz erfolgt, wenn auch weit geringer als erwartet. Auf diese Weise entdeckte er auch die drei farbempfindlichen Pigmente und erhielt Resultate, die weitgehend durch Messungen des Absorptionsspektrums einzelner Zapfen bestätigt wurden.

Kontrast

Ein anderer Faktor, der zur Helligkeitsempfindung beiträgt, ist die Beleuchtungsintensität der Umgebung. Ein bestimmtes Hellfeld erscheint heller, wenn sein Umfeld dunkel ist, und die gleiche Farbe wirkt stärker gesättigt, wenn ihre Umgebung komplementärfarben ist. Dies ist zweifellos durch die gegenseitigen Verbindungen der Rezeptoreinheiten bedingt. Die Kontrastverstärkung ist anscheinend mit der generellen Bedeutung von Grenzen bei der Wahrnehmung verknüpft. Offenbar werden dem Gehirn in erster Linie Strukturgrenzen signalisiert, während Gebiete mit gleicher Intensität nicht viel Information benötigen. Das Sehsystem extrapoliert zwischen den Grenzen, wodurch zweifellos eine Menge Informationsarbeit eingespart wird. Obgleich der Kontrast und die Verstärkung der Konturen ohne Frage vorwiegend durch retinale Mechanismen bedingt sind, die auf Querverbindungen zwischen den Zapfen zurückgehen und der Kontrastverstärkung (durch laterale Hemmung) dienen, scheinen auch zentralere Verarbeitungszentren daran beteiligt zu sein. Das macht Abbildung 5.2 deutlich. Der gleichmäßig graue Ring erscheint heller, wo er dem schwarzen Hintergrund benachbart ist, und nicht so hell, wo er an den weißen grenzt. Dieser Unterschied tritt verstärkt hervor, wenn ein feiner Faden quer über den Ring gelegt wird, der die Trennung des Hintergrundes betont. Der Kontrast ist demnach größer, wenn das Bild als aus zwei getrennten Hälften bestehend aufgefasst wird, als wenn es zusammenhängend erscheint. Das spricht dafür, dass zentrale Gehirnfaktoren eine Rolle spielen.

Etwas von der Subtilität des menschlichen Helligkeitssystems wird in Fechners Paradox deutlich: Richtet man die Augen auf eine kleine, genügend helle Lichtquelle, so erscheint diese in einer bestimmten Helligkeit, und die Pupille wird sich in einem bestimmten Grade verengen. Fügt man dann ein zweites, schwächeres Licht hinzu, das man so anordnet, dass ein anderes Netzhautareal belichtet wird, dann geschieht Folgendes: Obgleich die Gesamtintensität durch das Hinzufügen des zweiten Lichtes zugenommen hat, wird die Pupille nicht enger, wie man erwarten würde. Sie öffnet sich vielmehr und stellt sich auf eine Lichtintensität ein, die zwischen derjenigen der beiden Lichtquellen liegt. Die Pupillenweite richtet sich also offenbar nicht nach der *totalen*, sondern nach der *mittleren* Beleuchtung.

Versucht man durch das Schließen eines Auges einen Wechsel in der Helligkeitsstärke festzustellen, so zeigt sich praktisch kein Unterschied, ob nun ein oder zwei Augen Licht erhalten. Dies trifft jedoch nicht zu, wenn kleine schwache Lichter in dunkler Umgebung beobachtet werden. Diese erscheinen mit zwei Augen beträchtlich heller als mit einem. Auch dieses Phänomen ist bis jetzt noch nicht geklärt.

Helligkeit ist eine Funktion der Farbe. Lassen wir Licht verschiedener Farben, aber mit gleicher Intensität in die Augen fallen, so erscheinen die Farben in der Mitte des Spektrums heller als die am Ende. Dies ist in Tafel VI zu sehen, die dort abgebildete Kurve ist die «spektrale Empfindlichkeitskurve». Diese hat praktische Bedeutung, denn wenn ein Notsignal gut sichtbar sein soll, sollte es in einer Farbe sein, für die das Auge maximal empfindlich ist, d. h. aus der Mitte des Spektrums. Die Tatsache, dass die Empfindlichkeitskurven für Stäbchen und Zapfen etwas verschieden sind, kompliziert die Angelegenheit. Die Kur-

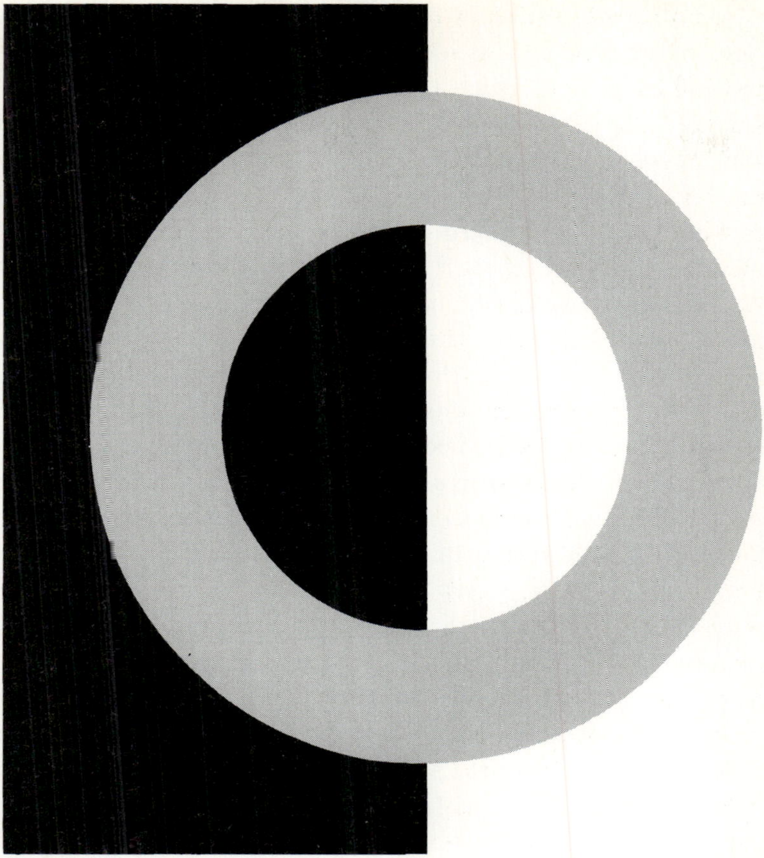

5.2 Simultankontrast. Der Teil des Rings, der gegen den schwarzen Hintergrund gesehen wird, erscheint etwas heller als der Teil vor dem weißen Hintergrund. Die Wirkung wird noch verstärkt, wenn ein dünner Faden entlang der Schwarz-Weiß-Grenze über den Ring gelegt wird.

ven ähneln sich im allgemeinen Verlauf, die Zapfen sind jedoch für Gelb, die Stäbchen für Grün am empfindlichsten. Die mit der Dunkeladaptation erfolgende Verschiebung der spektralen Empfindlichkeit zur langwelligeren Seite des Spektrums ist als *Purkinje-Phänomen* bekannt, benannt nach dem österreichischen Physiologen Johannes Evangelista Purkinje (1787–1869), der ein außerordentlich guter Beobachter von «entoptischen» (im Inneren des Auges entstandenen) Phänomenen war.

Die spektrale Empfindlichkeitskurve sagt nicht viel über das Farbensehen. In ihr wird lediglich die Empfindlichkeit für Licht mit der Wellenlänge in Beziehung gesetzt, ohne die Farben zu berücksichtigen, die bei verschiedenen Wellenlängen gesehen werden. Tiere ohne Farbsehvermögen zeigen eine ähnliche spektrale Empfindlichkeitskurve.

Obgleich die lichtempfindlichen Substanzen bei der Lichtadaptation verändert werden, scheinen dabei noch verschiedene zusätzliche, nicht fotochemische, sondern neuronale Mechanismen eine Rolle zu spielen. Insbesondere tauscht das Auge bei Dunkeladaptation sein Auflösungsvermögen für Raum und Zeit gegen eine Empfindlichkeitssteigerung ein. Durch die Dunkeladaptation geht die Fähigkeit, feine Einzelheiten zu erkennen, verloren. Das ist kein einfacher Vorgang und zum Teil dadurch bedingt, dass die Retina die Lichtenergie über ein größeres Gebiet und damit über eine größere Anzahl von Rezeptoren integriert. Auch die Zeitspanne, innerhalb deren die Lichtenergie integriert wird, nimmt während der Dunkeladaptation zu, ähnlich wie Fotografen länger belichten, um niedrige Lichtintensitäten zu kompensieren.

Der Tausch von zeitlicher Auflösung gegen Empfindlichkeit während der Dunkeladaptation lässt sich (wenn auch etwas indirekt) anhand eines eigenartigen Phänomens demonstrieren, das als der *Pulfrich'sche Pendeleffekt* bekannt ist (Abb. 5.3). Nicht weniger bemerkenswert als das Phänomen selbst war seine Entdeckung. Denn der Pulfrich-Effekt kann nur mit zwei sehtüchtigen Augen wahrgenommen werden, der Entdecker war aber auf einem Auge blind! Das Experiment dazu kann jeder leicht selbst durchführen. Man stelle dazu mittels einer Schnur und eines Gewichts ein etwa ein Meter langes Pendel her und lasse das Pendel senkrecht zur Sehachse schwingen. Dann betrachte man das schwingende Pendelgewicht mit beiden Augen, bedecke aber das eine mit einem dunklen durchsichtigen Glas (eine Sonnenbrille mit nur einem Glas oder ein Stück belichteter Film genügen).

Es zeigt sich dann, dass das Pendel nicht in einer Ebene senkrecht zur Sehachse zu schwingen, sondern eine Ellipse zu beschreiben scheint. Die Ellipse kann außerordentlich exzentrisch sein – und unter entsprechenden Bedingungen kann ihre längere Achse sogar in der Sehachse liegen, obgleich das Pendel in Wirklichkeit senkrecht zur Sehachse schwingt. Was verursacht diese seltsame Täuschung? Durch Verringerung des Lichtes wird das Auge hinter dem dunklen Glas dunkeladaptiert. Und diese Adaptation verzögert die Übertragung der

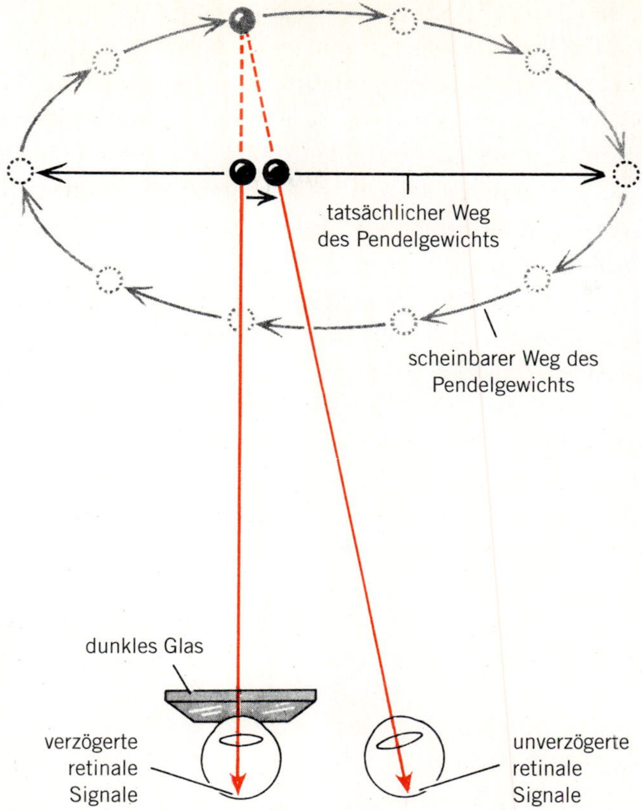

5.3 Das Pulfrich-Pendel (Aufsicht). Wenn ein Pendel, das senkrecht zur Sehrichtung schwingt, mit beiden Augen betrachtet wird, ein Auge aber mit einem dunklen Glas verdeckt, scheint es eine Ellipse zu beschreiben. Das rührt daher, dass die Signale von dem Auge, das durch das dunkle Glas dunkeladaptiert ist, verzögert werden. Die zunehmende Geschwindigkeit des Pendels zur Mitte seines Schwingungsbogens hin führt zu einer zunehmenden signalisierten Disparation, die vom Gehirn räumlich interpretiert wird, was mit einer elliptischen Bahn korrespondiert.

Signale von diesem Auge zum Gehirn im Vergleich zum anderen. Daher nimmt das abgedunkelte Auge die jeweilige Position des Pendels mit leichter Verzögerung wahr. Da das Pendel zur Mitte seines Schwingungsbogens hin schneller wird, wirkt sich diese Verzögerung stärker aus, und das Auge mit dem Filter sieht das Pendel immer weiter hinter der Position, die dem Gehirn von dem unbedeckten Auge signalisiert wird. Dies führt zu einer effektiven horizontalen Verschiebung des sich bewegenden Bildes und erzeugt räumliche Tiefe. Für das Gehirn entsteht der Eindruck, das Pendel beschreibe eine Ellipse. Es scheint, dass die zunehmende Verzögerung bei Dunkeladaptation mit einer Zunahme der zeitlichen Integrationszeit einhergeht – ganz so wie beim Fotografieren, wo man bei schwachem Licht länger belichten muss. Wir können dies auch direkter anhand der wachsenden Länge des «Kometenschweifs» bei einem Feuerwerk beobachten, weil die Dunkeladaptation die effektive Belichtungszeit des Auges erhöht, um seine Empfindlichkeit zu steigern.

Beides, die Zunahme der Verzögerung der Informationsübertragung von der Retina zum Gehirn und die Zunahme der Integrationszeit, die dadurch möglich wird, ist von praktischer Bedeutung. Die retinale Verzögerung verlängert die Reaktionszeit eines Fahrers bei Dämmerlicht, und die Zunahme der Integrationszeit macht die genaue Lokalisation bewegter Objekte schwieriger. Schnelle Spiele werden dadurch erschwert, und die Schiedsrichter beenden daher solche Spiele wegen schwieriger Sichtverhältnisse, lange bevor die Zuschauer dies für nötig halten.

Die Lichtempfindlichkeit des Auges

Bei Erhöhung der Lichtempfindlichkeit werden die lichtempfindlichen Rezeptoren stärker erregt, und ihre Feuerrate steigt. Diese Erregungszunahme wird dem Gehirn durch die erhöhte Frequenz der Aktionspotenziale in den Sehnervenfasern übermittelt. Eine Intensitätssteigerung wird also durch eine Frequenzerhöhung signalisiert. Leider ist es nicht möglich, die elektrische Aktivität in den Rezeptoren des Wirbeltierauges abzuleiten, weil die Netzhaut «mit der Innenseite nach außen» liegt und eine Elektrode nicht an die Rezeptoren gelangen kann, ohne großen Schaden anzurichten. Bis die Signale den Sehnerv erreichen, sind sie durch die Querverbindungen der Nervenzellenschichten in der Netzhaut schon erheblich komplexer geworden. Es gibt jedoch ein Auge, und zwar das Auge des Pfeilschwanzkrebses *Limulus* – eine Art lebendes Fossil, das an der Ostküste von Amerika lebt –, in dem Rezeptoreinheiten direkt mit einzelnen Nervenfasern verbunden sind. Abbildung 5.4 zeigt die elektrische Aktivität in einer Nervenfaser des *Limulus*-Auges: In den Rezeptoreinheiten ist die

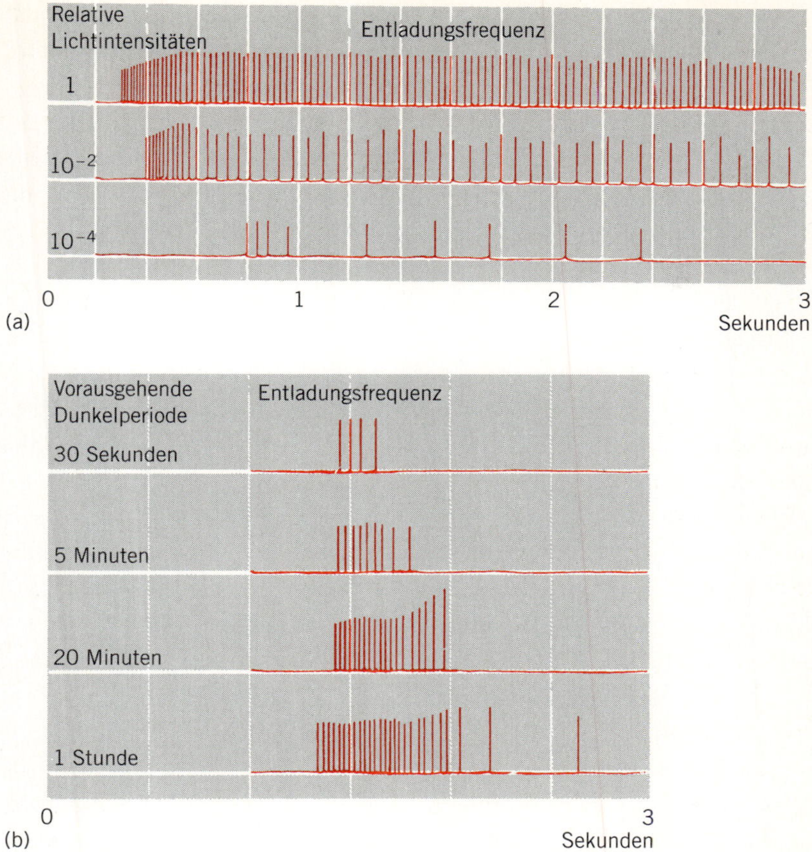

5.4 (a) Elektrische Aktivität einer einzelnen Sehnervenfaser von *Limulus* bei drei verschiedenen Lichtintensitäten, dargestellt auf einem Oszilloskop. Die Entladungsfrequenz nimmt etwa proportional zum Logarithmus der Intensität zu. (b) Die Entladungsfrequenz nach verschieden langen Dunkelperioden. Mit zunehmender Dunkeladaptation steigt die Entladungsfrequenz, was zu einer Zunahme der subjektiven Helligkeitswahrnehmung bei gleich bleibender tatsächlicher Lichtintensität führt.

Frequenz der Aktionspotenziale logarithmisch von der Lichtintensität abhängig.

Die erste Aufzeichnung (Abb. 5.4a) zeigt die niederfrequenten Aktionspotenziale nach einminütiger Dunkeladaptation. Die zweite (Abb. 5.4b) zeigt eine Zunahme der Aktivität nach längerer Dunkeladaptation. Dies entspricht unserer Erfahrung, dass es bei längerem Aufenthalt im Dunkeln heller wird.

Was geschieht, wenn wir ein sehr schwaches Licht in einem sonst völlig dunklen Raum betrachten? Man könnte annehmen, dass beim Fehlen von Licht keine neuronale Information das Gehirn erreicht und, wenn überhaupt etwas Licht da ist, die Netzhaut sein Vorhandensein meldet und wir es sehen. Aber so einfach ist es nicht. Auch in völliger Dunkelheit sind Netzhaut und Sehnerv nicht ohne jede Aktivität. Eine gewisse neuronale Spontanaktivität, die zum Gehirn fortgeleitet wird, ist stets vorhanden, auch wenn das Auge nicht durch Licht erregt wird. Dies ist durch direkte Ableitung der Sehnervenaktivität vom völlig dunkeladaptierten Katzenauge bekannt. Und wir können mit gutem Grund annehmen, dass dasselbe auch für das Menschenauge und alle anderen Augen zutrifft. Diese fortwährende unregelmäßige Hintergrundaktivität ist von großer Bedeutung; sie stellt das Gehirn fortwährend vor Probleme.

Wenn einige neuronale Impulse das Gehirn erreichen, stellt sich zugleich die Frage, ob sie durch Licht bedingt sind, das ins Auge fällt, oder ob sie lediglich Ausdruck des spontanen Störpegels des Systems sind. Das Gehirn muss also entscheiden, ob diese neuronale Aktivität durch äußere Einwirkung verursacht wird oder ob sie einfach als Rauschen aufzufassen und zu ignorieren ist. Für Nachrichtentechniker ist diese Situation sehr vertraut, denn bei allen empfindlichen Anzeigeinstrumenten werden die Signale durch zufällige überlagerte Störungen («Rauschen») verzerrt. Die Empfindlichkeit der Instrumente wird dadurch begrenzt. Es gibt Wege, den lästigen Rauscheffekt zu vermindern, die erfolgreich von Radioastronomen angewandt werden, denn Störungen überlagern Sender im Raum genauso, wie sie schwache Sehsignale überlagern und schwächen. Das Auge bedient sich einiger Methoden, um Rauscheffekte zu reduzieren, es erhöht z. B. die Dauer des Intervalls, über das Signale integriert werden können (was beim Pulfrich-Effekt deutlich wurde), oder es verlangt zur Bestätigung mehrere Signale von getrennten Rezeptoren, die so als eine Art unabhängiger Zeugen dienen.

Eines der ältesten Gesetze der experimentellen Psychologie ist das *Weber-Fechner-Gesetz* (Abb. 5.5). Es besagt, dass der kleinste noch feststellbare Intensitätsunterschied direkt proportional zur Hintergrundintensität ist. Zünden wir beispielsweise eine Kerze in einem hell erleuchteten Zimmer an, so ist ihre Wirkung kaum wahrnehmbar. Ist der Raum jedoch dunkel oder nur von wenigen anderen Kerzen

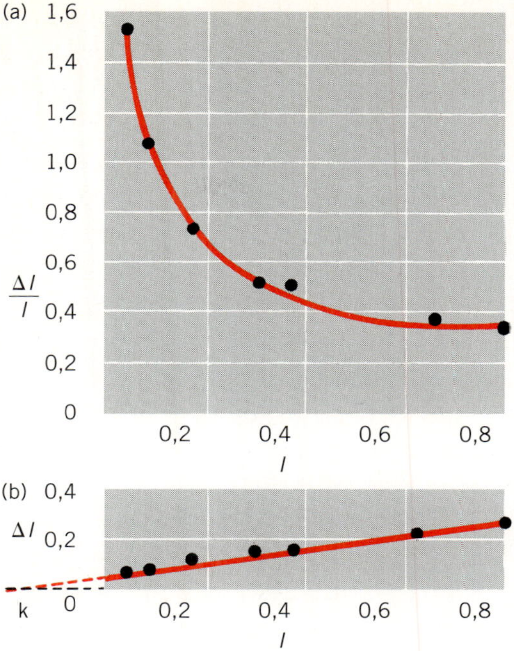

5.5 Das Weber-Fechner-Gesetz $\Delta I / I = K$. (a) Wird $\Delta I / I$ gegen I aufgetragen, so ergibt sich über einen weiten Bereich von I eine horizontale Gerade. Das Gesetz versagt aber bei niedrigen Intensitäten, wenn der Quotient $\Delta I / I$ wegen der neuronalen Spontanaktivität oder des «Rauschens», das bei allen Kommunikationskanälen auftritt, größer werden muss, um noch wahrgenommen zu werden. (b) ΔI gegen I aufgetragen ergibt annähernd eine Gerade, was eine kleine versteckte Konstante k im Nenner anzeigt. Man kann das Gesetz daher auch folgendermaßen schreiben: ($\frac{\Delta I}{I + k} = C$). Weitere Einzelheiten im Text.

erleuchtet, dann verursacht eine zusätzliche Kerze einen deutlichen Unterschied. Wir vermögen noch einen Intensitätswechsel von ungefähr 1 Prozent der Hintergrundbeleuchtung wahrzunehmen. Dies wird ausgedrückt als $\Delta I / I = K$ (wobei K eine Konstante ist und ΔI den kleinen zusätzlichen Intensitätszuwachs gegenüber der Hintergrundintensität I angibt). Das Gesetz ist für einen weiten Bereich der Hintergrundintensität relativ gültig, versagt aber bei geringen Intensitäten. Wenn das Weber-Fechner-Gesetz bis zur Intensität 0 gelten würde, müsste Abbildung 5.5a eine horizontale Gerade zeigen, die die Konstanz des Quotienten, d.h. des gerade noch zu differenzierenden Intensitätszuwachses bei allen Werten von I, anzeigt. Wir messen jedoch den dargestellten Kurvenverlauf, der ein auffallendes

Ansteigen von $\Delta I/I$ zeigt, wenn die Hintergrundintensität klein wird. Dieses Versagen des Weber-Fechner-Gesetzes wird verständlich, wenn man die Spontanaktivität der Retinazellen im Dunkeln berücksichtigt. Für das Gehirn entspricht diese Aktivität exakt einem mehr oder weniger konstanten schwachen Licht, das zur Hintergrundbeleuchtung addiert wird. Wir können seine Stärke abschätzen, wenn wir ΔI gegen I auftragen, den Kurvenverlauf bis zur Intensität 0 zurück extrapolieren und den Wert des Schnittpunktes auf der y-Achse ablesen (Abb. 5.5b), der einer äquivalenten Lichtintensität entspricht. Diese versteckte Konstante *(k)* geht auf die Spontanaktivität (oder das «Rauschen») der Retina zurück. Es gibt Hinweise dafür, dass dieses interne Rauschen des Sehsystems mit dem Alter zunimmt. Seine Zunahme ist zumindest teilweise für das allmähliche Nachlassen des Sehvermögens im Alter verantwortlich. Ein erhöhter neuronaler Rauschpegel könnte auch die motorische Kontrolle und das Gedächtnis beeinträchtigen.

Die Hypothese, dass das Unterscheidungsvermögen durch Rauschen im Nervensystem begrenzt wird, hat weitreichende Konsequenzen. Sie spricht dafür, dass die alte Vorstellung von einer *Schwellenintensität*, die jeder Reiz überschreiten muss, um einen Effekt auf das Nervensystem auszuüben, nicht zutrifft. Wir nehmen heute an, dass jeder Reiz eine Wirkung auf das Nervensystem hat. Er wird aber nur dann als Signal einer äußeren Einwirkung interpretiert, wenn es unwahrscheinlich ist, dass der Anstieg der neuronalen Aktivität durch zufällige Variationen des Störpegels bedingt ist, wie in Abbildung 5.6 zu sehen. Dort dient ein Lichtfeld als Hintergrund *(I)*, von dem ein zusätzlicher Lichtreiz (ΔI) unterschieden werden soll. Beide Lichtintensitäten verursachen statistisch verteilte neuronale Impulsfrequenzen. Das Problem für das Gehirn besteht darin, zu entscheiden, wann ein gegebener Frequenzanstieg zufällig ist und wann er von der verstärkten Intensität des Signals herrührt. Würde das Gehirn *jedes* Ansteigen der Durchschnittsaktivität als von außen bedingt interpretieren, dann sähen wir die Hälfte der Zeit Lichtblitze, die gar nicht existieren. Wir müssen daraus schließen, dass ein statistisch signifikanter Unterschied erforderlich ist, bevor neuronale Aktivitätsänderungen auf ein externes Signal zurückgeführt werden. Der kleinste sichtbare Unterschied (ΔI) wird also nicht nur durch die Empfindlichkeit der retinalen Rezeptoren bestimmt, sondern ebenso durch den Unterschied in den neuronalen Im-

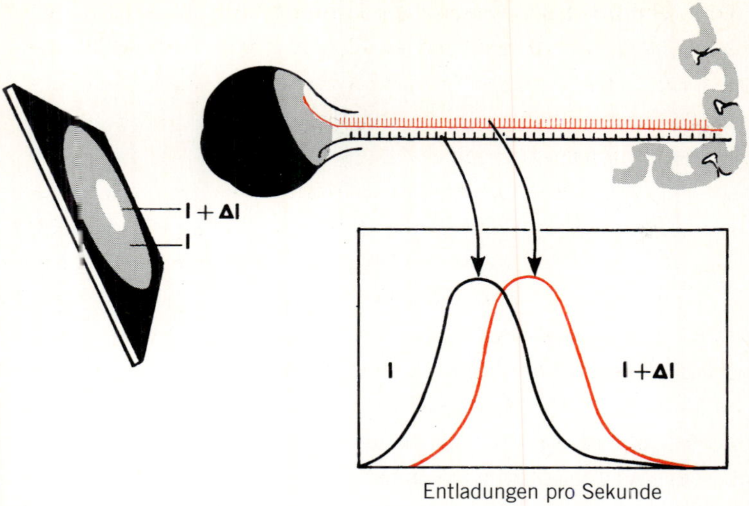

5.6 Die Abbildung soll das statistische Problem verdeutlichen, vor dem das Gehirn infolge der stets vorhandenen zufälligen Spontanaktivität der Neuronen steht. Wenn der Signalbereich (*I* + Δ*I*) von seinem dunkleren Hintergrund *(I)* unterschieden werden soll, sind die Entladungsfrequenzen nicht immer verschieden, vielmehr sind sie so verteilt, wie es die beiden Kurven zeigen. Wir sehen daher möglicherweise «Licht», das durch Rauschen bedingt ist, oder können echtes Licht nicht wahrnehmen, wenn die Entladungsfrequenz zufällig unter der mittleren Impulsrate des Rauschens liegt. Das Gehirn fordert einen signifikanten Unterschied, bevor es neuronale Aktivität als Signal akzeptiert.

pulsraten, der erforderlich ist, um als echtes Signal gewertet zu werden. Manchmal sehen wir Lichtblitze, die gar nicht vorhanden sind. Diese sind offenbar auf Störungen zurückzuführen, die die geforderte Signifikanzgrenze überschritten haben.

Wenn das Gehirn die Größe der Aktivitätsänderung wählt, die als externes Signal akzeptiert wird, geht Empfindlichkeit auf Kosten von Zuverlässigkeit. Einiges spricht dafür, dass diese Schwelle in gewissen Grenzen veränderlich ist und von unserer «Einstellung» abhängt, physiologische und psychologische Ressourcen in einer bestimmten Situation oder für eine bestimmte Aufgabe zu mobilisieren. Wenn wir besonders sorgfältig sind, ist mehr Information erforderlich, d.h., die Empfindlichkeit geht zurück.

Diese Art der Intensitätsunterscheidung trifft für das ganze Nervensystem zu. Es gilt nicht nur für die Unterschiede zwischen den Intensitäten, sondern auch für die absolute Schwellenwahrnehmung im

Dunkeln. Die absolute Schwelle wird nämlich durch das kleinste Signal bestimmt, das sich zuverlässig aus der zufälligen Hintergrundaktivität heraushebt, die auch bei völliger Dunkelheit im Gehirn vorhanden ist und die wir als neuronales Rauschen bezeichnen.

Das Zufallsprinzip und seine Folgen

Um das Nervensystem (oder vielmehr unsere Sicht davon) davor zu bewahren, eine Maschine ohne eigene Entschlusskraft oder freien Willen zu sein, hat man das Zufallsprinzip herangezogen – zufällig sind Ereignisse, die unvorhersehbar und ohne offensichtlichen Grund auftreten. Aber das führt uns zu Fragen, die einiges Kopfzerbrechen bereiten: Wie können wir für unsere Handlungen verantwortlich sein, gleichgültig, ob das Nervensystem nun völlig *determiniert* ist oder ob es teilweise *zufällig* agiert? Es ist manchmal argumentiert worden, dass diese Zufälligkeit einen freien Willen ermöglicht, aber wie können wir für Handlungen verantwortlich sein oder sie uns zugute halten, die durch Zufallsereignisse hervorgerufen werden? Hier treffen sich Neurologie, Philosophie und Ethik. Die Diskussion dauert an.

Was können sensorische Nerven signalisieren?

Der Begründer der modernen Physiologie, Johannes Müller (1801–58), formulierte 1826 ein fundamentales Gesetz der Sinnesphysiologie, das «Gesetz der spezifischen Sinnesenergien». Es besagt, dass jedes Sinnesorgan ausschließlich Empfindungen seiner eigenen Sinnesmodalität vermittelt. Dieses Gesetz ist der Schlüssel dafür, wie sensorische Systeme, zum Beispiel Augen und Ohren, durch natürliche Auslese so gestaltet wurden, dass sie auf komplexe Merkmale von Objekten, einschließlich Bewegung und Farbe, antworten können.

Alle sensorischen Nerven sind im Wesentlichen gleich und übermitteln ihre Botschaft mit Hilfe derselben Aktionspotenziale, aber sie können zu sehr unterschiedlichen Empfindungen führen – wir nehmen Helligkeit wahr, empfinden Schmerz, Schwere, Berührung, hören

Töne … und so weiter. Was wir erleben, hängt davon ab, mit welcher Gehirnregion ein sensorischer Nerv verbunden ist. Wenn die Sehnerven daher in den auditorischen Cortex (Hörrinde) projizieren würden, sähen wir Töne! Die Nerven, die Farbe signalisieren, sind identisch, wie können wir also verschiedene Farben wahrnehmen? Das funktioniert, weil lange, mittlere und kurze Wellenlängen des Lichts verschiedene Nerven im Gehirn stimulieren. Wie das im Einzelnen vor sich geht, ist in Kapitel 7 beschrieben (siehe dazu Tafel IX).

Um Bewegung zu sehen, gibt es Schaltkreise, die komplexe Bewegungen auf der Ebene der Augen in die üblichen einfachen elektrischen Impulse der Aktionspotenziale umwandeln, die – von den bewegungsempfindlichen Schaltkreisen kommend – Bewegungsrichtung und Geschwindigkeit von Objekten oder des Beobachters signalisieren können. Um Bewegungsabläufe sinnvoll zu deuten, bedarf es möglicherweise höherer und manchmal kognitiver (auf Erfahrung basierender) Gehirnprozesse, oder aber auch zusätzlicher sensorischer Signale. Das wollen wir uns einmal genauer anschauen: zuerst für die Bewegung, dann für die Farbe.

6 Bewegungssehen

Die Wahrnehmung von Bewegung ist für alle Organismen mit Ausnahme der einfachsten von großer Bedeutung. Bewegte Objekte bedeuten in der Regel entweder Gefahr, mögliche Nahrung oder einen Geschlechtspartner, und schnelles und situationsgerechtes Handeln ist erforderlich. Ruhende Objekte können dagegen meist gefahrlos ignoriert werden. Tatsächlich ist es offenbar so, dass nur die Augen höherer Tiere beim Fehlen von bewegten Objekten Signale produzieren.

Ein Teil der langen Entwicklungsgeschichte des Auges von der Bewegungs- zur Formwahrnehmung ist in der menschlichen Netzhaut erhalten geblieben.

Die Peripherie der Netzhaut spricht nur auf Bewegungen an. Das ist leicht nachzuweisen, wenn man jemanden einen Gegenstand im Bereich der Gesichtsfeldperipherie herumschwingen lässt, sodass nur die äußeren retinalen Bereiche stimuliert werden. Man sieht dann zwar, dass und in welcher Richtung sich etwas bewegt, kann aber den bewegten Gegenstand nicht identifizieren. Hört die Bewegung auf, wird der Gegenstand unsichtbar. Das ist die unmittelbarste Erfahrung von primitiven Wahrnehmungsmechanismen, die uns noch möglich ist. Der äußerste Rand der Netzhaut ist sogar noch primitiver. Seine Erregung durch bewegte Objekte wird nicht bemerkt, löst aber reflektorisch eine Blickbewegung aus, die den bewegten Gegenstand in den Bereich des zentralen Sehens rückt. Auf diese Weise wird das hoch entwickelte Foveagebiet ins Spiel gebracht, um das Objekt zu identifizieren.

Augen, die wie die unseren beweglich sind, können auf zweierlei Weise über Bewegungen informieren. Wenn das Auge stillsteht, wandert das Bild eines bewegten Gegenstandes über die Rezeptoren und ruft in der Netzhaut Bewegungssignale hervor. Folgen die Augen jedoch einem bewegten Gegenstand, so bleibt dessen Bild mehr oder weniger auf der gleichen Netzhautstelle stehen. Von der Netzhaut selbst kann also keine Bewegungsinformation ausgehen, und dennoch sieht man eine Bewegung des Objekts. Das gilt sogar dann, wenn es keinen strukturierten Hintergrund gibt, der über die Netzhäute wandern könnte, wenn sich die Augen bewegen. Dies lässt sich durch einen einfachen Versuch zeigen: Man bitte jemanden, eine kleine, schwach leuchtende Taschenlampe langsam in einem dunklen Raum hin- und herzubewegen, und folge dabei mit den Augen. Obgleich es kein Bild gibt, das sich auf den Netzhäuten bewegt, sieht man die Bewegung des Lichtpunkts. Offenbar ermöglicht die Bewegung der Augen im Kopf eine Bewegungswahrnehmung, obgleich keine Bewegungsinformation von den Netzhäuten kommt. Das funktioniert, weil dem Gehirn die Augenbewegung signalisiert wird – und zwar auf überraschende Weise, wie wir später noch sehen werden.

Es gibt also zwei grundsätzlich unterschiedliche visuelle Systeme zur Bewegungswahrnehmung: das *Bild-Netzhaut*-System und das *Auge-Kopf*-System (Abb. 6.1).

Das Bild-Netzhaut-Bewegungssystem

Aus Ableitungen der elektrischen Aktivität von den Augen wissen wir, dass es verschiedene Arten von Rezeptoren gibt, die fast alle ausschließlich auf Beleuchtungsänderungen reagieren; nur sehr wenige feuern bei gleich bleibender Belichtung. Einige Rezeptoren signalisieren, wenn ein Licht *an*geschaltet wird, andere, wenn es *aus*geschaltet wird, und wieder andere melden sowohl *An-* wie *Ab*schalten. Die verschiedenen Typen werden entsprechend als *on-*, *off-* und *on-off*-Rezeptoren bezeichnet. Offenbar sind diese Rezeptoren, die nur auf eine Änderung der Beleuchtung reagieren, für das Signalisieren von Bewegungen verantwortlich, und alle Augen sind in erster Linie Bewegungsdetektoren.

Mittels elektrischer Ableitung aus der Netzhaut von Froschaugen ließ sich zeigen, dass die Analyse der Rezeptoraktivität zur Übermittlung von Bewegungen in der Netzhaut stattfindet. Horace Barlow von der Universität Cambridge entdeckte in der Froschretina «Insektendetektoren», die ein reflexartiges Ausschleudern der Zunge zum Fliegenfangen auslösen, und zwar schneller als vom Gehirn verarbeitete Signale. Derartige Merkmalsdetektoren werden in einer Arbeit mit dem hübschen Titel *What the Frog's Eye tells the Frog's Brain* (Was das Froschauge dem Froschgehirn erzählt) (1959) von J. Y. Lettvin und Kollegen

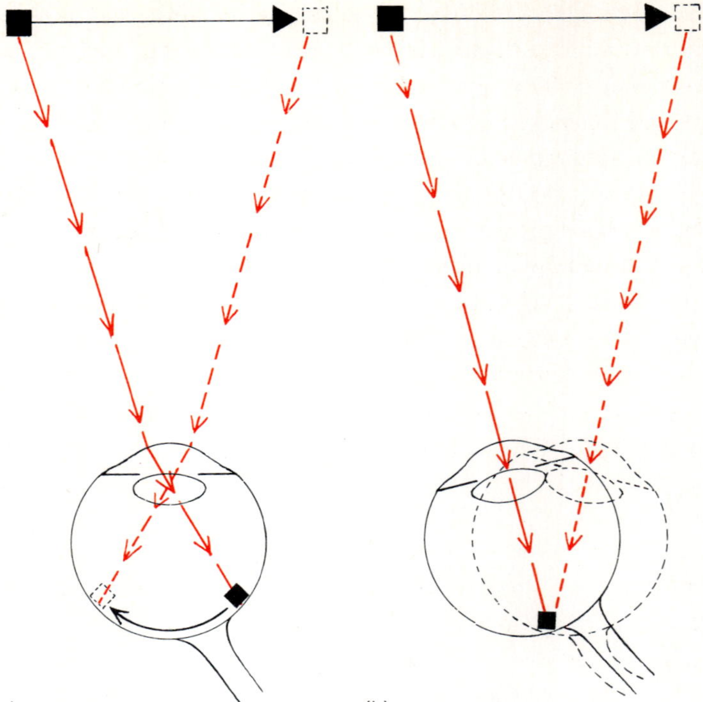

6.1 Zwei Bewegungssysteme. (a) Das Bild-Netzhaut-System: Das Bild eines bewegten Systems wandert über die Netzhaut, wenn die Augen stillgehalten werden. Es führt durch sukzessive Erregung der Rezeptoren auf seiner Bahn zur Bewegungsinformation. (b) Das Auge-Kopf-System: Wenn das Auge einem bewegten Objekt folgt, bleibt dessen Bild auf der Netzhaut stationär, dennoch sehen wir Bewegung. Diese Bewegung wird uns von den Kommandos zur Augenbewegung signalisiert. Die beiden Systeme stimmen manchmal nicht überein, was paradoxe Bewegungsillusionen hervorruft.

vom MIT (Massachusetts Institute of Technology) beschrieben. Sie fanden:

1. Fasern, die nur auf scharf definierte Objektgrenzen reagieren.

2. Fasern, die nur auf eine Veränderung der Lichtverteilung antworten.

3. Fasern, die nur auf eine allgemeine Verdunkelung der Beleuchtung reagieren, wie sie z. B. durch den Schatten eines Greifvogels verursacht werden kann.

Die Entdeckung, dass Bewegung schon in der Retina oder in den visuellen Projektionsgebieten des Gehirns als neuronale Aktivität codiert ist, ist in vieler Hinsicht wichtig. Insbesondere zeigt sie, dass Geschwindigkeit wahrgenommen werden kann, ohne dass eine innere Uhr oder eine Zeitschätzung erforderlich wäre. Es wird manchmal vermutet, dass das neuronale System, das der Wahrnehmung der Geschwindigkeit zugrunde liegt, zur Messung eine innere biologische Uhr zu Hilfe nehmen muss. Diese Annahme ergibt sich aus der Tatsache, dass Geschwindigkeit in der Physik als die Zeit definiert ist, die ein Gegenstand braucht, um eine gegebene Entfernung zurückzulegen ($v = s/t$). Der Tachometer des Autos ist jedoch nicht mit einer Uhr verbunden. Eine Uhr ist lediglich nötig, um ein solches Instrument zu eichen. Ist es einmal geeicht, so zeigt es Geschwindigkeit auch ohne Uhr an, und dasselbe gilt offenbar auch für das Auge. Das Bild, das sich über die Netzhaut bewegt, erregt nacheinander verschiedene Rezeptoren, und je schneller – bis zu einer bestimmten Grenze – die Bildbewegung erfolgt, desto größer ist die Geschwindigkeit, die sie signalisiert. Analogien mit anderen Geschwindigkeitsanzeigen (Geschwindigkeitsmesser usw.) zeigen also, dass Geschwindigkeit ohne Uhr wahrgenommen werden kann. Sie sagen uns aber nichts darüber, wie das neuronale System im Detail arbeitet. Für das Facettenauge von Fliegen wurde bereits ein detailliertes Modell vorgeschlagen. Es bildet die Grundlage für ein System in Flugzeugen, das die windbedingte Abdrift misst, durch die die Maschine vom Kurs abkommt. Dieser Bewegungsdetektor ist entwicklungsgeschichtlich einige 100 Millionen Jahre alt. Er wurde durch Übertragung elektronischer Modellvorstellungen auf die Biologie entdeckt und anschließend technisch realisiert. Das ist ein schönes Beispiel für eine Biotechnologie, die in beide Richtungen angewandt ist. Das menschliche Auge besitzt unterschiedliche Mechanismen zur Wahrnehmung von sehr langsamen und von schnellen Bewegungen sowie unterschiedliche Mechanismen zur Wahrnehmung von Musterbewegungen im Nah- und im Fernbereich oder von zufällig verteilten Punkten. Das ist technisch sinnvoll.

Es ist ein seltsamer Gedanke, dass wir technische Geräte konstruieren; die grundlegende Frage ist, ob sich dieser Konstruktionsgedanke bis auf Gehirn und Geist erstreckt. Der Oxforder Philosoph Gilbert Ryle sprach vom «Geist in der Maschine». Sollten wir diesen Spruch umdrehen – und nach der Maschine im Geist fragen?

Das Auge-Kopf-Bewegungssystem

Das neuronale System, das die Bewegungswahrnehmung beim Verschieben der Bilder über die Netzhäute vermittelt, muss sich deutlich von dem System unterscheiden, das Bewegung signalisiert, wenn die Augen bewegt werden. Auf irgendeine Weise wird die Tatsache, dass die Augen bewegt worden sind, zum Gehirn gemeldet und dazu verwandt, die Bewegung von Gegenständen in der Umwelt anzuzeigen. Das zeigt der Versuch mit der Taschenlampe, den wir oben beschrieben haben, denn in dieser Situation kommt es zu keiner Bildverschiebung über die Retina, und dennoch wird Bewegung wahrgenommen (Abb. 6.1b).

Die nahe liegendste Möglichkeit wäre eine Rückkoppelung von den Augenmuskeln, deren Dehnung Signale zum Gehirn auslösen könnte, die die Augenfolgebewegung und damit auch die Objektbewegung anzeigen. So würde ein Ingenieur vorgehen, doch ist es auch die Lösung der Natur? Wir finden die Antwort, wenn wir einer anderen Frage nachgehen, die auf den ersten Blick nichts damit zu tun hat.

Umgebungsstabilität trotz Augenbewegung

Die Netzhautbilder wandern über die Rezeptoren, wann immer wir unsere Augen bewegen, und dennoch nehmen wir keine Bewegung wahr: Gewöhnlich dreht sich die Welt nicht um uns, wenn wir unsere Augen bewegen. Genau das ist aber der Fall, wenn eine Film- oder Videokamera herumgeschwenkt wird.

Wir haben gesehen, dass Bewegung durch zwei neuronale Systeme signalisiert wird, durch das Bild-Netzhaut- und das Auge-Kopf-System. Und es scheint, dass die beiden Systeme während der normalen Augenbewegungen miteinander verrechnet werden und sich gegenseitig kompensieren, um die Umwelt optisch zu stabilisieren. Die Vorstellung einer Signalkompensation zum Zweck der Bildstabilisierung wurde von dem Physiologen Sir Charles Sherrington (1857–1952), der Pionierarbeit bei der Untersuchung spinaler Reflexe leistete, und von Helmholtz (Abb. 6.2) diskutiert. Sie vertraten sehr verschiedene An-

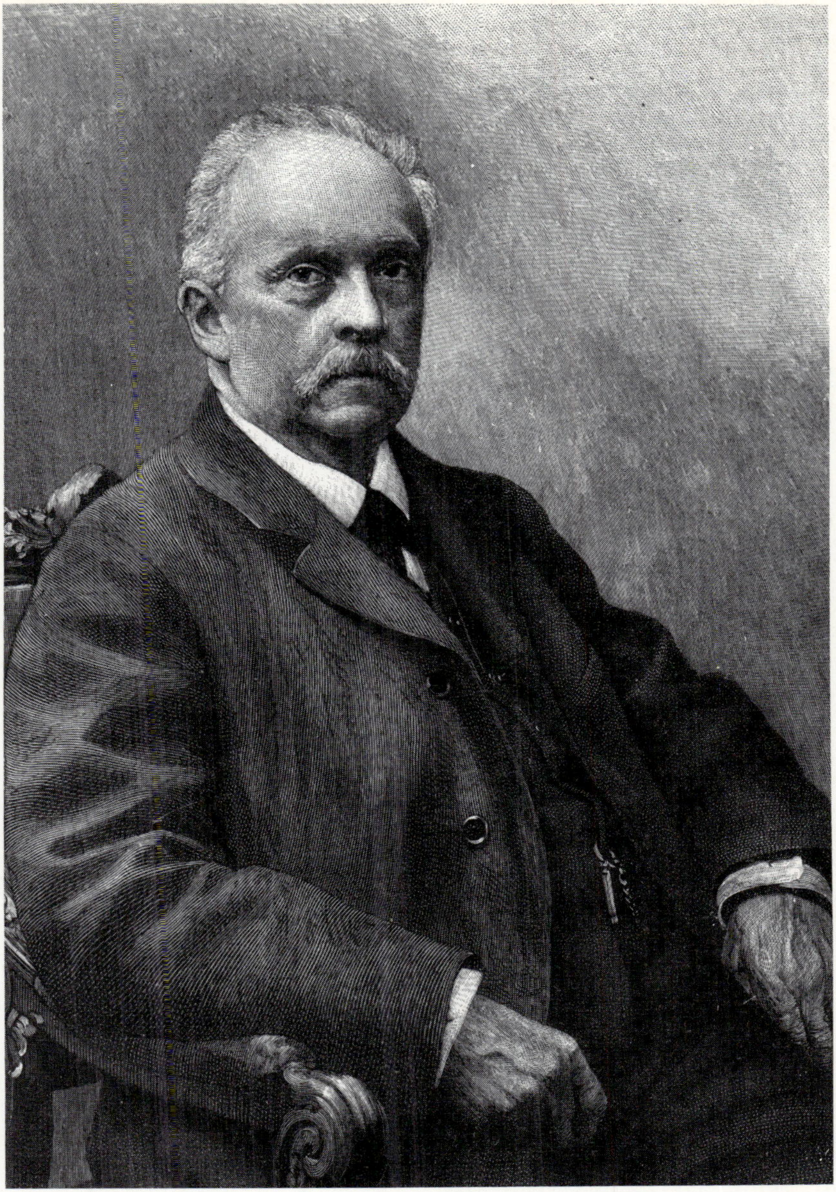

6.2 Hermann von Helmholtz (1821–94). Der Physiologe, Physiker, Psychologe und Philosoph hat Überragendes bei der experimentellen Erforschung des Sehens geleistet. Seine *Physiologische Optik* ist auch heute noch ein Standardwerk auf diesem Gebiet.

sichten über den Mechanismus, der dabei im Spiel ist, und stritten besonders darüber, wie das Auge-Kopf-System seine Bewegungsinformation übermittelt. Sherringtons Theorie ist als *Afferenztheorie*, die von Helmholtz als *Efferenztheorie* (Abb. 6.3) bekannt. Sherrington stellte sich vor, dass bei Augenbewegungen von den Augenmuskeln ausgesandte Signale per Rückkopplung (Feedback) zum Gehirn zurückgemeldet werden, um Bewegungsmeldungen von der Retina zu kompensieren und damit aufzuheben. Aber die neuronalen Signale von den Augenmuskeln würden länger zum optischen Integrationszentrum benötigen als Signale von den Netzhäuten; daher sollte man erwarten, dass nach jeder Augenbewegung eine unangenehme Umgebungsverschiebung auftritt, bevor die afferenten Signale das Gehirn erreichen und die retinalen Bewegungsmeldungen annullieren.

Helmholtz war ganz anderer Auffassung. Er nahm an, dass die retinalen Bewegungsmeldungen nicht durch afferente Signale von den bewegten Muskeln aufgehoben würden, sondern durch efferente Signale von Gehirnzentren, die die Augenbewegungen veranlassen.

Diese Streitfrage lässt sich durch ein einfaches Experiment entscheiden, das der Leser selbst ausprobieren kann. Man braucht nur ein Auge mit einem Finger leicht zu verschieben, während man das andere Auge mit der freien Hand bedeckt, dann sieht man, wie sich die optische Umgebung bei dieser passiven Augenbewegung in entgegengesetzter Richtung bewegt. Offensichtlich werden *passive* Augenbewegungen im Gegensatz zu den normalen *willkürlichen* Augenbewegungen nicht stabilisiert. Die Verschiebung der Umwelt *gegen* die Richtung der passiven Augenbewegungen beweist, dass das Bild-Netzhaut-System noch arbeitet, während das Auge-Kopf-System ausgeschaltet ist. Warum sollte das Auge-Kopf-System nur bei willkürlichen und nicht bei passiven Augenbewegungen funktionieren? Sherrington nahm an, dass die Augenmuskeln Signale von ihren Dehnungsrezeptoren nutzen. Es war bekannt, dass Dehnungsrezeptoren, die so genannten Muskelspindeln, Feedbacksignale von der Extremitätenmuskulatur zum Rückenmark senden. Doch obwohl die sechs Augenmuskeln über Dehnungsrezeptoren verfügen, arbeitet das Auge-Kopf-System nicht auf diese Weise. Wie bereits erwähnt, würden die Dehnungsrezeptoren ihre Signale zu spät übermitteln, um die Bild-Netzhaut-Signale ohne eine übelkeitserregende Verzögerung zu kompensieren, und sie sind zudem nicht genau genug.

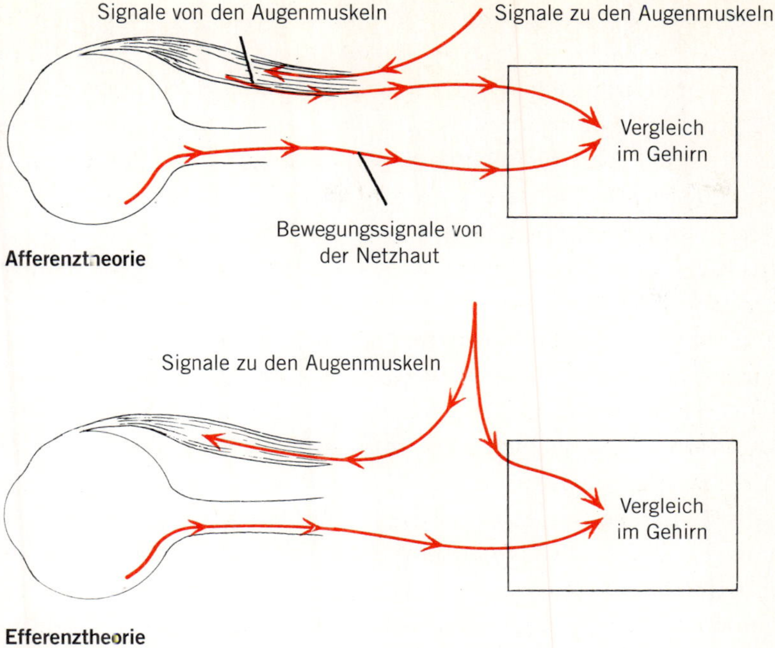

6.3 Warum bleibt die Umgebung stabil, wenn wir unsere Augen bewegen? Nach der *Afferenztheorie* werden Bewegungssignale von der Netzhaut (Bild-Netzhaut-System) durch afferente Signale von den Dehnungsrezeptoren der Augenmuskeln kompensiert und dadurch aufgehoben. Der *Efferenztheorie* zufolge werden die Bewegungssignale von der Netzhaut durch die efferenten Steuersignale zu den Augenmuskeln (Auge-Kopf-System) über eine interne Kontrollschleife aufgehoben. Die experimentellen Befunde sprechen für die Efferenztheorie.

Man kann auch alle Bewegungsmeldungen von der Netzhaut ausschalten und feststellen, was dann bei passiven oder aktiven Augenbewegungen passiert. Am einfachsten gelingt dies mittels eines Nachbildes, wie es nach kurzem Fixieren eines hellen Lichtes (oder eines Fotoblitzes) auftritt. Dieses Nachbild ist wie eine Fotografie, die auf der Netzhaut klebt, und bewegt sich exakt mit dem Auge, sodass es zu keiner Bildverschiebung und damit zu keiner Bewegungsinformation von der Netzhaut kommt. Wenn man das Nachbild (um jeglichen Hintergrund auszuschließen) im Dunkeln beobachtet, wird man feststellen, dass es stationär bleibt, wenn man die Augen durch leichten Fingerdruck passiv bewegt. Dies ist ein starkes Argument gegen die Afferenztheorie, denn obwohl von den Dehnungsrezeptoren

Signale übermittelt werden, rufen sie kein Bewegungsempfinden hervor.

Bewegt man dagegen das Auge willkürlich, so zeigt sich, dass sich auch das Nachbild mitbewegt. Wohin das Auge auch gerichtet wird, das Nachbild folgt. Helmholtz erklärte dies durch die Annahme, dass hierfür nicht die Aktivität der Augenmuskeln, sondern die *Kommandosignale* zu den Augenmuskeln verantwortlich sind. Das spricht dafür, dass die Kommandosignale zu den Augenmuskeln von einer internen Schleife registriert werden (Abb. 6.3), um die Bild-Retina-Signale aufzuheben. Fehlen diese (wie beim Nachbild im Dunkeln), dann bewegt sich die Umgebung mit den Augen, weil die Kommandoimpulse zu den Augenmuskeln von der Netzhautafferenz nicht kompensiert werden. Passive Augenbewegungen führen nicht zur Bewegung des Nachbildes, da hier keines der beiden Systeme Bewegung signalisiert.

Bei Patienten mit Augenmuskel- oder Augenmuskelnervenschädigungen bewegt sich die Umgebung, wenn sie versuchen, ihre Augen zu bewegen, und zwar in der Richtung, in der sich die Augen bewegen sollten. Das gleiche Phänomen tritt auf, wenn die Muskelfunktion durch Curare, ein südamerikanisches Pfeilgift, blockiert wird. Der österreichische Wissenschaftler Ernst Mach (1838–1916) fixierte seine Augen mit Fensterkitt, sodass sie sich nicht bewegen konnten, und machte die gleiche Feststellung. (Vor einer Nachahmung dieses Experiments wird gewarnt!)

Das Auge-Kopf-System wird also nicht über die tatsächliche Augenbewegung, sondern durch die zentralen Bewegungskommandos gesteuert. Daher arbeitet es auch, wenn die Augen dem Befehl nicht gehorchen. Es ist überraschend, dass efferente Signale zu einer Bewegungswahrnehmung führen können. Üblicherweise nehmen wir an, dass die Bewegungswahrnehmung stets von den Augen ausgeht und nicht von einem Ort tief im Gehirn, der die Augenbewegungen kontrolliert.

Da es in den Augenmuskeln Dehnungsrezeptoren gibt, stellt sich die Frage, weshalb ein derart ungewöhnliches System entwickelt wurde. Vermutlich wäre aber ein simples Afferenz- oder Rückkoppelungssystem zu träge, denn bis ein zurückgekoppeltes Signal zum Gehirn gelangt, um das retinale Bewegungssignal aufzuheben, wäre es bereits zu spät. Da die Signale von der Retina weiterwandern müssen, um das visuelle Projektionsgebiet im Gehirn zu erreichen, könnte das

Kommandosignal zu früh in der Verrechnungszentrale eintreffen. Offenbar wird es verzögert, um es der unvermeidlichen kleinen retinalen Verzögerung (oder retinalen Latenzzeit) anzupassen, sodass es nicht vor dem Bewegungssignal von der Retina eintrifft. Dies können wir sehen, wenn wir die Bewegung des Nachbildes bei willkürlichen Augenbewegungen sorgfältig beobachten. Immer wenn das Auge bewegt wird, braucht das Nachbild einige Zeit, um der Bewegung zu folgen. Kann man sich ein besseres System vorstellen?

Das wandernde Licht

Der Leser hat vielleicht Lust, folgendes Experiment zu versuchen. Der apparative Aufwand beschränkt sich auf eine kleine schwache Lichtquelle (wie eine Leuchtdiode), die am anderen Ende eines völlig dunklen Raumes platziert wird. Beobachtet man den Lichtpunkt länger als einige Sekunden, dann zeigt sich, dass er in einer seltsamen, regellosen Art herumwandert, manchmal schnell in eine Richtung springt, manchmal ruhig hin- und herschwingt. Seine Bewegungen können paradox sein; es kann so aussehen, als bewege er sich, ohne seine Lage zu verändern.

Dieser Effekt ist als *autokinetisches Phänomen* bekannt. Es ist viel über ihn diskutiert und mit ihm experimentiert worden, und ein gutes Dutzend Theorien zu seiner Erklärung sind postuliert worden. Er wurde von Sozialpsychologen sogar als ein Indiz für Suggestibilität und Gruppenwirkung gebraucht. Die Erklärungen sind sehr verschieden.

Beispielsweise wurde vermutet, dass kleine Teilchen, die im Kammerwasser umherschwimmen, unter diesen besonderen Bedingungen schemenhaft gesehen werden können. Der Lichtfleck und nicht die Teilchen sollten dann bewegt erscheinen, ähnlich wie der Mond in Nächten über den Himmel zu jagen scheint, in denen sich die Wolken bei starkem Wind rasch bewegen. Diese so genannte induzierte Bewegung wird später diskutiert, denn vieles spricht dafür, dass sie nicht für den autokinetischen Effekt verantwortlich ist. Die Bewegungen treten in Richtungen auf, die in keinem Zusammenhang mit der Drift der Partikel im Auge stehen (wenn diese durch ein schräg einfallendes Licht deutlich sichtbar gemacht werden), und überdies sind sie im Allgemeinen nicht sichtbar.

Nach einer ganz anderen Theorie, die von einigen Ophthalmologen vertreten wird, kann man im Dunkeln nicht exakt fixieren, und das Abdriften der Augen verschiebt den Lichtfleck über die Netzhaut, was die scheinbaren Lichtbewegungen verursachen soll. Diese Theorie wurde jedoch im Jahre 1928 von Guilford und Dallenbach widerlegt. Sie fotografierten die Augen von Versuchspersonen, die einen Lichtfleck beobachteten und über die dabei auftretenden Bewegungswahrnehmungen berichteten. Anschließend wurden die Bewegungswahrnehmungen mit den fotografischen Aufzeichnungen der Augenbewegungen verglichen. Dabei ließ sich keinerlei Beziehung feststellen. Außerdem waren die Augenbewegungen unter diesen Bedingungen äußerst gering, während der autokinetische Effekt sehr stark sein kann. Diese Experimente sind offenbar lange Zeit ziemlich unbeachtet geblieben.

Bei Versuchen, die Bewegung des Lichtes im Dunkeln zu erklären, wird im Allgemeinen davon ausgegangen, dass sich etwas bewegt – entweder Bestandteile des Kammerwassers, die Augen selbst oder auch eine Art inneres Bezugssystem. Diese letzte Annahme bildet einen wichtigen Teil der Wahrnehmungstheorie der Gestaltpsychologen, die großen Wert auf diese Bewegungstäuschung legten. Kurt Koffka schrieb 1935 in seinem berühmten Buch *Gestaltpsychologie*:

> Die autokinetischen Bewegungen sind die eindrucksvolle Demonstration der Existenz und funktionellen Wirksamkeit eines allgemeinen räumlichen Bezugsystems, aber die Wirkungsweise dieses Systems betrifft unsere gesamte Erfahrungswelt.

Ist die Argumentation zwingend? Ich glaube, sie enthält einen wichtigen Trugschluss. Was für die Umgebung und ihre Beobachtung zutrifft, gilt nicht notwendigerweise für Beobachtungsfehler oder Täuschungen. Es ist wichtig, diesen Unterschied zu beachten. Jedes Sinnesorgan kann falsche Informationen geben: Druck auf das Auge lässt uns im Dunkeln Lichterscheinungen wahrnehmen; elektrische Reizung irgendeiner sensorischen Nervenendung ruft die Empfindung hervor, für die das entsprechende Sinnessystem normalerweise zuständig ist.

Wenn aufgrund irgendeiner neuronalen Störung fälschlicherweise Bewegung signalisiert wird, ist zu erwarten, dass wir Bewegungen sehen, obwohl sich tatsächlich nichts bewegt. So etwas kennen wir von technischen Bewegungsmessgeräten: Der Tachometer im Auto kann beispielsweise bei 50 km / h klemmen und zeigt diese Geschwindigkeit in diesen Fall auch dann an, wenn das Auto in der Garage steht. Genauso sehen wir bei Druck auf die Augen Licht, wenn gar kein Licht da ist.

Es trifft zu, dass jede Objektbewegung in der Welt relativ ist. Wir können nur von der Bewegung eines Gegenstandes im Hinblick auf einen anderen sprechen oder sie in Bezug auf andere messen. Darauf basiert Einsteins spezielle Relativitätstheorie. Diesen Punkt griff Bischof George Berkeley bereits mehr als 200 Jahre früher auf, als er eine Behauptung in Newtons *Principia* (1687) angriff:

> Wenn jeder Ort relativ ist, dann ist jede Bewegung relativ ..., da Bewegung nicht ohne Bestimmung ihrer Richtung verstanden werden kann und diese wiederum nur in Beziehung zu unserem oder einem anderen Körper verständlich ist. Oben, unten, rechts und links, alle Richtungen und alle Orte werden durch Lagebeziehungen bestimmt, und man benötigt dazu einen Körper, der sich vom bewegten Körper unterscheidet ... Bewegung ist daher ihrer Natur nach relativ.
>
> Deshalb könnten wir uns, wenn wir annehmen, dass nichts als eine einzige Kugel existierte, keine Bewegung dieser Kugel vorstellen.

Von den Wahrnehmungsforschern wurde angenommen, dass, sofern sich nichts bewegt – weder die Augen, Teilchen in den Augen, noch irgendetwas anderes –, auch keine *Bewegungstäuschung* zustande kommen könne wie im Falle des Lichtflecks in der Dunkelheit. Das sich bewegende Licht wurde in diesem Falle Berkeleys völlig isoliert gedachter Kugel gleichgesetzt; tatsächlich lässt sich beides nicht vergleichen.

Der Fehler liegt in der Annahme, dass sich etwas relativ zu etwas anderem bewegen müsse, wenn *falsche* Bewegungseinschätzungen oder Bewegungstäuschungen auftreten. Derartige Fehleinschätzungen können jedoch einfach das Ergebnis einer Störung oder eines Versagens der Eichung des Messinstruments sein – ganz gleich, ob es sich um einen Geschwindigkeitsmesser oder um das Auge handelt. Hat man sich dies einmal klar gemacht, so kann man nach der Art der Störung oder Veränderung in der Eichung des Sehsystems suchen, das für den autokinetischen Effekt verantwortlich ist. Zu diesem Zweck werden

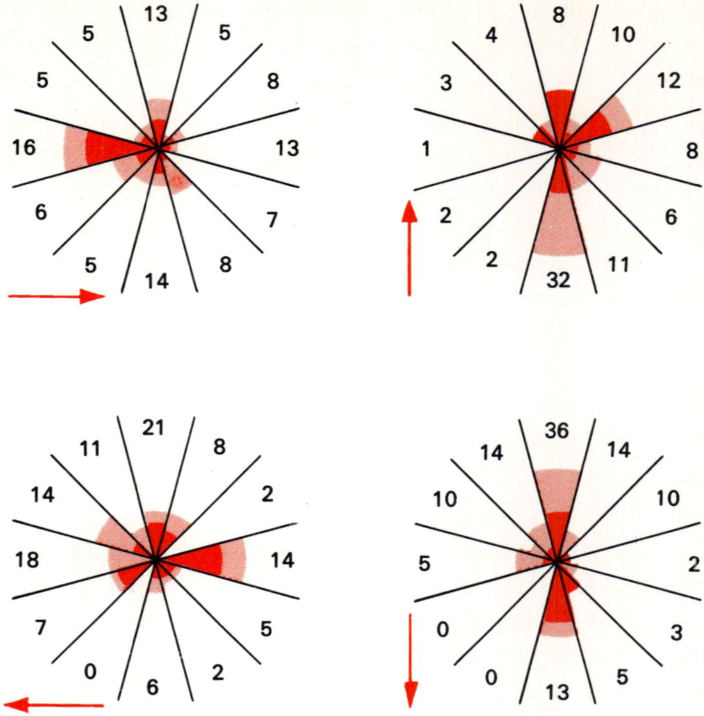

6.4 Diese «Uhrenhistogramme» veranschaulichen, wie sich ein schwaches Licht, das im Dunkeln fixiert wird, zu bewegen scheint, nachdem die Versuchsperson vorher jeweils 30 Sekunden lang starr in eine von vier verschiedenen Richtungen geblickt hat. Die Pfeile geben die Blickrichtung an; die dunkel getönten Segmente zeigen die scheinbare Bewegungsrichtung während der nächsten 30 Sekunden, die hellrot getönten Segmente die Bewegungsrichtung innerhalb weiterer 30 Sekunden. Die Ziffern geben die Bewegungsdauer in jede Richtung in Sekunden innerhalb von zwei Minuten nach Einsetzen der Bewegungstäuschung an.

wir systematische große scheinbare Bewegungen des Lichtflecks erzeugen, indem wir das Auge-Kopf-System absichtlich verwirren.

Wenn eine Versuchsperson ihre Augen einige Sekunden lang starr in irgendeine Richtung hält und die Augen dann zu ihrer normalen Mittelstellung zurückkehren lässt, während ein kleines schwaches Licht im Dunkeln betrachtet wird, dann scheint das Licht gewöhnlich in der Richtung abzudriften, in die die Augen geblickt hatten (gelegentlich auch umgekehrt, aber selten in eine dritte Richtung). Wenn die Augenmuskeln asymmetrisch ermüdet wurden, kann diese illusorische Bewegung einige Minuten anhalten (Abb. 6.4). Nun erfordert die Ermüdung der Augenmuskeln anomale Kommandoimpulse, um die Augen weiterhin auf das stationäre Licht zu fixieren, und diese können den Signalen entsprechen, die normalerweise die Augen bewegen, wenn diese einem bewegten Gegenstand folgen. Man sieht also Bewegung, wenn die Muskeln ermüdet sind, obgleich sich weder die Augen noch die Bilder auf den Netzhäuten bewegen. Die Bewegungstäuschung beim autokinetischen Effekt geht offenbar auf solche Kommandoimpulse zurück. Sie halten die Augen trotz leichter spontaner Schwankungen der Leistungsfähigkeit der Muskeln fixiert, die sonst kleinere Augenbewegungen verursachen könnten. Nicht die Bewegung der Augen, sondern die Korrektursignale, die die Augenbewegung *verhindern* sollen, verursachen die Scheinbewegung des Lichtflecks im Dunkeln.

Wenn aber die Korrektursignale zur Scheinbewegung des Lichtflecks im Dunkeln führen, weshalb verursachen sie unter normalen Bedingungen keine Instabilität? Warum steht die Umgebung gewöhnlich still? Auf diese Frage gibt es keine klare Antwort. Es kann sein, dass diese aberranten Signale in Gegenwart großer Gesichtsfelder ignoriert werden, weil das Gehirn voraussetzt, dass sich große Gegenstände nicht bewegen, sofern nicht ein eindeutiger Beweis für das Gegenteil vorliegt. Dies wird durch die Wirkung der «induzierten Bewegungen» bestätigt, die wir weiter unten erörtern werden. Doch zunächst sollten wir uns darüber im Klaren sein, dass sich die Welt manchmal tatsächlich um uns dreht.

Die instabile Welt

Bei Ermüdung oder unter der Einwirkung von Alkohol dreht sich die Welt um uns. Der geistreiche Ire Richard Brinsley Sheridan beschrieb eine derartige Situation so: Zwei Freunde führten ihn nach einer ausgelassenen Party zu der Haustür seines Hauses am Berkeley Square und verabschiedeten sich. Als sie zurücksahen, stand er noch immer in derselben Haltung da. «Warum gehst du nicht hinein?», riefen sie. «Ich warte nur, bis meine Tür wiederkommt, dann werde ich hindurchspringen!», antwortete Sheridan.

Wir wissen nicht genau, wie gerade diese Erscheinung mit der des bewegten Lichtflecks zusammenhängt. Es kann sein, dass das Befehlssystem der Augenbewegung gestört ist, oder dass Alkohol die Bedeutung der Außenwelt reduziert, sodass fehlerhafte Informationen, die normalerweise unbeachtet bleiben, akzeptiert werden. Genauso, wie wir bei Übermüdung oder Trunkenheit oft von Phantasievorstellungen oder irrationaler Furcht überfallen werden, werden vielleicht auch kleine Irrtümer in der neuronalen Informationsübertragung überbewertet, die gewöhnlich als nicht signifikant verworfen werden. Wenn dies so ist, könnte man annehmen, dass Schizophrene an einer Instabilität ihrer Sehwelt leiden. Hierfür kenne ich aber keine Belege.

Der Wasserfalleffekt

Wir haben gesehen, dass Scheinbewegungen eines Lichtflecks im Dunkeln offenbar von geringen Störungen im Auge-Kopf-System hervorgerufen werden. Man kann erwarten, dass es ähnliche Bewegungstäuschungen gibt, die durch Störungen des Bild-Netzhaut-Systems verursacht werden, und das ist auch tatsächlich der Fall. Verschiedene Teile des Sehfelds können oft widersinnige Bewegungen in verschiedene Richtungen und mit verschiedener Geschwindigkeit vortäuschen. Diese Scheinbewegungen sind bizarr und manchmal paradox, denn es ist möglich, Bewegung zu sehen, ohne dass sich die Position verändert.

Nachwirkungen eines Plattentellers

Ein «Dreheffekt» als Nachwirkung entsteht, wenn man etwa eine halbe Minute lang den zentralen Halterstift eines rotierenden Schallplattenspielers fixiert. Wenn der Plattenspieler plötzlich gestoppt wird, scheint er für einige Sekunden in umgekehrter Richtung zu rotieren.
Eine rotierende Spirale (Abb. 6.5) scheint sich während der Rotation auszudehnen und nach Anhalten der Rotation zu kontrahieren. Dies überträgt sich auf ein anderes Objekt, wie ein Gesicht. Da unterschiedliche Regionen unterschiedlich stark betroffen sind (und sich in Rotationen wie auch in Größenänderungen äußern können), muss der Effekt ein retinaler sein – eine Störung im Bild-Netzhaut-System.

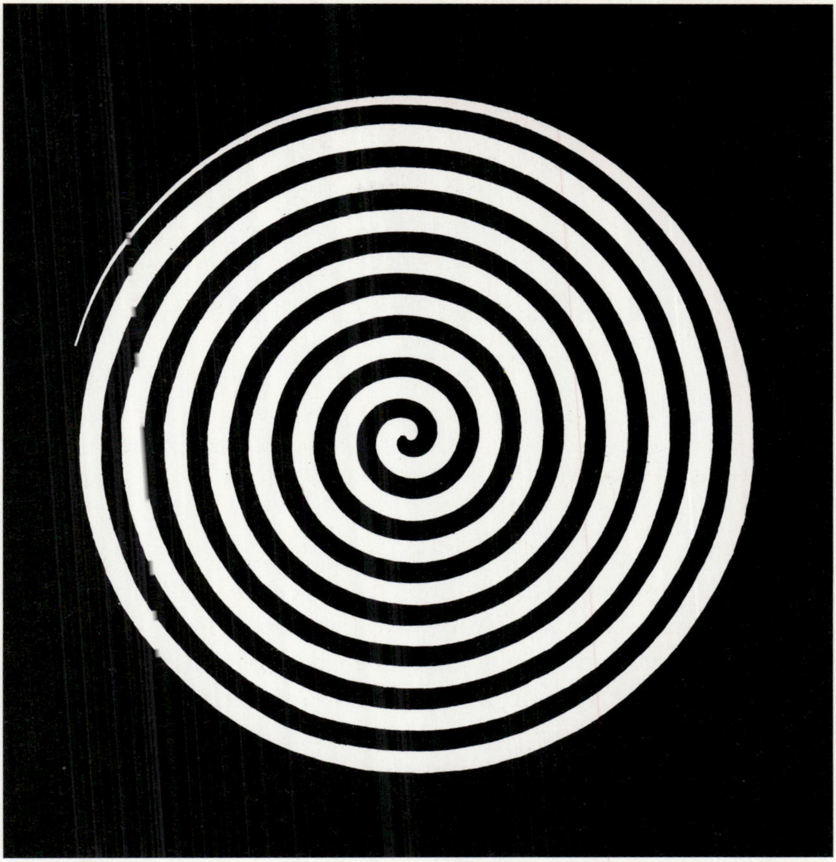

6.5 Wird die Spirale langsam gedreht, so scheint sie sich je nach Rotationsrichtung zusammenzuziehen oder auszudehnen. Wird sie angehalten, täuscht sie eine Bewegung in die jeweils entgegengesetzte Richtung vor. Dieses vorgetäuschte Schrumpfen oder Sich-Ausdehnen ist paradox, weil sich die Größe der Spirale nicht zu verändern scheint.

Die bekannteste Bild-Netzhaut-Störung wurde bereits von Aristoteles beschrieben. Direkt nachdem er einen Wasserfall beobachtet hatte, sah er das Flussufer sich scheinbar bewegen. Das Phänomen erhielt daher die Bezeichnung «Wasserfall-Effekt», obwohl es sich durch jede kontinuierliche Bewegung, einschließlich Kontraktion oder Expansion, auslösen lässt. Der Nacheffekt erfolgt stets in Gegenrichtung zum «induzierenden Reiz».

Das lässt sich auch dadurch demonstrieren, dass man einem bewegten gestreiften Band mit den Augen folgt und die Augen schnell

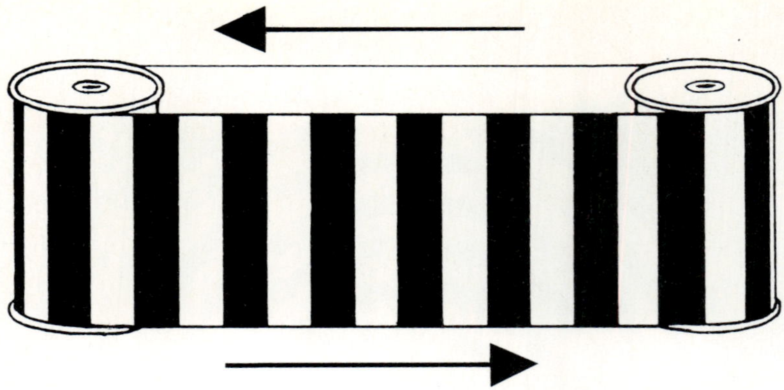

6.6 Der Wasserfalleffekt. Es gibt zwei Möglichkeiten, eine Bewegung der Streifen zu sehen: entweder dadurch, dass man die Augen (auf einen stationären Fixationspunkt gerichtet) stillhält oder dadurch, dass man den Streifenbewegungen mit den Augen folgt. Werden die Augen stillgehalten, wird das Bild-Netzhaut-System aktiviert. Wenn sie der Bewegung folgen, signalisiert das Auge-Kopf-System Bewegung – nicht aber die Netzhaut. Gibt es eine Nachwirkung vom Auge-Kopf-System? Sicherlich ist sie viel schwächer – wahrscheinlich fehlt sie ganz.

wiederholt zum Anfang des Bandes zurückführt, wenn sein Ende erreicht ist (Abb. 6.6). So wird eine fortlaufende Bewegung allein über das Auge-Kopf-System ohne Beteiligung des Bild-Retina-Systems wahrgenommen. Unter diesen Umständen kommt es zu keinem Nacheffekt, wenn das gestreifte Band schließlich angehalten wird, vorausgesetzt, die Streifenbewegung wurde nur durch Augefolgebewegungen via Auge-Kopf-System gesehen. Daher können wir den Wasserfall-Effekt zumindest fast vollständig auf eine Adaptation des Bild-Netzhaut-Systems zurückführen. Nur dies kann zu einer scheinbaren Expansion oder Kontraktion führen.

Wir wissen nicht genau, weshalb das Bild-Netzhaut-System durch fortlaufende Bewegungsreizung gestört wird, weil wir seinen Funktionsmechanismus nicht genügend kennen. Aus den Arbeiten von Hubel und Wiesel wissen wir, dass Bewegung durch getrennte neuronale Kanäle repräsentiert wird und verschiedene Kanäle verschiedene Bewegungsrichtungen anzeigen (Abb. 4.8). Deshalb liegt die Annahme nahe, dass diese Kanäle durch längere Reizung adaptieren oder «ermüden» (wie das bei fast allen neuronalen Systemen der Fall ist). Dadurch wird das Bewegungssystem aus dem Gleichgewicht gebracht, und es werden Bewegungstäuschungen in entgegengesetzter Richtung hervorgerufen. Doch dies hat möglicherweise einen Nutzen – es könnte der Rekalibrierung des Systems dienen.

Es bleibt die Frage, ob die Adaptation in der Netzhaut oder im Gehirn stattfindet. Die Netzhaut scheint zu wenig differenziert zu sein, um einen derart komplexen Nacheffekt hervorzurufen; es ist jedoch schwierig, die retinale Adaptation zumindest als Teilursache auszuschließen. Man könnte annehmen (und einige Forscher, die es besser wissen sollten, haben es angenommen), dieser strittige Punkt ließe sich dadurch klären, dass man ein bewegtes Objekt mit nur einem Auge verfolgt, das andere geschlossen hält und dann beobachtet, ob ein Bewegungsnachbild auftritt, wenn man einen ruhenden Gegenstand nur mit dem vorher geschlossenen Auge betrachtet. Auch dann kommt es zu einem, allerdings nur etwa halb so starken Bewegungsnachbild. Dies beweist jedoch nicht zweifelsfrei, dass die Adaptation im Gehirn vor sich geht. Denn es ist möglich, dass von dem zuvor gereizten Auge auch dann noch Bewegungssignale zum Gehirn übermittelt werden, nachdem es geschlossen wurde, und diese in das Feld des ungereizten Auges «projiziert» werden. Das ist durchaus denkbar, da man nicht weiß, welches Auge aktiv ist, auch wenn man natürlich zu der Annahme neigt, dass das gerade geöffnete Auge die Seharbeit leistet. (Um dieses Problem zu umgehen, müsste man eine so genannte «Druckblindheit» herbeiführen, um die Signale vom stimulierten Auge zu unterdrücken – Druck auf das Auge auszuüben, um den Blutfluss zur Retina zu unterbinden, ist jedoch außerordentlich gefährlich, und man sollt es unter keinen Umständen versuchen!)

Wenn man das Nachbild der rotierenden Spirale sorgfältig untersucht, so kann man, wie bereits erwähnt, eine paradoxe Bewegungstäuschung beobachten – beispielsweise dehnt sich die Spirale aus, ohne größer zu werden (Abb. 6.5), verändert sich also und verändert sich doch nicht. Das klingt unmöglich und ist es auch für reale Gegenstände. Wir müssen uns aber immer vor Augen halten, dass das, was für wirkliche Gegenstände zutrifft, nicht zwangsläufig auch für die Wahrnehmung gelten muss. Wir können bei Wahrnehmungstäuschungen sogar Erfahrungen machen, die logisch unmöglich sind. Im Fall des Nachbilds, das sich ausdehnt, ohne seine Größe zu ändern, können wir annehmen, dass dies möglich ist, weil *Geschwindigkeit* und *Position* durch getrennte neuronale Kanäle angezeigt werden. Wenn einer der Kanäle gestört wird, werden seine Signale nicht mit denen des anderen übereinstimmen. Damit ist das Gehirn in der Situation eines Untersuchungsrichters, der von zwei Zeugen unvereinbare Angaben erhält. Wenn der Richter die einander widersprechenden Aussagen akzeptiert, steht er vor einem Paradoxon. Da das Wahrnehmungssystem viele Kanäle und Informationsquellen hat, muss das Gehirn, wenn sie aus dem einen oder anderen Grund unvereinbare Informationen liefern, die Funktion eines Richters übernehmen – manchmal werden Kanäle oder Informationsquellen negiert, manchmal werden verschiedene unvereinbare Signale oder widersprüchliche Informationen akzeptiert, und dann machen wir unlogische, paradoxe Erfahrungen. Wir sollten daher nicht allzu überrascht sein, dass sich Täuschungen und Halluzinationen manchmal nicht im Rahmen normaler Erfahrungen beschreiben lassen.

Die Relativität der Bewegung

Wir haben bisher die grundlegenden Mechanismen für die Bewegungswahrnehmung betrachtet, entweder bei Reizung der Netzhaut durch bewegte Bilder oder durch Folgebewegungen des Auges selbst. Zur Wahrnehmung von Bewegung gehört jedoch weit mehr als dieses. Bei jeder Bewegung hat das Gehirn zu entscheiden, was sich hinsichtlich eines Bezugssystems bewegt und was stillsteht. Obgleich es, wie gesagt, verfänglich ist anzunehmen, dass Bewegungstäuschungen notwendigerweise irgendeine *tatsächliche* Bewegung voraussetzen, ist es richtig, dass jede wirkliche Bewegung relativ ist und es daher immer erforderlich ist zu entscheiden, was sich bewegt. Das zeigt sich immer, wenn wir unsere Position verändern, sei es beim Gehen, Fahren oder Fliegen. Im Allgemeinen wissen wir, dass die Bewegung durch unsere eigene Ortsveränderung und nicht durch eine Verschiebung der Umgebung verursacht wird, aber dies erfordert eine Entscheidung. Manchmal wird eine falsche Entscheidung getroffen. Wir unterliegen dann Fehlwahrnehmungen, die sehr schwerwiegend sein können, da die Bewegungswahrnehmung von entscheidender Bedeutung für unser Überleben ist. Dies trifft für den Menschen des technischen Zeitalters genauso zu wie für den Menschen der Frühgeschichte.

In der Wahrnehmungsforschung ist meist mit einem stationären Beobachter gearbeitet worden. Oft schaute dieser in eine Apparatur, die Lichtblitze oder verschiedenartige Bilder anbot. Aber im täglichen Leben wird bei freier Bewegung des Beobachters eine Welt wahrgenommen, in der einige der umgebenden Gegenstände ebenfalls in Bewegung sind, beispielsweise dann, wenn man ein Auto durch den fließenden Verkehr lenkt. Bei der Untersuchung realer Lebenssituationen sind schwierige technische Probleme zu überwinden. Doch der Versuch ist der Mühe wert, weil die Ergebnisse für das Autofahren, das Fliegen und selbst für die Raumfahrt von großer Bedeutung sind. Astronauten trainieren an höchst realistischen Simulatoren, um die Geschwindigkeit, Größe und Entfernung von Objekten beurteilen zu lernen. Dasselbe gilt für Piloten. Optische Simulatoren sind wichtig für die Fliegerei, das Raumfahrttraining und die einfacheren Aspekte des Autofahrens, aber Simulatoren können die Wirklichkeit niemals völlig perfekt kopieren, daher sind die Fähigkeiten, die man sich mit ihrer Hilfe aneignet, selten ganz auf das wirkliche Leben übertragbar. Diskrepanzen können sich zu höchst unpassenden Gelegenheiten in Form von schlechten Gewohnheiten zeigen – als «negativer Transfer» vom Simulator.

Wie wir gesehen haben, muss immer erst entschieden werden, was sich gerade bewegt. Geht oder läuft der Beobachter, so besteht in der Regel kein großes Problem, denn er erhält eine Menge Information von den Extremitäten, die ihm seine Bewegung relativ zum Untergrund signalisieren. Aber wenn man im Auto oder im Flugzeug sitzt, ist die Situation ganz anders – die Füße haben keinen Bodenkontakt, und die einzige Informationsquelle sind die Augen, jedenfalls, wenn das Fahrzeug nicht gerade beschleunigt, abbremst oder sich auf einer kurvigen Strecke bewegt; in diesem Fall übermitteln auch die Gleichgewichtsorgane im Innenohr einige, wenn auch häufig irreführende Information.

Induzierte Bewegung

Der Gestaltpsychologe Karl Duncker hat das Phänomen der induzierten Bewegung sehr gründlich untersucht. Er entwickelte verschiedene elegante Modellversuche, um zu zeigen, dass man bei ausschließlich visuell erfassten Bewegungen dazu neigt, die größten Gegenstände als ruhend und die kleineren Gegenstände als bewegt anzunehmen. Daher kommt es uns so vor, als jage der kleine Mond über den Himmel, wenn es doch die größeren Wolken sind, die an ihm vorbeiziehen. Dieses Phänomen lässt sich in einem geschlossenen Raum nicht leicht demonstrieren, doch wenn man einen kleinen Lichtfleck auf einen großen beweglichen Hintergrund projiziert, wird das deutlich (Abb. 6.7). Wird der Hintergrund bewegt, so sehen wir nicht den Hintergrund, sondern den Lichtfleck auf dem Hintergrund in Bewegung, obwohl er in Wirklichkeit stillsteht.

Dabei ist zu beachten, dass dem Auge tatsächlich eine gewisse Information darüber zur Verfügung steht, was sich bewegt – ob das Auge sich bewegt. Doch das Auge-Kopf-Signal ist für eine eindeutige Entscheidung nicht immer ausreichend. Das ist wichtig für die Frage, weshalb sich die Welt nicht stets um uns dreht, wenn wir unsere Augen bewegen, wie sie es ja tut, wenn eine Filmkamera einen szenischen Schwenk macht.

Ganz offensichtlich setzt das Gehirn darauf, dass sich kleine Dinge bewegen, während große Dinge (Bäume und Häuser) an Ort und Stelle bleiben. Wenn diese Vermutung zutrifft, kann dies verwirrend und gefährlich sein, beispielsweise beim Autofahren: «Ist die Handbremse los – oder rennt dieser Idiot da drüben rückwärts?» Die Antwort ist entscheidend!

Bewegung und Entfernung

Wenn wir uns nach rechts bewegen, bewegen sich nahe Objekte gegen unsere Bewegung nach links – weiter entfernte Objekte scheinen sich mit uns nach rechts zu bewegen. Das ist die Bewegungsparallaxe, und sie lässt sich leicht erklären. Sie beruht auf demselben Effekt wie die leicht unterschiedlichen Blickwinkel eines jeden Auges, die das räumliche Sehen ermöglichen, und tatsächlich könnte sich die Tiefenwahrnehmung (wie Brian Rogers von der Universität Oxford vermutet) aus der Bewegungsparallaxe entwickelt haben – die selbst ein wichtiger Hinweis auf Tiefe ist. Obwohl die Geometrie der dynamischen Parallaxe einfach ist, gibt es überraschend subtile visuelle Effekte.

Wenn wir beim Autofahren den Mond oder die Sterne beobachten,

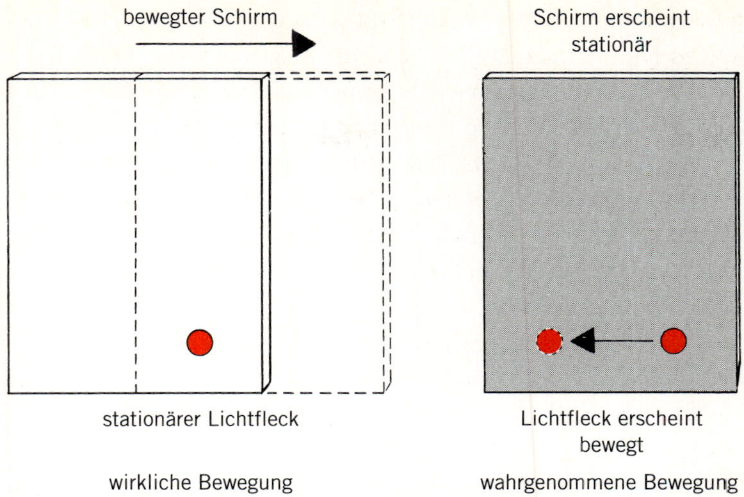

6.7 Induzierte Bewegung. Ein kleiner Lichtfleck wird auf einen großen bewegten Schirm projiziert. Das hat zur Folge, dass sich der kleine stillstehende Lichtfleck zu bewegen scheint.

bewegen sie sich scheinbar recht langsam mit uns. Bei ungefähr 50 km pro Stunde scheint sich der Mond mit einer Geschwindigkeit von ca. 10 km pro Stunde zu bewegen. Wir sehen den Mond sich also langsamer bewegen als wir selbst, aber trotzdem fällt er nie zurück – wieder ein Paradoxon.

Der Mond ist so weit entfernt, dass wir seine Entfernung als unendlich annehmen können. Wenn sich das Auto weiterbewegt, bleibt der Winkel zum Mond somit unverändert. Anders als nahe gelegene Objekte ändert der Mond daher seine Stellung nicht, obgleich wir unter ihm weiterfahren. *Wahrnehmungsmäßig* ist er aber nur einige hundert Meter entfernt. Wir schließen dies aus seiner scheinbaren Größe. Er wird unter einem Winkel von 0,5° gesehen, aber er sieht so groß wie eine Apfelsine in ein paar hundert Metern Entfernung aus. Der Mond bleibt jedoch nicht hinter uns zurück, weil er so weit entfernt ist, dass sich seine Winkelposition nicht ändert. Die einzige Möglichkeit für das Wahrnehmungssystem, dies in Einklang zu bringen, besteht in der Annahme, dass sich der Mond mit dem Auto bewegt. Die scheinbare Geschwindigkeit des Mondes wird dabei durch seine scheinbare Entfernung bestimmt. Wenn wir die scheinbare Entfernung des Mondes verändern (dadurch, dass wir ihn durch Prismen beobachten, um die

Konvergenz der Augen zu ändern), scheint er sich jeweils mit einer anderen Geschwindigkeit zu bewegen.

Ein besonders interessanter, eng verwandter Effekt lässt sich bei der stereoskopischen Projektion von Diapositiven beobachten. Wird eine Szene (mittels gekreuzter Polarisationsfilter oder einer Rot-Grün-Brille) stereoskopisch projiziert, so scheint sie sich zu drehen und dem Beobachter zu folgen, wenn er seinen Kopf von der einen zur anderen Seite bewegt. Ein solches dreidimensionales Bild eines Korridors dreht sich daher so, dass die scheinbare Vorderseite dem Beobachter folgt – also genau in Gegenrichtung zur Bewegung einer realen Szene bzw. des realen Korridors. Und mehr noch: Wenn die Stereobilder so ausgerichtet werden, dass sie in großer Entfernung, am Ende des Korridors, zusammenlaufen, dreht sich der Korridor nicht, sondern der Korridor verschiebt sich gleichmäßig auf seiner ganzen Länge. Wenn man die Stereobilder nun so ausrichtet, dass sie in der Mitte des Korridors zusammenlaufen (sodass es am nahen und am fernen Ende zu entgegengesetzten Disparationen kommt), scheint sich der Korridor noch immer in Einklang *mit* den Bewegungen des Beobachters um den Punkt zu drehen, an dem die Disparation null beträgt.

Die Stereoprojektion ist in dieser Hinsicht besonders interessant, weil die Szene flach auf der Leinwand liegt, sodass es, wenn der Beobachter sich bewegt, zu keiner Bewegungsparallaxe kommt, obgleich sie räumlich wahrgenommen wird. Normalerweise dreht sich die Welt entgegengesetzt zu unserer Bewegung um den Fixationspunkt der Augen. (Das lässt sich klar erkennen, wenn man im Zug sitzt.) Aber wenn wir flache Bilder stereoskopisch betrachten, geschieht genau das Gegenteil; sie scheinen sich in Richtung der Bewegung des Beobachters zu drehen, und zwar um den Konvergenzpunkt der Augen, wo die Disparation null ist – und dieser Konvergenzpunkt ist abhängig vom Abstand der Stereobilder auf der Leinwand. Sofern ein Stereoprojektor zur Verfügung steht, sollte man sich diese Effekte einmal ansehen. Da diese Scheinbewegungen in Gegenrichtung zur normalen Bewegungsparallaxe laufen, sind das, was wir sehen, offensichtlich *Kompensationen* der normalen Bewegungsparallaxe. Es funktioniert auch bei gewöhnlichen Bildern, die realistisch dreidimensional gesehen werden.

«Lebendige» Lichtpunkte

Der schwedische Psychologe Gunner Johansson hat sehr überzeugend demonstriert, wie wenig Information nötig ist, um sich bewegende Menschen oder Tiere zu identifizieren. Wenn man an den Arm- und Beingelenken einer Versuchsperson kleine Lichter befestigt, ist sie in einem dunklen Raum praktisch unsichtbar – bis sie sich bewegt (Abb. 6.8). Sofort werden die Lichter als menschliche Person gesehen und anhand kleiner Bewegungsunterschiede als männlich oder weiblich identifiziert. Das gelingt bei unvertrauten Objekten nicht gut; am besten funktioniert es mit Lebewesen, insbesondere Menschen.

Die Fähigkeit, Freund und Feind zu erkennen, ist fürs Überleben schon immer entscheidend gewesen, besonders in der Nacht und wenn die Person oder das Tier teilweise verdeckt ist. Daher benötigt man nur sehr wenig Information, wenn es Bewegungssignale gibt. Je wahrscheinlicher das Objekt, desto weniger Information ist erforderlich. Das ist eine wunderbare Demonstration des wichtigen Wahrnehmungsprinzips, dass wir mehr sehen können, als wir auf den ersten Blick meinen.

Bewegung in Film und Fernsehen

Wie wir gesehen haben, können alle sensorischen Systeme genarrt werden, doch am beharrlichsten werden wir durch Film und Fernsehen «übertölpelt». Obgleich uns eine Folge von ruhenden Bildern dargeboten wird, sehen wir einen kontinuierlichen Bewegungsablauf. Dies beruht auf zwei recht verschiedenen (und häufig verwechselten) Eigenschaften des visuellen Systems: auf der *Trägheit des Sehvorgangs* und auf dem so genannten *Phi-Phänomen.*

Trägheit des Sehvorgangs

Die Trägheit des Sehvorgangs beruht auf der Unfähigkeit der Netzhaut, schnellen Helligkeitsschwankungen zu folgen und sie zu signalisieren. Ein Licht, das mit einer Flimmerfrequenz von mehr als 50 Blitzen pro

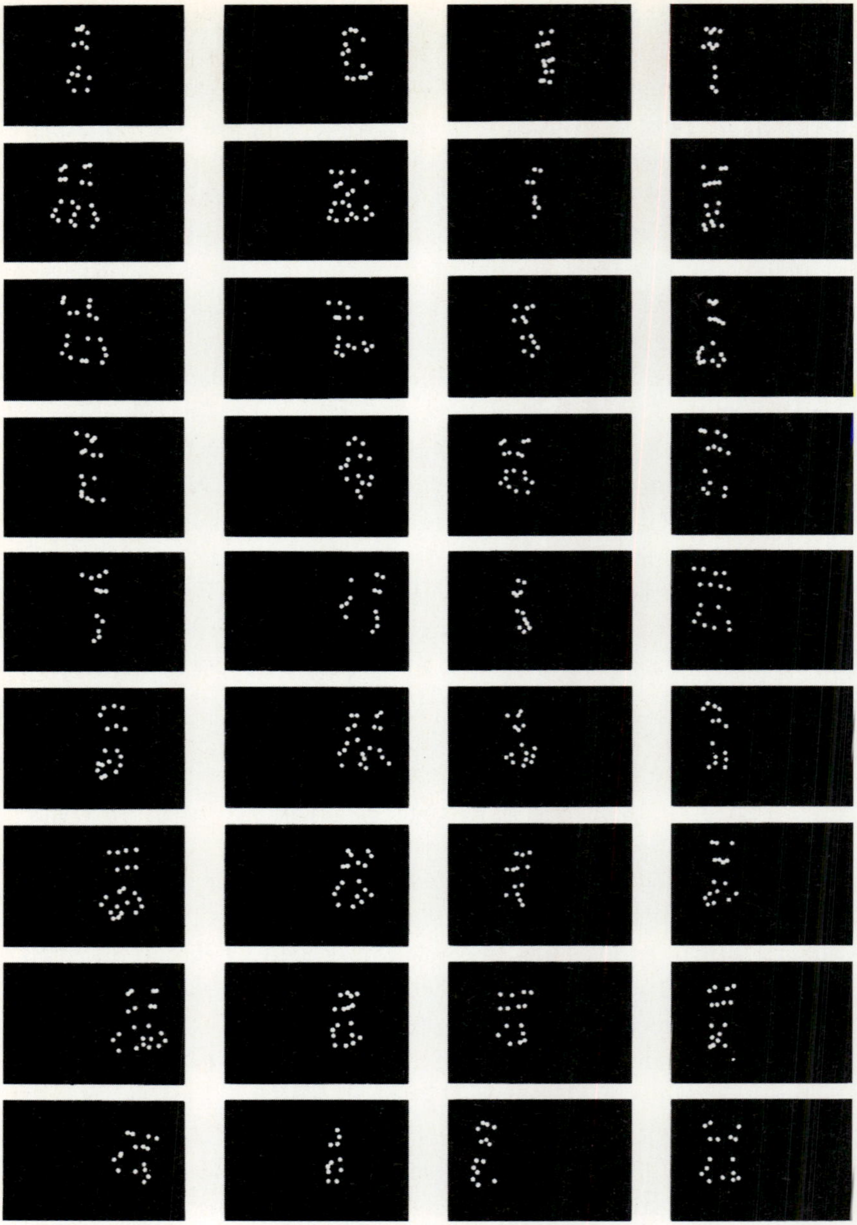

6.8 Wenn sich kleine, an den Arm- und Beingelenken angebrachte Lichter bewegen, sieht man sofort zwei Leute. (Nach Johansson 1975, © 1975, Scientific American, Inc.)

Sekunde (50 Hz) aufleuchtet, erscheint uns stetig; bei hellem Licht liegt die kritische Fusionsfrequenz beträchtlich höher und kann 100 Hz oder mehr erreichen. Im Film werden nur 24 Einzelbilder pro Sekunde projiziert; moderne Projektoren haben jedoch einen besonderen Verschluss, der jedes Bild dreimal in rascher Folge zeigt, sodass die Flimmerfrequenz 72 / s beträgt. Im Fernsehen (britischer Standard) werden 25 Einzelbilder pro Sekunde präsentiert, aber jedes zweimal, sodass die Flimmerfrequenz auf 50 / s steigt. Das Flimmerproblem wird beim Fernsehen ganz anders gelöst: Das Bild wird nicht als Ganzes angeboten, sondern ist aus schmalen Zeilen aufgebaut (Zeilensprungverfahren), die das Flimmern verringern. Dennoch bleibt es gegenwärtig und ist störend. Für Menschen, die zur Epilepsie neigen, kann das Flimmern sogar gefährlich sein, da es gelegentlich Anfälle provozieren kann. Man nutzt diese Eigenschaft zu diagnostischen Zwecken. Flimmern kann eine Gefahr darstellen, wie z. B., wenn man bei tief stehender Sonne durch eine Baumreihe fährt und Licht und Schatten rasch hintereinander wechseln, oder beim Landen eines Hubschraubers. Der Rotor eines Helikopters erzeugt dann einen Flimmerlichtreiz, der gefährlich sein kann. Die in Diskotheken gebräuchlichen Stroboskope können ähnlich störend wirken, und man sollte sie wohl besser meiden; das Gleiche gilt natürlich für eine zu hohe Beschallung, die zu einer dauernden Ertaubung führen kann. Unsere Sinne sind zu kostbar, als dass man sie leichtfertig aufs Spiel setzen sollte.

Niederfrequentes Flimmern ruft bei normalen wie auch bei zur Epilepsie neigenden Beobachtern eigenartige Effekte hervor. Bei einer Flimmerfrequenz von ungefähr 5–10 pro Sekunde kann es geschehen, dass man leuchtende Farben sowie bewegte und ruhende Gestalten sieht, wobei die Eindrücke außerordentlich lebhaft sein können. Wie sie entstehen, wissen wir nicht genau, doch sie gehen vermutlich auf eine direkte Störung des Sehsystems im Gehirn zurück, das durch die sich ständig wiederholenden Impulssalven von der Netzhaut überlastet wird. Die Muster sind jedoch so unterschiedlich, dass es schwierig ist, aus ihnen irgendetwas über die zerebralen Systeme abzuleiten, die gestört worden sind. Eine derartige Erfahrung kann sehr unangenehm sein und zu Kopfschmerzen und Übelkeit führen.

Phi-Bewegungen

Die andere grundlegende Eigenschaft des Sehsystems, auf der das Kino basiert, ist die Scheinbewegung, bekannt als *Phi-Phänomen*. Es wird im Labor gewöhnlich mit sehr einfachen Mitteln untersucht. Man benötigt lediglich zwei Lichter, die automatisch so geschaltet werden können, dass kurz nach Erlöschen des einen das andere Licht angeht. Was man sieht – vorausgesetzt, der räumliche Abstand zwischen den Lichtern und die Zeitintervalle zwischen ihrem Aufleuchten «stimmen» –, ist ein *einzelnes* Licht, das sich scheinbar zwischen den aufleuchtenden Lichtern hin- und herbewegt. Die Gestaltpsychologen haben argumentiert, dass diese scheinbare Bewegung über die Lücke zwischen den beiden Lichtern auf eine elektrische Ladung zurückgeht, die über das Gehirn wandert, sodass ein Eindruck von Bewegung entsteht und die Lücke gefüllt wird. Da die Gestaltpsychologen Anfang des 20. Jahrhunderts annahmen, das Phi-Phänomen demonstriere einen derartigen grundlegenden Prozess, wurde es intensiv untersucht. Heute wird die Deutung der Gestaltpsychologen jedoch von fast allen Autoritäten als im Kern falsch angesehen.

Die Phi-Bewegung lässt sich einfach mit der Annahme erklären, dass das Bild-Netzhaut-System Lücken toleriert. Denn Sehen erfordert Toleranz, einen gewissen Spielraum, um mit allen möglichen Arten von Unzulänglichkeiten fertig zu werden. (Die Situation ist einem Schlüssel und einem Schloss vergleichbar: Der Schlüssel muss nicht *ganz genau* passen; ein gewisser Spielraum ist wesentlich, sonst würde schon eine kleine Veränderung im Schloss oder beim Schlüssel zur Funktionsunfähigkeit führen.) Die Nutzung eines derartigen Spielraums ist ein grundlegendes technisches Prinzip.

Sich bewegende Objekte können momentan verschwinden, beispielsweise, wenn ein rennendes Tier für einen Moment von einem nahe stehenden Baum verdeckt wird, doch für den Beobachter ist es nützlich, dies als eine durchgängige Bewegung desselben Objekts zu sehen. Das Bild-Netzhaut-System toleriert Lücken, sofern die Sprünge in Raum und Zeit nicht zu groß sind. Und diese Erkenntnis der räumlichen und zeitlichen Toleranz ermöglicht Film und Fernsehen erst die wirtschaftliche Nutzung.

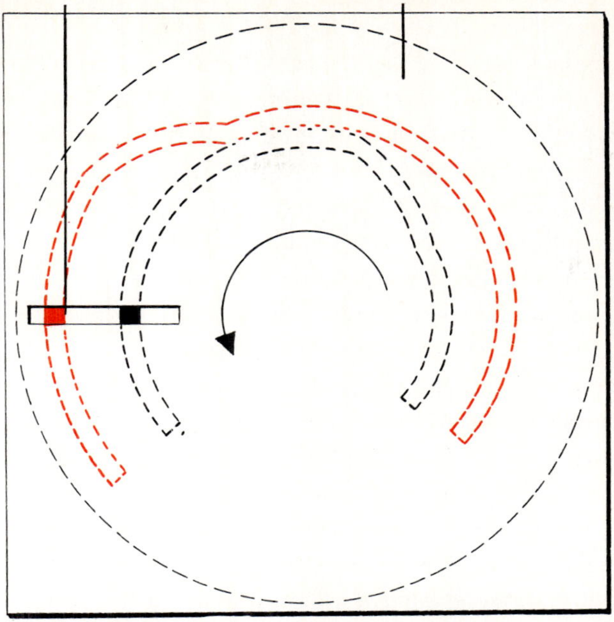

6.9 Michottes Vorrichtung, um die Wahrnehmung der Kausalität zu untersuchen. Ein farbiger Fleck bewegt sich auf einen anderen zu, der sich nach einer kontrollierten Verzögerung von ihm wegbewegt. Die Beziehung wirkt kausal, wenn die Verzögerungen und Geschwindigkeiten an die Wechselwirkungen typischer Objekte angenähert sind. (Das lässt sich heute sehr viel einfacher per Computergraphik darstellen.)

Sehen und Kausalität

Die Bedeutung regulärer gesetzmäßiger Beziehungen für die Wahrnehmung wurde experimentell von dem Belgier Albert Michotte in Louvain (Löwen) untersucht. Viele Jahre lang erforschte er die visuelle Wahrnehmung der Kausalität. Dazu benutzte er Farbflecke, die er mittels der in Abbildung 6.9 dargestellten Vorrichtung mit verschiedenen Geschwindigkeiten und Zeitverzögerungen gegeneinander bewegte. Er ließ beispielsweise einen Farbfleck sich vorwärts auf einen anderen zubewegen und diesen berühren, der sich dann meist nach einer kleinen Verzögerung seinerseits fortbewegte. Bei bestimmten Kombinationen von Geschwindigkeit und Verzögerung entstand bei den Versuchspersonen der ganz definitive Eindruck, der erste Fleck habe den zweiten getroffen – er sei die Ursache für die Änderung der Bewegungsrichtung, als ob es sich um Objekte wie Billardkugeln handelte, die in der physikalischen Welt interagieren, obwohl es doch nur bunte Flecken waren. Michotte hielt diese «Seh»-Kausalität (die Neigung, aus dem Gesehenen kausale Schlüsse zu ziehen) für eine angeborene Reaktion, aber das lässt sich nur schwer beweisen, weil wir durch jahrelange Erfahrung, wie Objekte interagieren, gelernt haben könnten, derartige Kausalschlüsse zu ziehen.

Die gleiche Kausalitätserfahrung macht man in Trickfilmen, obwohl die Objekte abstrakt sind. Interessant wird es, wenn die kausalen Wechselwirkungen nicht zu dem Wissen um die Objekte passen. Tatsächlich liegt meist viel vom Witz eines Cartoons in der Nichtübereinstimmung von Kausalitätsregeln und Objektbedeutung. An dieser Stelle stoßen wir wieder auf eine reichhaltige Mischung von Regeln (Syntax) und Bedeutung (Semantik) bei der Wahrnehmung. Cartoons sind bestens dazu geeignet, um Primitives und Raffiniertes beim Sehvorgang zu untersuchen und damit herumzuspielen.

Michotte neigte zwar zu der Annahme, die «Seh»-Kausalität sei angeboren, weil seine Beobachter in ihren Beobachtungen im Allgemeinen übereinstimmten (wenn es auch Schwierigkeiten mit Unterschieden in ihren verbalen Beschreibungen gab), doch wir alle begegnen ziemlich ähnlichen Arten von Objekten; daher könnten gemeinsame Erfahrungen zu ähnlichen Wahrnehmungen von Ursachen führen. Anhand der Übereinstimmung von Beobachtern über alltägliche Situationen lässt sich nicht zwischen angeborenem Wissen und Lernen aus Erfahrung unterscheiden, doch das ist stets eine schwer zu lösende Streitfrage. Experimente mit artifiziellen Objekten in Computerspielen und virtuelle Realitäten liefern vielleicht neue Ansätze, um diese alte Kontroverse zu klären.

Wie dem auch sei, Kausalbeziehungen in der Wissenschaft sehen häufig ganz anders aus, als es zunächst den Anschein hat – denn «kausale Pfeile» müssen mit Hilfe von konzeptuellen Modellen etabliert werden. Hier liegt ein wichtiger Unterschied zwischen perzeptuellen (auf Wahrnehmung beruhenden) und konzeptuellen Hypothesen. Tag und Nacht folgen aufeinander, aber keines von beiden bedingt das andere. Wir benötigen ein mentales Modell der sich drehenden Erde, um die Ursache konzeptuell zu «sehen».

7 Farbensehen

Das Studium des Farbensehens ist ein Teilgebiet der Untersuchungen über die visuelle Wahrnehmung. Es ist fast sicher, dass unter den Säugetieren nur die Primaten Farben sehen können. Zumindest ist das Farbensehen, sofern es bei anderen Mammalia vorkommt, äußerst rudimentär. Das ist sehr eigenartig, denn viele niedere Tiere verfügen über ein ausgezeichnetes Farbensehen. Es ist hoch entwickelt bei Vögeln, Fischen, Reptilien und Insekten wie Bienen und Libellen. Die Farbwahrnehmung ist für uns von solcher Bedeutung – sie spielt eine entscheidende Rolle in der visuellen Ästhetik, und sie hat eine starke Wirkung auf unsere Gemütsverfassung –, dass es schwierig ist, sich die graue Welt anderer Säugetiere, einschließlich der unserer Katzen und Hunde, vorzustellen.

Die Geschichte der Erforschung des Farbensehens ist gekennzeichnet von erbitterten Auseinandersetzungen. Diese Probleme haben lebenslange, leidenschaftlich geführte Diskussionen ausgelöst. Man erzählt von einem wissenschaftlichen Treffen, auf dem 50 Experten 51 Meinungen vertraten! Vielleicht sterben einige Theorien niemals ganz aus, doch inzwischen ist weitgehend deutlich geworden, dass die allererste im Wesentlichen richtig ist.

Die Erforschung des Farbensehens beginnt mit Newtons berühmtem Werk *Opticks* (1704) – sicherlich das beste wissenschaftliche Buch seiner Zeit, das auch heute noch mit großem Gewinn zu lesen ist. Newton führte seine höchst einfallsreichen und sorgfältig geplanten Experimente in seinen Räumen im Trinity College in Cambridge durch, die noch immer existieren und auch bewohnt werden. Im Februar 1692 waren seine Untersuchungen über das Licht vollendet, und sein Buch war fast geschrieben. Da geschah es, dass sein Lieblingshund Diamond eine brennende Kerze umwarf, und das Feuer, das sich daraufhin entwickelte, zerstörte sein Manuskript und alle seine Notizen, während er in der Kapelle war. Daraufhin verzögerte Newton die Veröffentlichung von *Opticks* bis nach dem Tod seines gleichfalls genialen Rivalen, Robert Hooke, dessen *Micrographia* (1665) ebenfalls auch heute noch verdient, gelesen zu werden. *Opticks* enthält auch die berühmten «Fragen», die seine spekulativsten Gedanken über die Natur der physikalischen Welt und die Beziehung enthalten, die der Mensch kraft seines Gesichtsinns zum Universum aufnimmt.

Newton hat gezeigt, dass weißes Licht aus allen Spektralfarben zusammengesetzt ist. Mit der späteren Entwicklung der Wellentheorie wurde klar, dass jede Farbe einer bestimmten Frequenz entspricht. Das Hauptproblem des Auges besteht also darin, auf verschiedene Frequenzen mit unterschiedlichen neuronalen Signalen zu antworten. Das Problem ist schwierig, da die Frequenzen der Lichtstrahlen im sichtbaren Bereich so hoch sind – weit höher, als dass ihnen die Nerven mit ihrer Impulsfrequenz direkt folgen könnten. Die höchste Impulsfrequenz, die ein Nerv übertragen kann, liegt unter 10^3 pro Sekunde, während die Lichtfrequenz 10^{12} pro Sekunde beträgt. Die Frage ist, wie die Lichtfrequenz in dem langsam arbeitenden Nervensystem repräsentiert wird.

Dieses Problem wurde zuerst von Thomas Young 1801 erforscht (Tafel VII). Er schlug eine Theorie vor, die von Helmholtz weiterentwickelt wurde und heute akzeptiert ist, wenn sie auch nicht alles erklärt. Der Physiker James Clerk Maxwell hat Youngs Beitrag 70 Jahre später mit folgenden Worten anerkannt:

> Es ist beinahe eine Binsenwahrheit zu sagen, dass Farbe eine Empfindung ist, und doch führte Young die klare Erkenntnis dieser elementaren Wahrheit zur ersten folgerichtigen Farbtheorie. Soweit mir bekannt ist, war Thomas Young der Erste, der, ausgehend von der altbekannten Tatsache, dass es drei primäre Farben gibt, eine Erklärung für dieses Faktum suchte. Und zwar nicht in der Natur des Lichts, sondern in der Konstitution des Menschen.

Gäbe es Rezeptoren, die auf jede einzelne Farbe ansprechen, müsste es mindestens 200 Rezeptortypen geben. Dies ist aber nicht der Fall, und zwar aus dem einfachen Grund, weil wir fast genauso gut in einfarbigem (monochromatischem) Licht sehen können wie in weißem Licht. Die effektive Dichte der Rezeptoren kann daher in monochromatischem Licht nicht sehr stark reduziert sein. Daraus folgt, dass es nur sehr wenige Farbrezeptortypen geben konnte. Young erkannte dies. Er schrieb 1801:

> Da man sich kaum vorstellen kann, dass jeder empfindliche Netzhautpunkt eine unbestimmte Zahl von Partikeln enthält, die durch jede mögliche Lichtwelle zum Schwingen gebracht werden, ist es erforderlich, eine begrenzte Zahl anzunehmen und sie z. B. den Grundfarben Rot, Gelb, Blau zuzuordnen.

In einer etwas späteren Arbeit hat er an der Anzahl der Grundfarben festgehalten; er nahm jedoch anstelle von Rot, Gelb und Blau nun Rot, Grün und Violett an, wie wir es heute tun.

Damit sind wir zum Angelpunkt des Problems gelangt. Wie können alle Farben durch wenige Arten von Rezeptoren vertreten werden? Hatte Young Recht mit der Annahme, dass es sich nur um drei verschiedene Typen handelt? Können wir die Grundfarben entdecken?

Eine einzige und grundlegende Beobachtung zeigt, dass es möglich ist, die ganze Farbskala auf einige wenige Grundfarben zurückzuführen: Farben können gemischt werden. Das mag trivial erscheinen, aber tatsächlich verhält sich das Auge in dieser Hinsicht ganz anders als das Ohr. Zwei Töne können nicht zu einem reinen dritten Ton vermischt werden. Aber aus zwei Farben wird eine dritte, deren Einzelkomponenten sich nicht mehr identifizieren lassen. Zusammengesetzte Töne werden als ein Akkord gehört und können getrennt identifiziert werden, zumindest von Musikern, doch wenn wir noch so viel üben, es wird uns nicht gelingen, dasselbe mit dem Licht zu tun.

Wir sollten uns darüber im Klaren sein, was wir mit Farbenmischen meinen. Der Maler mischt Gelb und Blau, um Grün zu erhalten, aber er mischt kein Licht. Er mischt das ganze Spektrum der Farben, *abzüglich der Farben, die durch seine Pigmente absorbiert werden*. Das ist so verwirrend, dass sich Wissenschaftler, die auf dem Gebiet des Farbensehens arbeiten, im Allgemeinen nicht um Pigmente kümmern, sondern sich lediglich mit dem Mischen von buntem *Licht* beschäftigen – dem Licht, das übrig bleibt, nachdem es einen Farbfilter, ein Prisma oder ein Interferenzgitter passiert hat (Tafel VIII).

Bei Mischung von rotem mit grünem Licht erhält man Gelb. Young nahm an, dass bei einer effektiven Rot-Grün-Mischung immer Gelb gesehen wird und es keinen getrennten Rezeptortyp gibt, der auf gelbes Licht allein anspricht. Vielmehr sollte die kombinierte Aktivität von zwei Rezeptortypen, die auf Rot bzw. auf Grün ansprechen, die Empfindung Gelb hervorrufen. Was kombiniert wird, sind die Nervensignale von Rot- und Grünrezeptoren, deren Antworten überlappen, sodass beide von dem Licht aktiviert werden, das wir als Gelb sehen. Das ist die gegenwärtig akzeptierte Theorie.

Die Gelb-Wahrnehmung war der Schlüsselpunkt in den Kontroversen über Farbtheorien. Wird Gelb durch die kombinierte Aktivität des Rot-Grün-Systems gesehen, oder ist es eine *primäre* Farbe, wie es seine reine Wahrnehmungsqualität annehmen lässt? Obgleich das reine Aussehen von Gelb – es sieht nicht wie eine Mischung aus – gegen Youngs Theorie ausgespielt wurde, kann dieser Einwand nicht überzeugen. Wenn rotes und grünes Licht gemischt wird (z. B. durch Projizieren dieser Lichter auf einen Schirm), sieht man Gelb. Und die Empfindung ist nicht von der zu unterscheiden, die durch monochromatisches Licht vom gelben Bereich des Spektrums ausgelöst wird. Zumindest in diesem Fall ist die Einfachheit der Empfindung kein Beleg für die Einfachheit der zugrunde liegenden neuronalen Prozesse.

Young wählte die drei Grundfarben aus gutem Grund. Er fand heraus, dass er jede Farbe (auch Weiß), die im Spektrum sichtbar ist, durch Mischung von drei, aber nicht weniger als drei Farben entsprechender Intensität herstellen konnte. Er erkannte außerdem, dass die Wahl an geeigneten Wellenlängen sehr groß ist. Das ist der Grund, weshalb es so schwierig ist, die Frage nach den Grundfarben zu beantworten. Gäbe es nur drei bestimmte Farben, durch deren Mischung sich der ganze Bereich an Farbtönen wiedergeben ließe, dann könnten wir mit ziemlicher Sicherheit sagen, dass diese mit den hauptsächlichsten Farbsystemen des Auges korrespondieren dürften. Aber leider gibt es keinen einzigartigen Satz von drei Wellenlängen, der diese Bedingungen erfüllt.

Youngs Demonstration ist sehr eindrucksvoll; Tafel VIII vermittelt einen Eindruck davon.

Die Young-Helmholtz-Theorie besagt, dass es drei farbempfindliche Rezeptortypen (Zapfen) gibt, die jeweils auf Rot, Grün oder Blau (bzw. Violett) reagieren, und alle Farben durch die Mischung der Signale dieser drei Systeme gesehen werden. Es wurde viel Arbeit darauf verwandt, die Reaktionskurve der drei Systeme zu isolieren, was sich als überraschend schwierig herausstellte (Tafel IX).

Die folgende Abbildung ist grundlegend für das Verständnis des Farbensehens – sie zeigt die so genannte Unterschiedsempfindlichkeitsfunktion (Tafel X). Darin werden die Wellenlängen des Lichts mit den Schwellenwerten der Wellenlängenunterschiede in Beziehung gesetzt, die eine unterscheidbare Farbveränderung hervorrufen. Wenn wir Tafel X betrachten, sehen wir, dass sich der Farbton nur sehr wenig ändern sollte, wenn die Wellenlänge an den Enden des Spektrums verändert wird, denn die Änderung, die erfolgt, besteht lediglich in einem allmählichen Ansteigen der Aktivität des Rot- oder Blau-Systems. Wir sollten daher an den Enden des Spektrums nur eine Veränderung der Helligkeit, aber keine oder kaum eine Veränderung der Farbe sehen. Und das ist tatsächlich der Fall. In der Mitte des Spektrums ist dagegen ein dramatischer Farbwechsel zu erwarten, da die Empfindlichkeit des Rot-Systems steil abnimmt, während die des Grün-Systems rasch ansteigt. Eine geringe Veränderung der Wellenlänge muss daher eine deutliche Verschiebung der relativen Aktivität des Rot- und Grün-Systems und damit einen deutlichen Farbwechsel hervorrufen. Danach ist zu erwarten, dass die Farbunterscheidung im gelben Bereich besonders gut ist, und das trifft tatsächlich zu.

Eine alternative Theorie, die Hering'sche Gegenfarbentheorie, ging von vier Zapfenpigmenten aus, die «Gegenfarben» signalisieren. (Man sieht diese als negative Nachbilder, wenn man mehrere Sekunden lang ein helles farbiges Licht fixiert hat.) Obwohl diese Theorie heute überholt erscheint, ist sie nicht völlig außer Diskussion, da es offenbar tatsächlich antagonistische Prozesse jenseits der Rezeptorebene gibt, und diese repräsentieren Gelb.

Bei Gemälden und Farbdrucken dienen Pigmente dazu, Farben aus dem weißen Licht zu entfernen – sie zu subtrahieren. Die Pigmente (oder Filter, wie sie meist bei der Farbfotografie benutzt werden) sind die «Komplementäre» von Youngs Primärfarben Rot, Grün und Blau, die kombiniert eine *additive* Farbmischung ergeben (Tafel VIII). Malerfarben (und das gilt für die Oberflächen aller Objekte, die kein Licht aussenden) können nur Farben wegnehmen. Wir sehen das, was übrig bleibt; so absorbieren grüne Blätter alle Farben des Spektrums mit Ausnahme von Grün.

Man kann sich auf zwei Weisen vorstellen, wie das *Subtrahieren* von Farben (subtraktive Farbmischung) vor sich geht: aus der Antwortkurve der Zapfen (Tafel IX) und aus dem Farbendreieck (Tafel XI). Die Farben, die zur Subtraktion benutzt werden, liegen sich auf dem Farbdreieck gegenüber. In ähnlicher Weise liegen sich Komplementärfarben – wie man sie in Nachbildern sieht – auf dem Farbdreieck gegenüber, denn die nicht beeinflussten Farbrezeptoren sind nun, relativ gesehen, aktiver. Wenn man daher im Anschluss an das Betrachten eines hellen roten Lichtes ein weißes Licht ansieht, so erscheint es bläulich-grün. Anders formuliert: Nach dem Herausfiltern einer Farbe durch Absorption dominiert in der restlichen Gesamtfarbe die gegenüberliegende Farbe.

Drucker und Graphiker benutzen daher nicht Rot, Grün und Blau, sondern *Cyan* (stimuliert die blauen und grünen Rezeptoren), *Magenta* (stimuliert die roten und blauen Rezeptoren) und *Gelb* (stimuliert die roten und grünen Rezeptoren).

Das Drucken von Cyan subtrahiert Rot, Magenta subtrahiert Grün und Gelb subtrahiert Blau. Eine Subtraktion sämtlicher Farben ergibt Schwarz. Die Subtraktion keiner Farbe ergibt Weiß, wenn wir von weißem Papier ausgehen. Auf diese Weise wurden die Farbtafeln in diesem Buch gedruckt. Eine rote Färbung des Papiers wird beispielsweise dadurch erreicht, dass man magentafarbene und gelbe Tinte verwendet (Tafel XII).

Man kann Farben jedoch auch additiv drucken – mittels des Pointillismus. Wie die französischen Impressionisten entdeckten, lassen sich mit kleinen, dicht gedrängten Farbtupfern besonders interessante Effekte erzielen. Wenn sie nicht getrennt wahrgenommen werden, sondern im Auge miteinander verschmelzen, lassen sich Bilder mit wundervoll klaren, schimmernden Farben erzeugen, die die Realität übertreffen. Nach diesem Prinzip arbeitet auch das Farbfernsehen.

Farbenblindheit

Es ist erstaunlich, dass die häufigste Form von Farbsinnstörungen, bei der Rot mit Grün verwechselt wird, erst gegen Ende des 18. Jahrhunderts entdeckt wurde. Der Chemiker John Dalton bemerkte damals, dass er gewisse Substanzen nicht anhand ihrer Farbe unterscheiden konnte, obgleich dies anderen Personen offenbar keine Schwierigkeit bereitete. Der Grund dafür, dass Farbenblindheit so lange übersehen wurde, liegt vermutlich darin, dass wir Gegenstände aufgrund zahlreicher Kriterien erkennen. Wir nennen Gras «grün», weil alle es grün nennen, was auch immer sie sehen. Das ist Teil des Problems: Wie kann ich wissen, dass Sie unter der Empfindung «grün» dasselbe verstehen wie ich? Wie können wir gegenseitig um unsere Empfindungen oder

«Qualia» wissen? Die Antwort lautet: Wir kennen die Empfindungen unseres Gegenübers nicht und haben auch keine Möglichkeit, sie kennen zu lernen. Wir können jedoch die Fähigkeit testen, zwischen verschiedenen Parametern, z. B. Farben, zu unterscheiden, und gegebenenfalls den Verlust dieser Diskriminierungsfähigkeit feststellen.

Im Fall eines Chemikers, der Substanzen identifizieren will, gibt es jedoch Situationen, wo *allein* die Farbe der Substanz in der Flasche zur Identifikation genutzt werden kann. Das ist der Schlüssel, um die individuelle Fähigkeit zur Farbunterscheidung zu testen. Die häufigste Farbsinnstörung ist, wie wir bereits erwähnt haben, die Verwechslung von Rot und Grün, sie ist aber nicht die einzige. Rot-Grün-Störungen sind überraschend häufig. Mindestens 10 Prozent der Männer leiden in ausgeprägter Form unter diesem Defekt; bei Frauen ist er dagegen äußerst selten. (Rot-Grün-Blindheit wird durch ein rezessives Gen auf dem X-Chromosom vererbt.) Weniger häufig tritt in beiden Geschlechtern Grün-Blau-Blindheit auf.

Man unterscheidet bei der Farbenblindheit drei Haupttypen, die auf den drei Rezeptorsystemen basieren. Sie wurden früher als Rot-Grün- oder Blau-Grün-Blindheit (oder «Fehlsichtigkeit») bezeichnet, doch eine Bezeichnung nach Farben wird heute im Allgemeinen vermieden. Einigen Menschen fehlt eines der drei Zapfensysteme völlig, und man spricht von *Protanopen, Deuteranopen* oder *Tritanopen* (bei Ausfall entweder des ersten, des zweiten oder des dritten farbempfindlichen Systems). Zum Verständnis der Farbsinnstörung trägt das jedoch nicht viel bei. Das entscheidende Merkmal ist, dass diese Menschen nur Licht mit zwei Farben benötigen, um alle Spektralfarben abzugleichen, die sie sehen können. Youngs Farbenmischungstheorie gilt also zwar für die meisten Menschen, aber nicht für extreme Fälle von Farbenblindheit. Häufiger findet sich nur eine verringerte Empfindlichkeit gegenüber einigen Farben und kein vollständiger Ausfall eines Farbsystems. Wie oben erwähnt, unterscheidet man *Protanopie* (Rotschwäche), *Deuteranopie* (Grünschwäche) und *Tritanopie* (Blauschwäche). Eine Tritanopie ist äußerst selten. Menschen mit diesen Mängeln werden als Farbanomale bezeichnet: Sie benötigen zwar Licht mit drei Farben zum Mischen einer Spektralfarbe im Farbvergleich, verwenden diese jedoch gegenüber Normalsichtigen in anderen Proportionen oder relativen Intensitäten.

Das wichtigste Maß für die Farbanomalität ist das Verhältnis von rotem und grünem Licht beim Farbvergleich gegen ein monochromatisches Gelb. 1881 entdeckte der Physiker Lord Rayleigh, dass Menschen, die Rot mit Grün verwechseln, entweder mehr Rot oder mehr Grün benötigen, um ihren Farbeindruck an das monochromatische Gelb (wie von einer Niederdruck-Natriumlampe) anzupassen, das als Referenz dient. Zur Prüfung des Farbensehens anhand der Rayleigh-Gleichung wurden spezielle Instrumente gebaut, in denen dicht neben einem monochromatischen Gelb-Feld ein rot-grünes Mischfeld angeboten wird. Die relativen Intensitäten von Rot und Grün in der Mischung können variiert werden, bis die Mischung vom Beobachter als identisch mit dem monochromatischen Gelb im Referenzfeld angesehen wird. Das Verhältnis wird von einer Skala abgelesen, die den Grad der Protanopie und Deuteranopie anzeigt. Ein solches Instrument nennt man Anomaloskop.

Wie bereits erwähnt, scheint Gelb eine derart reine Farbe zu sein, dass oft angenommen wurde, es müsse spezielle Gelbrezeptoren geben, die auf diese Wellenlänge abgestimmt sind. Aber mit einem Anomaloskop lässt sich sehr einfach zeigen, dass Gelb – einschließlich von monochromatischem Gelb – immer durch eine Mischung von Rot- und Grün-Rezeptoren gesehen wird (Tafel XIII).

Wenn es spezielle gelbsensitive Rezeptoren gäbe, ginge die Übereinstimmung verloren, sobald die Augen des Beobachters an rotes oder grünes Licht adaptiert sind. Denn bei getrenntem Gelb-Rezeptor würde das monochromatische Feld gelb gesehen, trotz der Adaptation auf Rot oder Grün, die sich dann nur im Mischfeld äußern würde. Aber Gelb, das durch Mischung von roten und grünen Rezeptorsystemen gesehen wird, muss auf der Spektralskala verschoben werden, wenn die Empfindlichkeit des roten oder grünen Systems isoliert durch Adaptation verändert (verringert) wird. Das entspricht einer Änderung ihrer relativen Intensitäten im Mischfeld, und genau das geschieht auch. Wann immer die Übereinstimmung nach der Adaptation erhalten bleibt, kann es keine unterschiedlichen Rezeptoren geben, die die Felder signalisieren. Einen speziellen Gelb-Rezeptor gibt es daher nicht. Das Experiment kann mit anderen Farben mit gleichem Ergebnis wiederholt werden, was zeigt, dass keine Farbe ein spezielles System besitzt: Alle werden durch Mischung gesehen, ausgenommen extremes Rot und extremes Blau, die durch Adaptation ihre Farbe nicht verändern.

Dasselbe Resultat erhält man bei anomalen Beobachtern: Die anfängliche Einstellung ist zwar anders – sonst würde das Instrument keine Anomalie anzeigen –, wird aber ebenfalls durch Adaptation nicht beeinflusst.

Das führt zu einer eigenartigen Schlussfolgerung. Wenn das Anomaloskop nicht zwischen dem normalen Auge vor und nach Farbadaptation differenzieren kann (wobei diese Adaptation das Aussehen der Felder im Instrument stark verändert), wie kann es dann Farbanomalie messen? Das anomale Auge muss sich vom farbadaptierten Auge deutlich unterscheiden. Daher kann Anomalie nicht auf einer einfachen Verringerung der Empfindlichkeit des roten oder grünen Systems beruhen. Genau das wird von den Farbanomalien gewöhnlich angenommen, kann aber nicht stimmen. Die Ursache der Anomalien ist nicht immer klar; viele Gründe kommen in Frage. Anomalien sind sicher nicht durch einen einfachen Fotopigmentmangel bedingt, sonst würde das Anomaloskop nicht funktionieren, doch einige Formen der Anomalie gehen auf spektrale Verschiebungen der Antwortkurven zurück. Andere sind vielleicht durch neuronale «Kurzschlüsse» der Farbrezeptorensysteme bedingt, sodass sich das rote und das grüne System mehr oder minder wie ein einziges System verhalten.

Farbe ist mehr, als auf den ersten Blick scheint

Wir übergehen die späteren heftigen, inzwischen schon historischen Debatten, ob es drei, vier oder sieben Farbsysteme gibt, und akzeptieren Youngs Vorstellung, dass alle Farben auf eine Mischung von drei Farben zurückgeführt werden können. Aber es gehört mehr zum Farbensehen, als durch Experimente mit farbigen Lichtern enthüllt werden kann. So neigen wir beispielsweise dazu, die Farben der Oberflächen von Objekten trotz großer Veränderungen in der Farbe des Lichts, das die Objekte beleuchtet, als weitgehend dieselbe zu sehen. Dieses Phänomen wird als Farbkonstanz bezeichnet. Es besagt implizit, dass wir, wo es um das Sehen eines Objektes geht, nicht Farben einfach entsprechend der Wellenlänge sehen. Darüber hinaus besagt es, dass man bei Tests mit einfachen Schaubildern, wie sie für quantitative Messungen im Labor entworfen worden sind, wesentliche Eigenschaften übersehen kann.

In den sechziger Jahren des 20. Jahrhunderts wurde die Fachwelt in dieser Hinsicht von dem einfallsreichen Amerikaner Edwin Land wachgerüttelt. Neben der Erfindung der Polaroid-Kamera noch als Student und der späteren Entwicklung der Sofortbild-Kamera hat er in eleganten Demonstrationsversuchen gezeigt, dass das, was für die Farbmischung von einfachen Lichtflecken gilt, nicht die vollständige Erklärung für die Farbwahrnehmung beinhaltet. Wenn die Lichtflecke komplizierter sind und Gegenstände darstellen, kommt es zu seltsamen Effekten.

Land wiederholte Youngs Farbmischexperimente. Hierzu verwendete er jedoch nicht einfache Lichtfelder, sondern Diapositive von Mustern oder Szenen. Dabei fällt uns die Farbfotografie ein, die sich auf dem Boden der Young'schen Experimente entwickelt hat, denn beim Farbfilm werden physikalisch nur drei Farben verwendet. Land benützte aber nur zwei Farben und fand, dass wir auch bei nur zwei Wellenlängen bei Mustern oder Szenen einen überraschenden Farbreichtum wahrnehmen.

Die Technik besteht darin, zwei Schwarz-Weiß-Negative derselben Szene durch zwei verschiedene Farbfilter aufzunehmen. Aus den Negativen werden Diapositive angefertigt, die mit zwei Projektoren durch die jeweils ursprünglichen Farbfilter übereinander projiziert werden. Damit lässt sich fast jede Farbe erzeugen.

Schon bei einem Rotfilter vor dem einen Projektor und ohne Farbfilter vor dem anderen werden überraschenderweise ganz gute Resultate erzielt. Nach Youngs ursprünglichem Experiment würden wir nichts anderes als unterschiedlich gesättigte Rosatöne (mit mehr oder weniger Weißzusatz) erwarten. Aber wir nehmen Grün und andere Farben wahr, die physikalisch gar nicht angeboten werden. Dieses Ergebnis hätte man jedoch aufgrund von zwei sehr gut bekannten Tatsachen voraussehen können. Erstens wurden bei den alten Farbfilmen nur zwei Farben benutzt – erst später wurde erkannt, wie erstaunlich gut diese Filme farblich sein können. Zweitens gelingt es nicht – auch wenn Young fand, dass alle Spektralfarben und Weiß durch die Mischung von drei Farben erzeugt werden können –, *jede* Farbe zu mischen, die gesehen werden kann. Zum Beispiel lassen sich kein Braun und ebenso wenig die Metallfarben wie Silber und Gold mischen. Es bleibt also ein Rätsel um den Einsatz von drei Farben, ganz zu schweigen von nur zwei.

Betrachtet man ein gewöhnliches Farbdiapositiv auf einer Leinwand, dann sieht man so ziemlich alle Farben, die wir sehen können. Es enthält aber nur die drei Farben aus dem Young'schen Experiment. Der Farbfilm ist nichts anderes als ein komplexes räumliches Arrangement von drei Farbfiltern, und trotzdem sehen wir durch sie Braun und die anderen Farben, die Young mit seinen drei einfachen, überlappenden Farbkreisen nicht erzeugen konnte (Tafel VIII).

Dies bedeutet, dass jede einfache Darstellung des Farbensehens zum Scheitern verurteilt ist: Farben hängen nicht nur von den Reizen Wellenlänge und Intensität ab, sondern auch von Intensitätsunterschieden zwischen kleinen Bereichen sowie davon, ob die Muster als dargestellte Gegenstände akzeptiert werden. Man könnte annehmen, dass so etwas höhere Gehirnprozesse erfordert, aber erstaunlicherweise konnte gezeigt werden, dass Bienen auf ähnliche Weise sehen! Der Physiologe Semir Zeki, der in London arbeitet, hat kürzlich nachgewiesen, dass es im visuellen Areal des Schimpansengehirns Neuronen gibt, die auf «Land-Farben» antworten. Diese Neuronen liegen in der Area V4 und greifen bereits früh in die Verarbeitung von Signalen von den Augen ein; es handelt sich daher vermutlich nicht um einen Prozess auf höherer Ebene. Es scheint mit der Farbkonstanz in Zusammenhang zu stehen, die bei Augen und Gehirnen nachgewiesen ist, welche so relativ einfach wie diejenigen von Bienen sind.

Die Augen tendieren dazu, in Weiß nicht eine besondere Mischung von Farben zu akzeptieren, sondern eher die allgemeine Beleuchtung, was auch immer das sein mag. So erscheint uns auf der Landstraße das Scheinwerferlicht weiß. In der Stadt aber, wo es mit hellen weißen Lichtern verglichen werden kann, sieht es recht gelb aus. Dasselbe gilt für Kerzenlicht im Vergleich zu Tageslicht. Das bedeutet, dass sich das Bezugssystem für das, was als Weiß angesehen wird, verändern kann. Erwartung und vorhergehende Kenntnis der normalen Farbe der Gegenstände ist von Bedeutung: Gegenstände wie Apfelsinen oder Zitronen werden in satteren Farben gesehen, wenn man sie als solche erkennt. Aber dies ist sicher nicht die ganze Erklärung. Land war sorgfältig darauf bedacht, Gegenstände zu verwenden, deren Farben den Beobachtern nicht bekannt sein konnten, z. B. Drahtrollen, die mit Plastik überzogen waren, und farbige Wolle. Dennoch kam er bei seinen zweifarbigen Projektionen zu den besprochenen überraschenden Resultaten.

Wissenschaftler stehen ständig vor dem Problem, Experimente zu entwickeln und auszuführen, die einerseits einfach genug sind, um sich analysieren zu lassen, und andererseits genügend komplex, um den ganzen Reichtum der Wahrnehmungsphänomene zu enthüllen. In diesem Sinne ist Wissenschaft eine Kunst. Und wie die Kunst lässt sie sich nicht vollständig meistern.

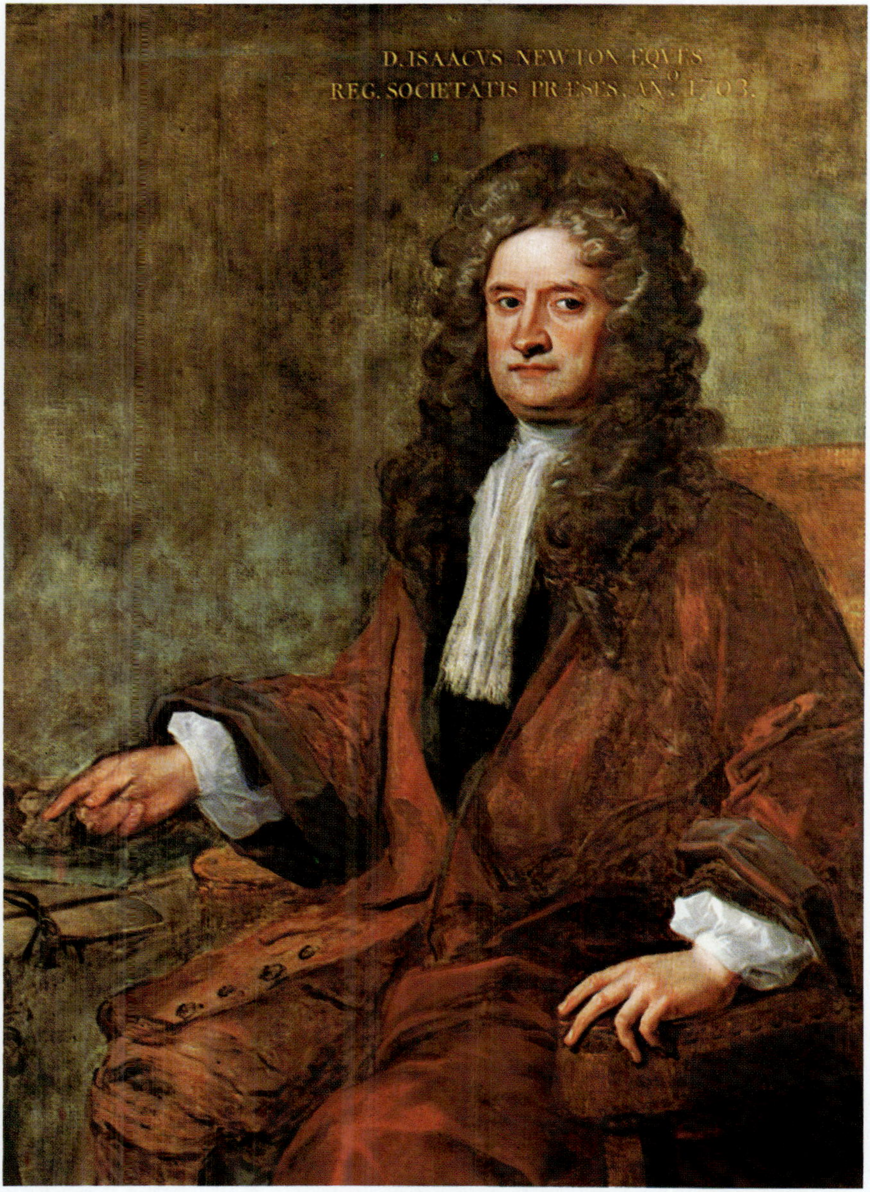

Tafel I Sir Isaac Newton (1643–1727) von Charles Jervas. Im Großen und Ganzen nahm Newton an, dass Licht aus Partikeln besteht, doch er sah viele der Schwierigkeiten voraus, die zu der modernen Theorie vom Welle-Teilchen-Dualismus des Lichts geführt haben. Newton entwickelte die ersten Experimente, die zeigten, dass weißes Licht eine Mischung der Spektralfarben ist, und ebnete damit den Weg für das Verständnis des Farbensehens. Er erkannte, dass Licht selbst nicht farbig ist, aber Farbeindrücke auslöst, die, wie wir heute wissen, von spezialisierten Zellen im Gehirn hervorgerufen werden.

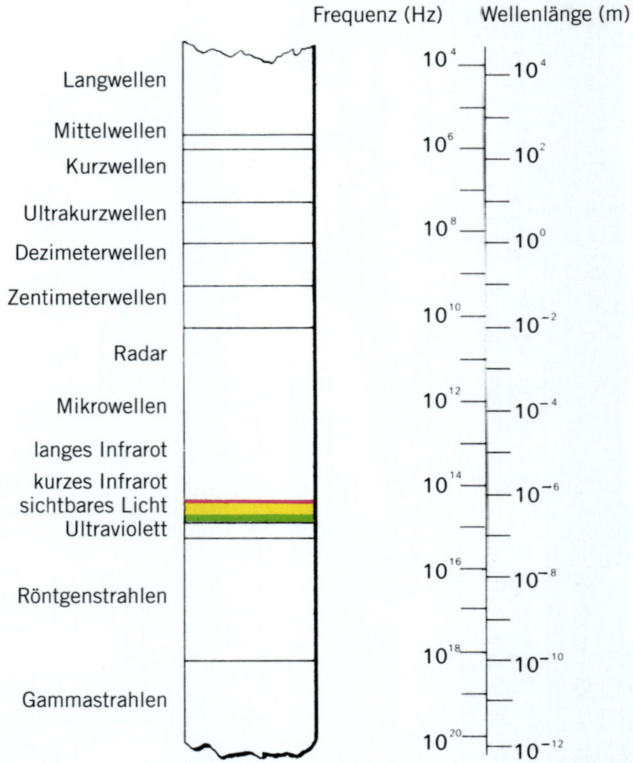

Tafel II Sichtbares Licht macht nur einen kleinen Teil des gesamten elektromagnetischen Spektrums aus. Die unterschiedlichen Eigenschaften der verschiedenen Frequenzen rühren von der Art und Weise her, wie elektromagnetische Strahlung mit Materie reagiert.

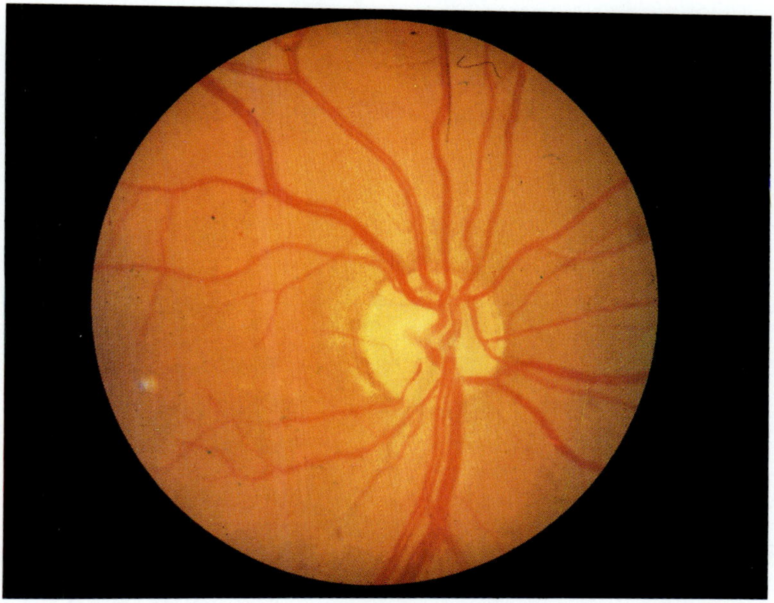

Tafel III Eine normale Netzhaut, durch einen Augenspiegel gesehen. Diese Aufnahme zeigt den gelben Fleck über der Sehgrube, wo die Sehschärfe am größten ist, die retinalen Blutgefäße, durch die hindurch wir die Welt sehen, und den großen blinden Fleck, wo Blutgefäße und Nerven den Augapfel verlassen.

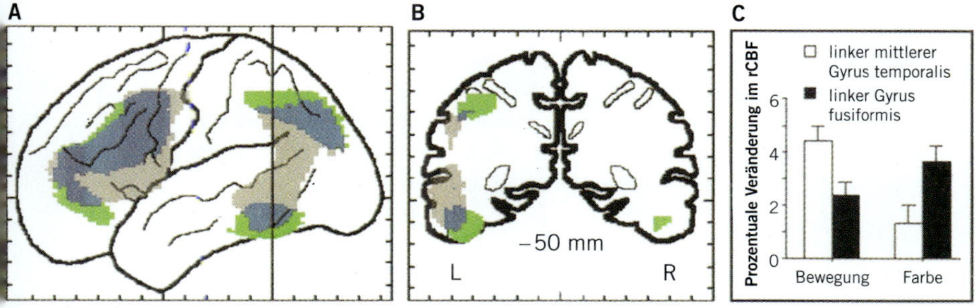

Tafel IV Die Gehirnaktivität, die mit der Vorstellung von Farbe und Bewegung in Zusammenhang steht. Wenn sich Versuchspersonen die Farbe eines Elefanten vorstellten, wurden Gehirnregionen aktiviert, die mit dem Farbsehen assoziiert sind (grün); stellten sie sich hingegen Bewegung vor, leuchteten die Bewegungsregionen auf (grau). Da der Input unverändert blieb, erhellt dies die physiologische Basis der Kognition. (Aus Martin, A. *et al.* [1995]: Discrete cortical regions associated with knowledge of colour and knowledge of action, *Science*, **270**, 102, © 1995 American Association for the Advancement of Science.)

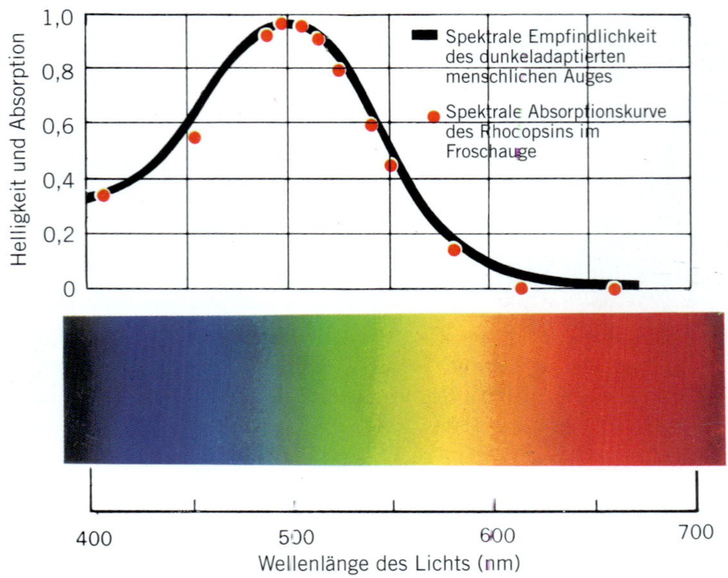

Tafel V Die chemische Grundlage des Sehens. Die *schwarze* Kurve zeigt die Empfindlichkeit des dunkeladaptierten menschlichen Auges für verschiedene Wellenlängen des Lichts. Die *roten* Punkte geben die Lichtmenge des gleichen Wellenbereichs an, die durch die photochemisch aktive Substanz Rhodopsin im Froschauge absorbiert wird. Die Kurven stimmen weitgehend überein, was dafür spricht, dass das dunkeladaptierte menschliche Auge bei der Lichtabsorption ebenfalls mit Rhodopsin arbeitet.

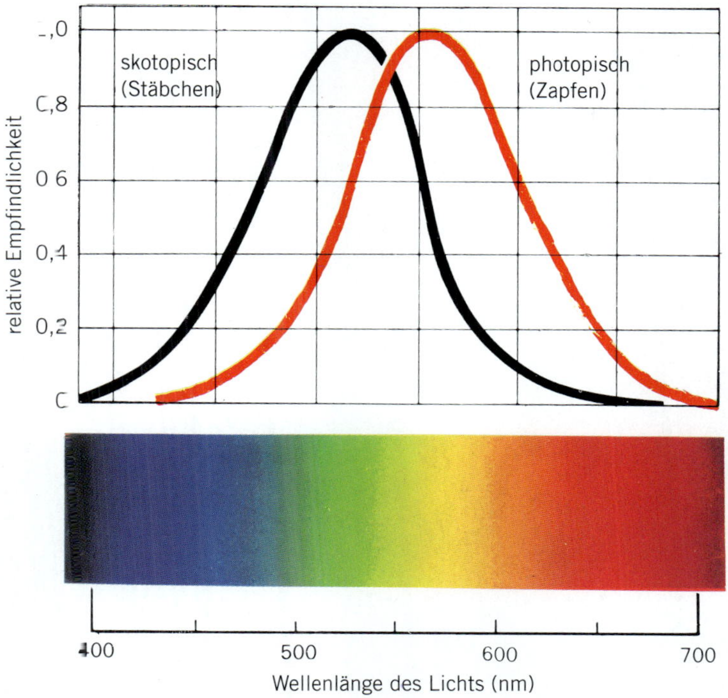

Tafel VI Spektrale Empfindlichkeitskurve. Dargestellt ist die Empfindlichkeit des Auges gegenüber verschiedenen Wellenlängen des Spektrums bei Hell- (rot) und Dunkeladaptation (schwarz). Die mit der Dunkeladaptation (Wechsel vom Zapfen- zum Stäbchensehen) erfolgende Verschiebung der spektralen Empfindlichkeit zur langwelligeren Seite des Spektrums wird als Purkinje-Phänomen bezeichnet.

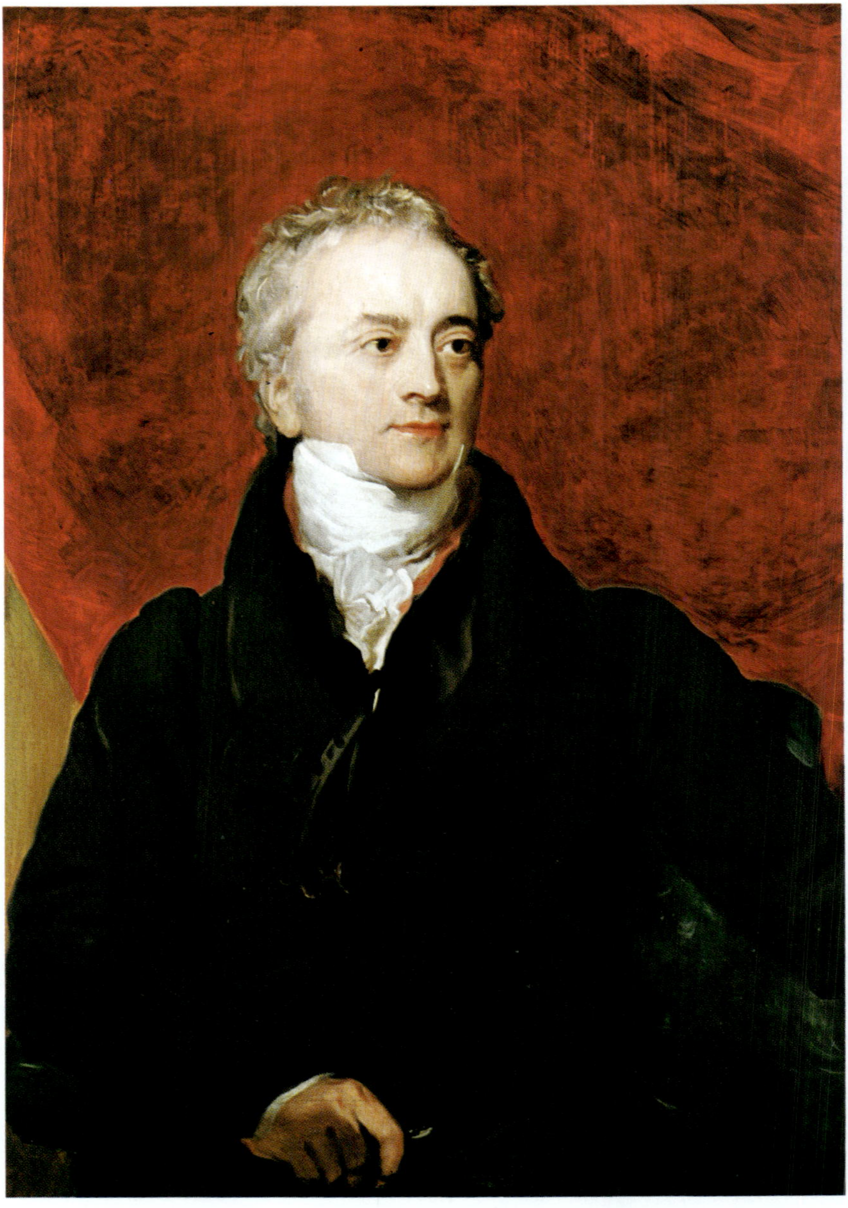

Tafel VII Thomas Young (1773 – 1829) nach Lawrence. Young legte gemeinsam mit Helmholtz den Grundstein zur modernen Erklärung des Farbensehens. Er leistete wichtige Beiträge zur Naturwissenschaft – insbesondere zur Lichtbeugung und zur Wellentheorie des Lichtes – wie auch zur Ägyptologie, wo er entscheidende Hinweise zur Übersetzung des Rosetta-Steins lieferte.

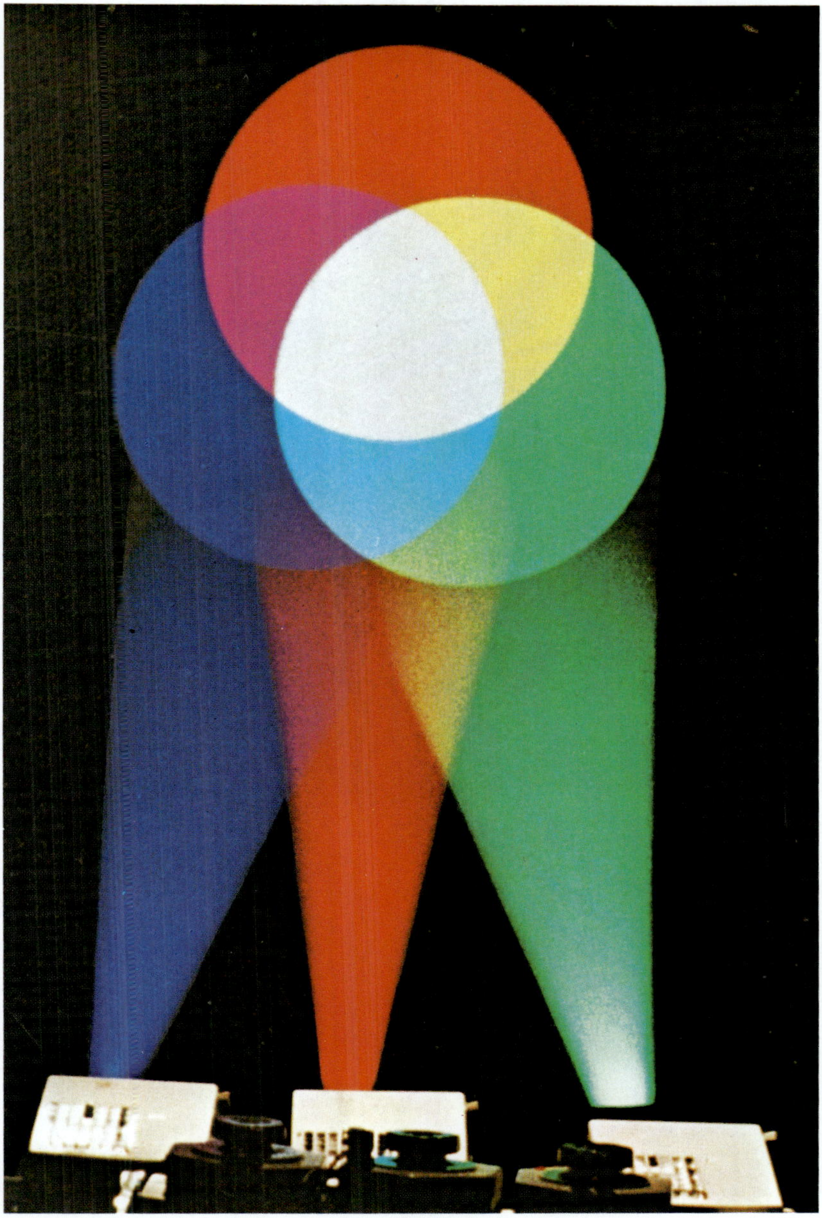

Tafel VIII Thomas Youngs Versuch zur Farbenmischung. Durch Mischen dreier im Spektrum weit voneinander entfernter farbiger Lichter (keiner Pigmente!) zeigte Young, dass jede Spektralfarbe durch geeignete Anpassung der relativen Intensitäten der drei Farben erzeugt werden kann. Er konnte auch Weiß erzeugen, aber kein Schwarz oder Nichtspektralfarben wie Braun, Gold oder Silber.

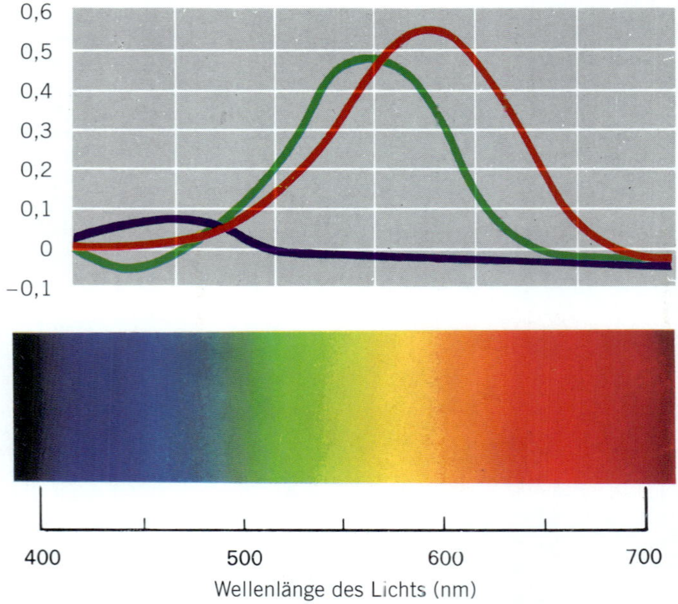

Tafel IX Die Farbempfindlichkeitskurven des menschlichen Auges nach W. D. Wright. Sie stellen die Absorptionskurven der drei farbempfindlichen Pigmente dar.

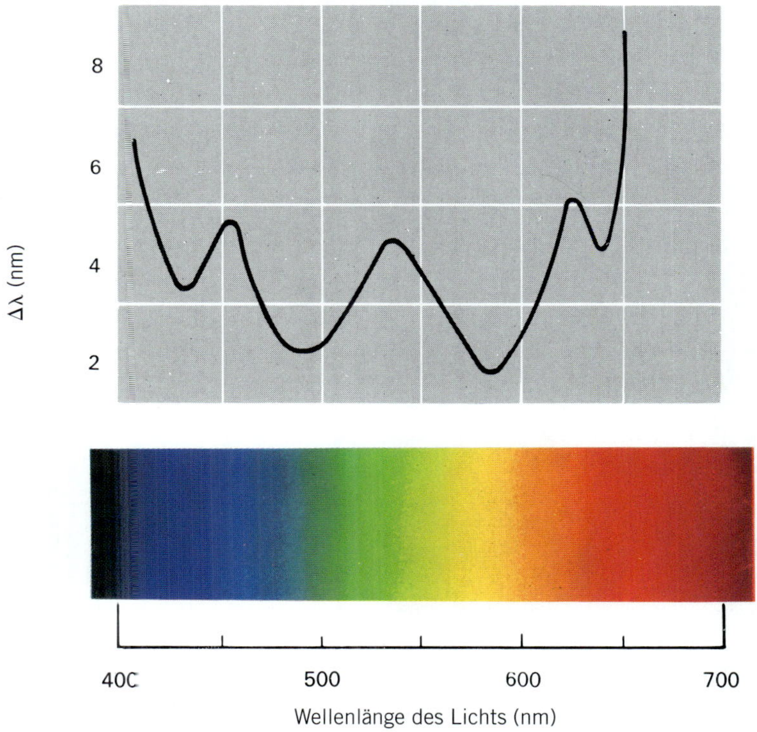

Tafel X Die Unterschiedsempfindlichkeitsfunktion zeigt, wie der geringste wahrnehmbare Wellenlängenunterschied, die so genannte Unterschiedsschwelle $\Delta\lambda$, mit der Wellenlänge λ variiert. Sie sollte dort am kleinsten sein (beste Farbunterscheidung), wo die Normalreizkurven (Tafel IX) entgegengesetzt am steilsten sind (die eine steigt, die andere fällt). Das trifft ungefähr zu.

Tafel XI Farbdreieck. Es repräsentiert den «Farbraum» innerhalb der drei Primärfarben des Thomas Young. Weiß in der Mitte entsteht durch die gleich große Aktivität der drei Systeme. Die Farbsättigung nimmt in Richtung auf jede Primärfarbe zu. Mischfarben treten entsprechend den verschiedenen Beiträgen der drei Systeme auf. Daher steht diese subjektive Farbkarte in Verbindung mit den primären Systemen und damit, wie sie bei verschiedenen Wellenlängen überlappen. Sie zeigt überdies, wie mehrere Wellenlängen Mischfarben erzeugen – ebenso, warum wir negative Nachbilder sehen, nachdem wir einem hellen farbigen Licht ausgesetzt waren. (Mit freundlicher Genehmigung von Minolta [UK] Limited.)

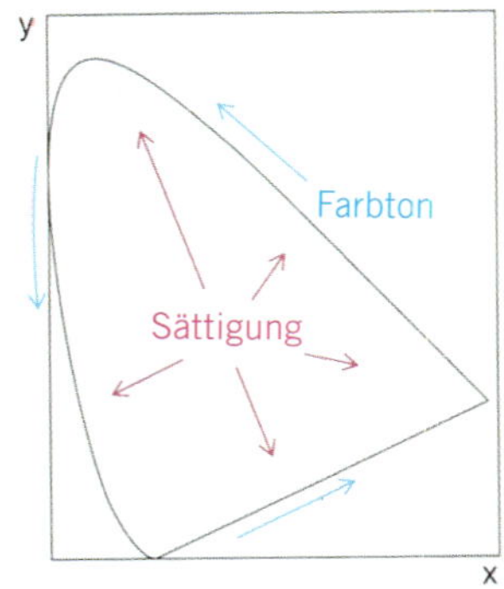

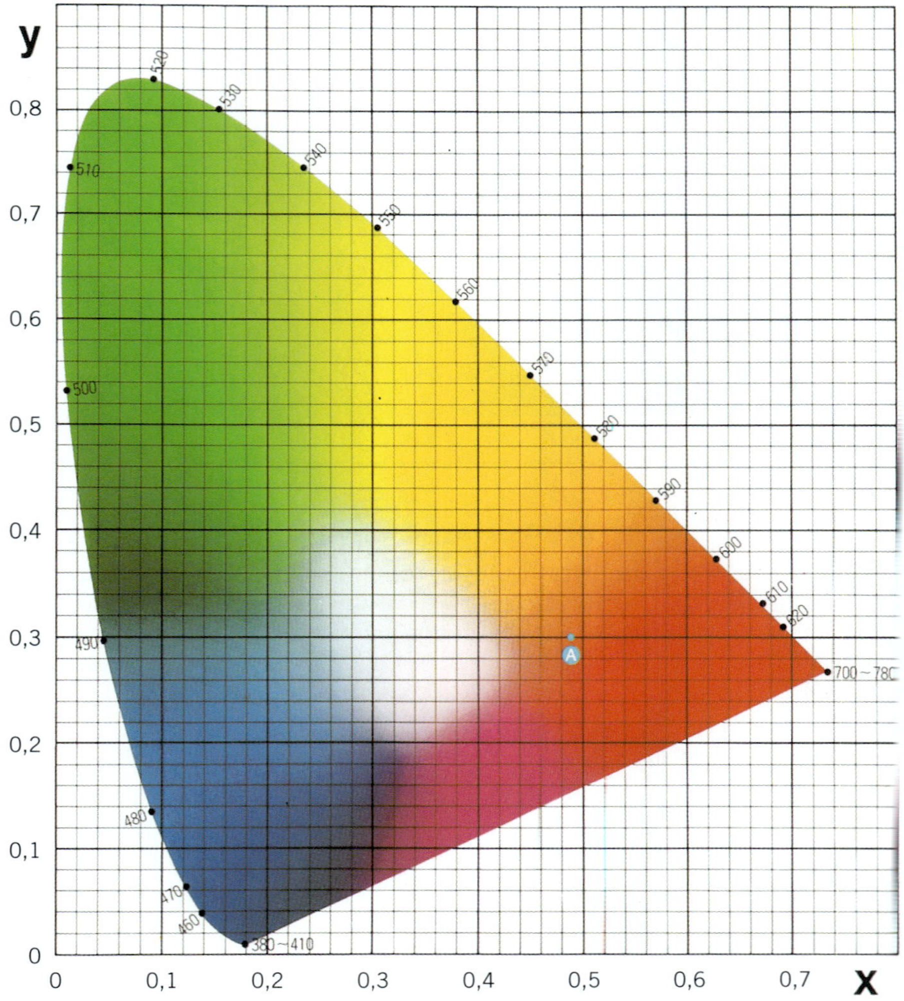

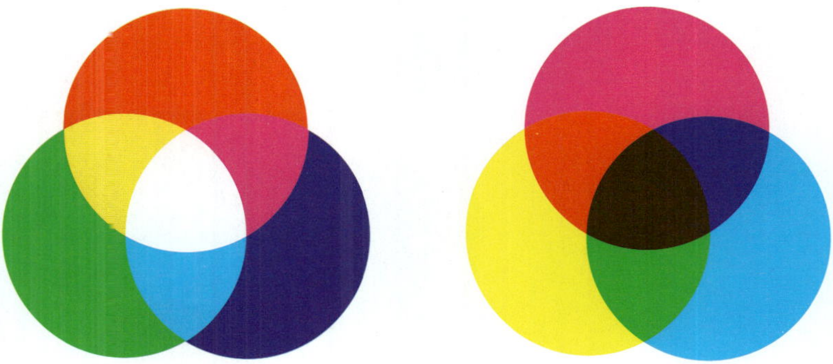

additives Farbenmischen subtraktives Farbenmischen

Tafel XII Addieren von farbigem Licht und Farbdruck durch Subtraktion von Weiß.

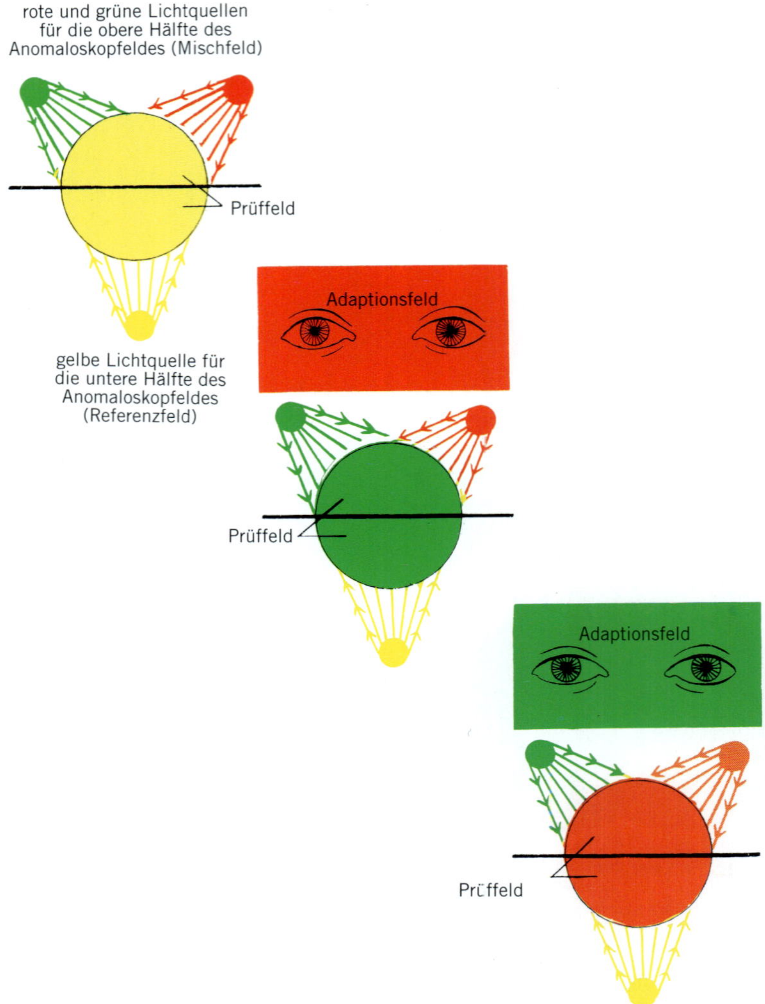

Tafel XIII Gibt es einen speziellen Gelbrezeptor?
Ein Beobachter stellt ein Anomaloskop so ein, dass er im Mischfeld und im monochromatischen Feld eine identische Farbe (gewöhnlich Gelb) sieht. Danach betrachtet er ein helles rotes Licht, um das Auge auf Rot zu adaptieren. Wenn die Netzhaut auf Rot adaptiert ist, soll er wieder ins Anomaloskop sehen und entscheiden, ob die beiden Felder noch dieselbe Farbe haben. Er wird dann beide Felder als grün, und zwar *identisch* grün, sehen. Der Farbvergleich wird also durch die Adaptation auf Rot nicht gestört, und so wird kein anderes Verhältnis von Grün und Rot im Mischfeld benötigt, um das monochromatische Gelb darzustellen. Es ist deshalb aufgrund der Einstellung des Anomaloskops nicht festzustellen, dass der Beobachter auf Rot adaptiert war. Trotzdem sieht er adaptiert etwas ganz anderes – ein lebhaftes Grün anstelle von Gelb in beiden Feldern. Dasselbe gilt für die Adaptation auf Grün – beide Felder werden im gleichen Rot erscheinen. Kurz gesagt: Der Farbvergleich stimmt immer, ob das Auge rot oder grün adaptiert ist, wenn die gesehenen Farben durch die Adaptation auch stark verändert werden. So werden beide Felder mittels neuronalen Mischens gesehen, obwohl ein Feld monochromatisch ist.

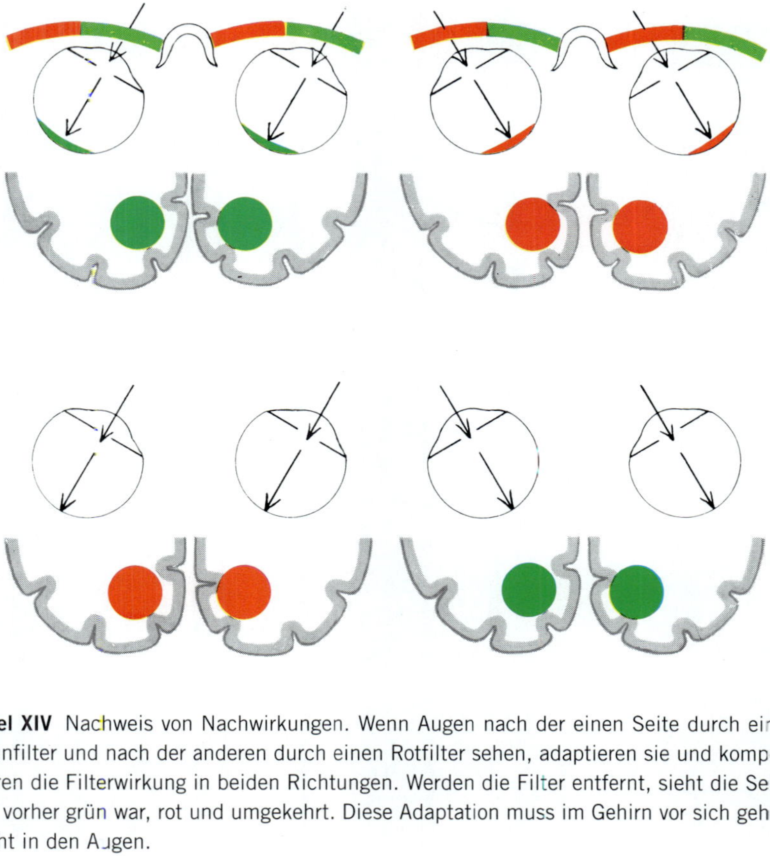

Tafel XIV Nachweis von Nachwirkungen. Wenn Augen nach der einen Seite durch einen Grünfilter und nach der anderen durch einen Rotfilter sehen, adaptieren sie und kompensieren die Filterwirkung in beiden Richtungen. Werden die Filter entfernt, sieht die Seite, die vorher grün war, rot und umgekehrt. Diese Adaptation muss im Gehirn vor sich gehen, nicht in den Augen.

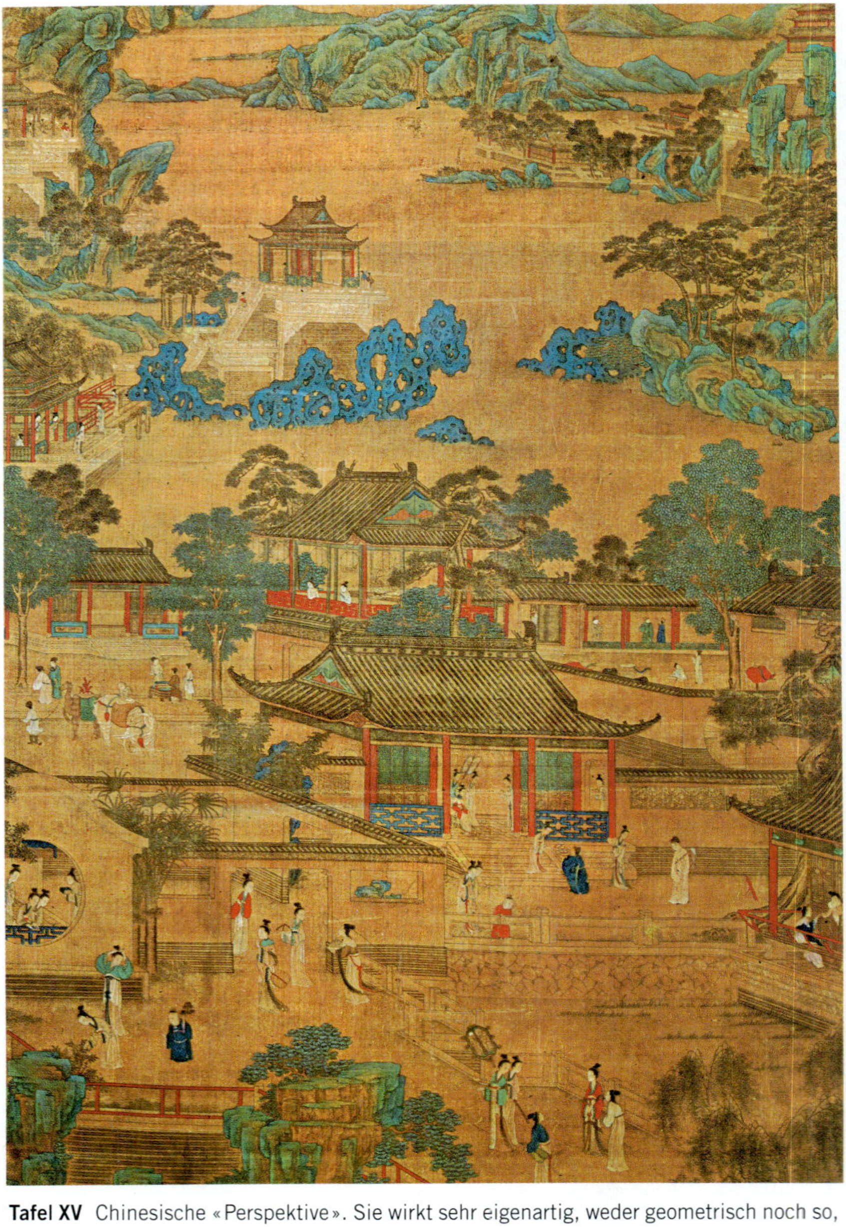

Tafel XV Chinesische «Perspektive». Sie wirkt sehr eigenartig, weder geometrisch noch so, wie uns die Welt infolge unserer Konstanzmechanismen erscheint. Die Chinesen arbeiteten mit ausgeklügelten symbolischen Konventionen. Was als gezeichnete Verzerrungen erscheint («negative Perspektive»), findet oft im Auge und Gehirn des Beobachters statt, wie in Abbildung 10.21.

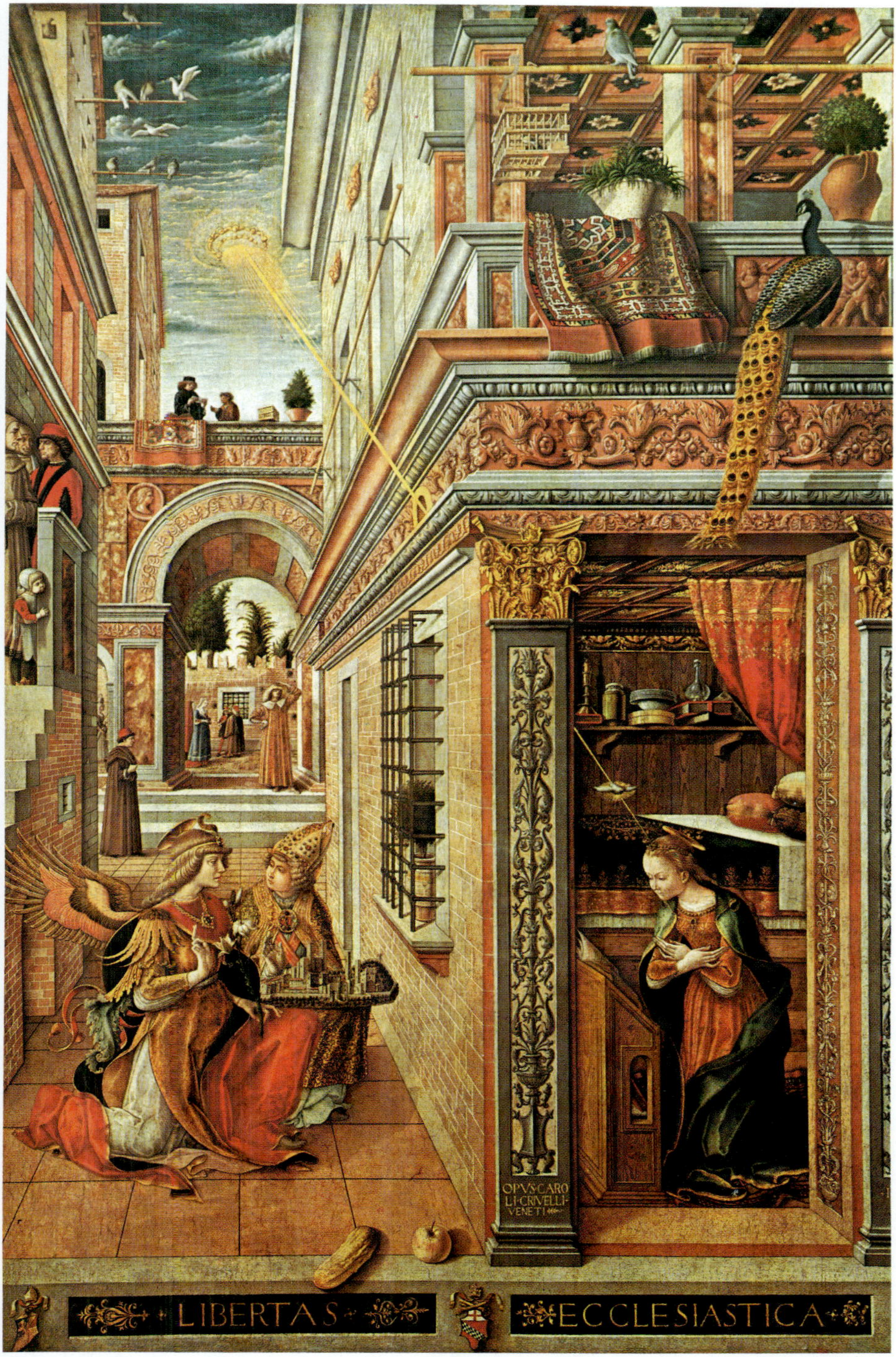

Tafel XVI Ein frühes, sehr stark ausgearbeitetes Beispiel für Perspektive: die *Verkündigung* von Criveli (etwa 1430–95).

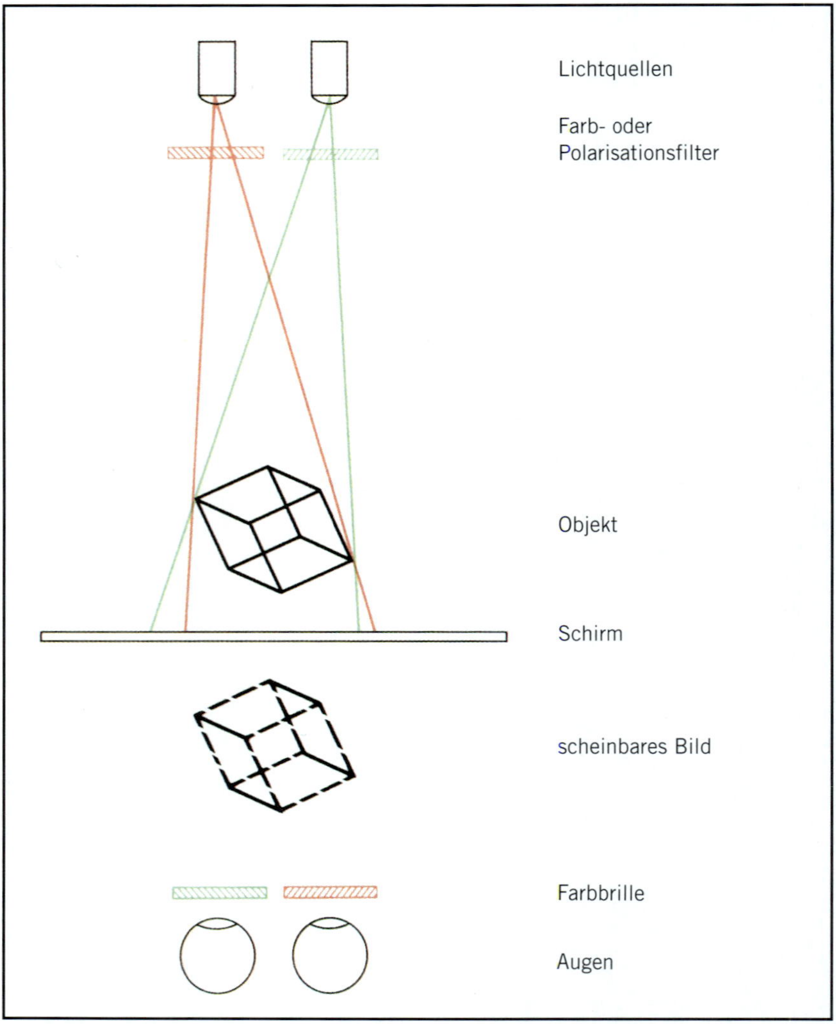

Tafel XVII Dreidimensionale Schattenprojektion. Ein Paar kleiner heller Lichtquellen (Niedervolt-Halogenlampen in einem lichtdichten Gehäuse) sind horizontal einen Augenabstand weit voneinander entfernt angebracht. Ihr Licht wird durch gekreuzte Polarisationsfilter oder durch Rot-Grün-Filter samt Brille zu den Augen geschickt. Die Täuschungsfiguren sind als dreidimensionale Drahtmodelle wiedergegeben. Mit einer einzigen Lichtquelle entspricht der Schatten, den sie werfen, exakt den Illusionsfiguren – er erscheint wie gewöhnlich verzerrt. Sobald aber die zweite Lichtquelle eingeschaltet wird, wird der Schatten sofort in den drei Dimensionen des Drahtmodells gesehen. Die Verzerrung verschwindet. (Das lässt sich wunderbar in der Vorlesung demonstrieren. Man sollte dabei einen Silberschirm benutzen, um eine Depolarisation zu verhindern, oder Rot-Grün-Filter samt Brille, die bei jedem Schirm funktionieren.)

8 Sehen lernen

Eine alte Frage in der Psychologie lautet: Wie lernen wir die Welt kennen? Werden wir mit ererbtem bzw. angeborenem Wissen geboren, oder müssen wir alles lernen, was wir wissen? Müssen Neugeborene sehen lernen?

Philosophen lassen sich in zwei Gruppen unterteilen: in die metaphysische Schule, die glaubt, dass wir mit einem bestimmten Wissen über die Welt geboren werden, und in die empirische Schule, die behauptet, dass alles Wissen der sensorischen Erfahrung entstammt. Für die Metaphysiker ist es klar, dass man bei genügend konzentriertem und richtigem Denken Entdeckungen über die Welt – sogar Entdeckungen wie die Zahl der Planeten – machen kann, ohne dass man aufstehen und einen Blick zum Himmel werfen müsste. Für Empiriker ist Wahrnehmung die Basis aller Erkenntnis, wenn auch nicht geleugnet werden kann, dass Wissen und Annahmen die Wahrnehmung auch beeinflussen können.

Psychologen beschäftigen sich stärker mit der Entwicklung als mit dem, was angeboren ist. Aber wie viel der kindlichen Entwicklung ist durch Vererbung vorprogrammiert? Nach gegenwärtiger Sicht spielt das individuelle Verhalten eines Kindes eine große Rolle; daher ist Entwicklung das komplexe Ergebnis von Wechselwirkungen mit der Welt der Objekte in sozialen Situationen und damit stark abhängig von der Eigeninitiative des Kindes und den verfügbaren Spiel- und Entdeckungsmöglichkeiten. Kinderspiele sind den forschenden Spielen der Wissenschaftler in ihren Kinderstuben – den Labors – nicht unähnlich.

Es gibt jedoch viele Tiere, die offenbar eine Menge über die Welt der Objekte wissen, bevor sie sie jemals erfahren haben. Insekten spielen erfolgreich Verstecken mit Raub- und Beutetieren, bevor sie Zeit gehabt haben zu lernen. Zugvögel nehmen den Sternhimmel zu Hilfe, um über eintönige Ozeane zu fliegen, auch wenn sie den Himmel niemals zuvor gesehen haben. Wie ist das möglich, wenn die Empiriker Recht haben und unser ganzes Wissen auf Erfahrung basiert?

Sehr schnelles Lernen wird leicht mit sofort verfügbarem Wissen verwechselt. Viele Wissenschaftler, die sich mit Sprachentwicklung beschäftigen, nehmen an, dass ein Großteil der «fundamentalen» Strukturen der natürlichen Sprache ererbt sein muss, weil es unmöglich scheint, dass ein Kind in so kurzer Zeit so viel lernt. Ein entscheidendes, wenn auch ethisch inakzeptables Experiment wurde auf Geheiß von König James IV. von Schottland (1473–1513) durchgeführt, der zwei Babys auf der einsamen Insel Inchkeith aussetzte und von einer taubstummen Frau aufziehen ließ. Es wurde berichtet (wenn auch nicht allgemein geglaubt), dass die Kleinkinder spontan Hebräisch sprachen, und zwar mit schottischem Akzent!

Mehr als 2000 Jahre lang hielten die Metaphysiker ihre Behauptung aufrecht, es gebe angeborenes Wissen, indem sie auf die Mathematik und besonders auf die euklidische Geometrie verwiesen, wo neue Tatsachen fortlaufend nicht durch Experimente oder Beobachtung, sondern durch das Denken und durch Jonglieren mit Symbolen entdeckt wurden. Erst seit dem großen deutschen Mathematiker Carl Friedrich Gauß (1777–1855) hat man erkannt, dass mathematische Entdeckungen etwas Besonderes sind; sie erbringen kein Wissen über Gegenstände, sondern über die möglichen und unmöglichen Musteranordnungen. Gauß gehörte zu den Ersten, die realisierten, dass es mehr als nur eine mögliche Geometrie – die euklidische – gibt, sondern auch andere in sich schlüssige Geometrien erdacht werden können. Daher ist es eine rein empirische Frage, welche Axiome der vorgeschlagenen Geometrien am besten auf unsere Welt passen. (Und es ist vermutet worden, dass der visuelle Raum nicht-euklidisch ist.) Mit der Entwicklung alternativer Geometrien brach die wichtigste Stütze für die These von einem *A-priori*-Wissen über Objekte im Raum in sich zusammen. Heute nimmt man an, dass weder Mathematik noch Logik neue Erkenntnisse über die Welt bieten, jedenfalls nicht in dem Sinn wie Tatsachen, die durch Beobachtungen entdeckt werden. Kurz gesagt, Wissen erwächst aus Erfahrung, obgleich Mathematik und Logik ungemein wichtige Instrumente sind, wenn es darum geht, Hypothesen zu testen und Schlüsse aus hypothetischen Modellen zu ziehen, die auf die Realität passen könnten.

Sicherlich reagieren Tiere auf viele Objekte und Situationen bei ihrer ersten Begegnung richtig, aber das macht sie nicht zu Metaphysikern. Denn sie sind Nachkommen ihrer Eltern, d. h., sie übernehmen durch Vererbung Wissen, das über viele Generationen und etliche Katastrophen hinweg durch natürliche Auslese gewonnen wurde. Diese natürliche Auslese favorisiert die Individuen mit dem bestangepassten Verhalten; sie überleben und geben ihr nützliches Wissen um die Welt mittels ihrer Gene weiter. Der genetische Code kann durch natürliche Auslese modifiziert werden, sodass ererbtes Wissen an die Nachkommen weitergegeben werden kann, doch was die Elterntiere im Laufe ihres individuellen Lebens gelernt haben, geht verloren.

Die phylogenetisch primitivsten Tiere verlassen sich weitgehend auf angeborene Reflexreaktionen, doch ihr Verhaltensrepertoire ist klein, und sie reagieren vorwiegend in stereotyper Weise. Bei einigen Insekten, insbesondere bei Bienen, lässt sich jedoch Lernen durch Wahrnehmung (perzeptuelles Lernen) nachweisen; sie können beispielsweise lernen, wo sich der Bienenkorb befindet oder wo reichlich Nektar zu finden ist – Wissen, das nicht angeboren sein kann. Das Muster der Blütenblätter, das den Weg zum Nektar zeigt, ist hingegen im ererbten Gehirn der Bienen verankert, Bienen ohne diese Fähigkeit sterben. Bienen besitzen also eine Mischung aus angeborenem und erworbenem Wissen.

Es ist nicht leicht herauszufinden, mit welchem Wissen Babys geboren werden und was erlernt werden muss. Die Schwierigkeit besteht darin, dass es für Experimente mit Babys enge Grenzen gibt und Säuglinge über außerordentlich wenig koordinierte Verhaltensweisen verfügen. Bis vor kurzem stammte praktisch alles, was wir über das Sehenlernen wussten, von jungen Tieren. Inzwischen gibt es jedoch sichere und effektive Methoden, um von Babys zu erfahren, was sie sehen können. Wir werden diese neuen Methoden und Befunde weiter unten diskutieren und uns zunächst mit einigen physiologischen Effekten von Erfahrung bei Tieren und anderen Themen beschäftigen, darunter auch, wie es ist, wenn Erwachsene ihr Augenlicht wiedergewinnen.

Physiologische Veränderungen

In neuerer Zeit sind Versuche durchgeführt worden, in denen es darum ging herauszufinden, ob physiologische «Merkmalsdetektoren» (Abb. 4.7) angeboren sind oder von frühen Erfahrungen beeinflusst werden. Zu diesem Zweck wurden junge Katzen in einer Umgebung aus senkrechten Streifen aufgezogen und anschließend auf ihr Sehvermögen für vertikale und andere Orientierungen getestet. Wie insbesondere die Untersuchungen von Colin Blakemore zeigten, sind junge Katzen, die in einer Welt leben, die nur aus vertikalen Streifen besteht, offenbar blind für horizontale Streifen – und ihnen fehlen horizontale Merkmalsdetektoren. Ebenso haben junge Katzen, die keine vertikalen Streifen kennen, keine gut entwickelten vertikalen Merkmalsdetektoren. Das spricht dafür, dass diese Merkmalsdetektoren bei der Geburt noch nicht vollständig ausgereift sind, sondern durch optische Stimulation entwickelt – oder «gestimmt» – werden. Das ist wichtig, wenn es um eine optimale Umgebung für Babys geht, besonders, da sich herausgestellt hat, dass einige angeborene neuronale Mechanismen degenerieren, wenn sie nicht stimuliert werden. Dies gilt eindeutig für die Fähigkeit, Tiefe räumlich wahrzunehmen. In der Kindheit gibt es «kritische Phasen» für das Sehenlernen, und ohne die richtigen Erfahrungen zur rechten Zeit können diese visuellen Fähigkeiten für immer verloren gehen. Die frühe optische Umwelt von Babys ist für das Sehvermögen des Erwachsenen sehr wichtig – man sollte sich also überlegen, wie man das Kinderzimmer tapeziert!

Anpassungen an anomale Bilder

Umgekehrte Bilder

Um herauszufinden, wie Wahrnehmungslernen funktioniert, können wir uns Experimente mit Tieren und Menschen ansehen, denen verschiedene optische Systeme angepasst werden, um das Netzhautbild zu verändern, und dann beobachten, ob Auge und Gehirn die Veränderung kompensieren bzw. an den veränderten Input adaptieren. Der amerikanische Psychologe G. M. Stratton war der Erste, der Ende des 19. Jahrhunderts derartige Versuche an sich selbst unternahm. Doch zunächst wollen wir uns mit Tierexperimenten beschäftigen.

Als man einem Affen eine Umkehrbrille aufsetzte, führte das dazu, dass er einige Tage lang unbeweglich verharrte. Er weigerte sich einfach, sich zu bewegen. Als er sich schließlich doch rührte, bewegte er sich rückwärts. Das ist interessant, da Umkehrbrillen eine Umkehrung der Tiefenwahrnehmung verursachen können. Ähnliche Experimente wurden mit Hühnerküken und älteren Hühnern durchgeführt. M.H. Pfister befestigte rechts-links-vertauschende Prismen über den Augen von Hühnern und registrierte dann ihre Fähigkeit, nach Körnern zu picken. Das natürliche Verhalten der Hühner war erheblich beeinträchtigt und zeigte auch nach dreimonatigem Tragen der Prismen keine entscheidende Verbesserung. Denselben Adaptationsmangel fand R. W. Sperry bei Amphibien. Bei ihnen wurden die Augen um 180° verdreht, woraufhin sie ihre Zunge beim Fangen von Nahrung in die falsche Richtung schleuderten. Hätte man sie sich selbst überlassen, wären sie verhungert. Ähnliche Ergebnisse erhielt A. Hess mit Küken, die Prismen trugen, welche das Bild nicht umkehrten, sondern es lediglich um 7° nach rechts oder links verschoben. Seine Küken pickten immer neben die Körner und passten sich niemals an die Verschiebung der Bilder durch die Prismen an. Hess folgert aus diesen Experimenten:

> Offenbar kann das angeborene Bild, das das Küken von der Lokalisation der Objekte in seiner visuellen Welt hat, immer dann durch Lernen nicht modifiziert werden, wenn gefordert wird, dass das Hühnchen eine Reaktion auszuführen lernt, die seiner angeborenen Reaktion entgegengerichtet ist.

Die verschiedenen Experimente sprechen dafür, dass Tiere eine viel geringere Adaptation an eine Verschiebung oder Umkehrung des Netzhautbildes zeigen als Menschen. Tatsächlich findet überhaupt nur bei Affen und Menschen eine gewisse Adaptation statt.

Wir wollen uns nun den klassischen Arbeiten von G. M. Stratton zuwenden. Er trug tagelang Umkehrbrillen und war damit der erste Mensch, der Netzhautbilder wahrnahm, die *nicht* auf dem Kopf stehen! Stratton ersann eine Vielzahl von optischen Vorrichtungen, um die Netzhautbilder zu verändern und umzukehren, darunter Linsen- und Spiegelsysteme, einschließlich besonderer Fernrohre, die an Brillengestelle montiert waren, sodass sie dauernd getragen werden konnten. Diese Linsensysteme verursachten im Allgemeinen sowohl in der Vertikalen als auch in der Horizontalen eine Umkehrung des Netzhautbildes: Wurde vor jedem Auge ein derartiges Umkehrsystem getragen, um binokulares Sehen zu ermöglichen, war die Beanspruchung jedoch zu groß, weil die Konvergenz gestört wurde. Stratton benutzte deshalb nur ein Auge mit einem Umkehrsystem und deckte das andere ab. Wenn er keine Umkehrlinsen trug, hielt er beide Augen bedeckt oder hielt sich im Dunkeln auf. Er schlief auch im Dunkeln.

Anfänglich erschienen ihm Objekte unecht und unwirklich. Er schrieb dazu (1896–97):

> … Die Erinnerungsbilder aus dem normalen Sehen blieben weiter der Standard und das Kriterium der Wirklichkeit. Dinge wurden so zwar auf die eine Weise gesehen, aber gedanklich in einer ganz anderen Weise behandelt. Dies galt auch für meinen Körper. Denn ich empfand die Glieder meines Körpers da, wo sie gewesen wären, wenn die Umkehrlinsen entfernt worden wären; zu sehen waren sie jedoch in einer anderen Position. Die ältere taktile und visuelle Zuordnung war also immer noch die wirksamere.

Später sahen die Gegenstände jedoch manchmal fast normal aus.

Strattons erstes Experiment dauerte drei Tage. Während dieser Zeit trug er das «Instrument» ungefähr 21 Stunden lang. Er folgerte daraus:

> Ich möchte fast sagen, dass das Hauptproblem – die Bedeutung der Umkehrung des Netzhautbildes für das aufrechte Sehen – durch das Experiment vollständig gelöst wurde. Denn wenn die Umkehrung der Netzhautbilder für das aufrechte Sehen absolut notwendig wäre …, ist es schwierig zu verstehen, dass eine Szene als Ganzes auch nur vorübergehend aufrecht erscheinen könnte, wenn das Netzhautbild nicht umgekehrt war.

Die Gegenstände sahen jedoch gelegentlich normal aus, und so unternahm Stratton mit seinem monokularen Umkehrsystem ein zweites Experiment. Dieses Mal trug er es über acht Tage. Am *3. Tag* schrieb er:

> Durch enge Räume zwischen Möbelstücken zu gehen, erfordert weniger Vorsicht als bisher. Ich konnte meine Hände beim Schreiben beobachten, ohne dabei unsicher oder verwirrt zu werden.

Am *4. Tag* gelang es ihm schon leichter, die richtige Hand auszuwählen, was sich zunächst als besonders schwierig herausgestellt hatte.

> Wenn ich meine Beine und Arme betrachtete und selbst wenn ich mich besonders auf die Orientierung in der neuen visuellen Welt konzentrierte, schien das, was ich sah, eher aufrecht als umgekehrt.

Am *5. Tag* konnte Stratton ohne Mühe ums Haus gehen. Wenn er sich aktiv bewegte, erschienen ihm die Gegenstände fast normal, aber wenn er sie sorgfältig untersuchte, tendierten sie dazu, sich zu verkehren. Teile seines eigenen Körpers schienen am falschen Platz zu sein, besonders seine Schultern, die er natürlich nicht sehen konnte. Aber am Abend des *7. Tages* genoss er zum ersten Mal die Schönheit der Umgebung auf seinem Abendspaziergang.

Am *8. Tag* entfernte er die Umkehrbrille und fand, dass

> … die Szene eine seltsame Vertrautheit hatte. Die visuelle Anordnung wurde sofort als die alte aus den Tagen vor dem Experiment erkannt; jedoch gab die vollständige Umkehrung der Anordnung, an die ich mich in der letzten Woche gewöhnt hatte, der Szene eine überraschende, verwirrende Atmosphäre, welche einige Stunden andauerte. Es war jedoch kaum das Gefühl, dass die Dinge auf dem Kopf stünden.

Wenn man die Berichte von Stratton und späteren Forschern liest, gewinnt man den Eindruck, dass die visuelle Welt bei diesen Experimenten zwar immer etwas eigenartig ist, es den Versuchspersonen aber sehr schwer fällt zu beschreiben, was diesen Eindruck erweckt. Vielleicht ist es so, dass sie mit der Zeit gar nicht mehr bemerken, wie seltsam ihre umgekehrte Welt ist, bis ihre Aufmerksamkeit erneut auf ein besonderes Merkmal gelenkt wird, das eindeutig falsch aussieht. So wird ein Schriftstück z. B. in der richtigen Anordnung im Sehbereich wahrgenommen und sieht auf den ersten Blick ganz normal aus. Versucht man es aber zu lesen, so erkennt man plötzlich, dass es invertiert ist, oder es erscheint zumindest seltsam.

Stratton führte weitere Experimente aus, die, obgleich nicht so bekannt, genauso interessant sind. Er erfand eine Spiegelanordnung (Abb. 8.1), mit der es ihm so erschien, als liege sein eigener Körper etwa in Augenhöhe waagerecht vor ihm. Er trug dieses Spiegelarrangement drei Tage lang (ungefähr 24 Sehstunden) und berichtete:

> Die verschiedenen Sinneswahrnehmungen, wohin sie sich letztlich auch erstrecken mögen, werden in einem harmonischen Raumsystem zusammengefasst. Die Übereinstimmung besteht darin, dass unsere Erfahrungen unseren Erwartungen entsprechen ... Die wesentlichen Bedingungen solcher Übereinstimmung sind nur die, welche notwendig sind, um eine zuverlässige Wechselbeziehung zwischen den beiden Linsen aufzubauen. Diese Auffassung stützte sich anfänglich nur auf Experimente mit umgekehrten Sinneswahrnehmungen. Sie lässt sich jetzt aber auf breiterer Grundlage interpretieren, da die späteren Experimente zu beweisen scheinen, dass ein durch den Tastsinn gegebener Ortswert mit visuell bestimmten Ortswerten korrelierbar ist. Und dies gilt nicht nur für jede Richtung, sondern auch für jede Entfernung innerhalb des Gesichtsfeldes.

Verschiedene Forscher haben Strattons Arbeit weitergeführt. G. C. Brown verdrehte mittels Prismen das Gesichtsfeld beider Augen um 75°. Er stellte fest, dass dadurch die Leistungsfähigkeit der Tiefenwahrnehmung verringert wurde. Eine Verbesserung mit zunehmender Erfahrung war nicht zu belegen, obgleich er und seine Versuchspersonen fanden, dass sie sich an die schräge Welt gewöhnten. Später wiederholt P. H. Ewert Strattons Experiment. Er benutzte trotz der von Stratton festgestellten Schwierigkeiten zwei Umkehrlinsen. Ewerts Arbeit hat den großen Verdienst, dass er systematische und objektive Messungen von der Fähigkeit seiner Versuchspersonen machte, Objekte zu lokalisieren. Er folgerte, dass Stratton das Ausmaß der dabei auftretenden Adaptation überschätzt hatte. Das führte zu einer noch unentschiedenen Kontroverse.

Die Fragestellung wurde von J. Paterson und J. K. Paterson aufgenommen, die ein ähnliches binokulares System wie Ewert verwendeten. Noch nach 14-tägigem Tragen konnten sie keine vollständige Adaptation feststellen. Bei einer erneuten Untersuchung der Versuchs-

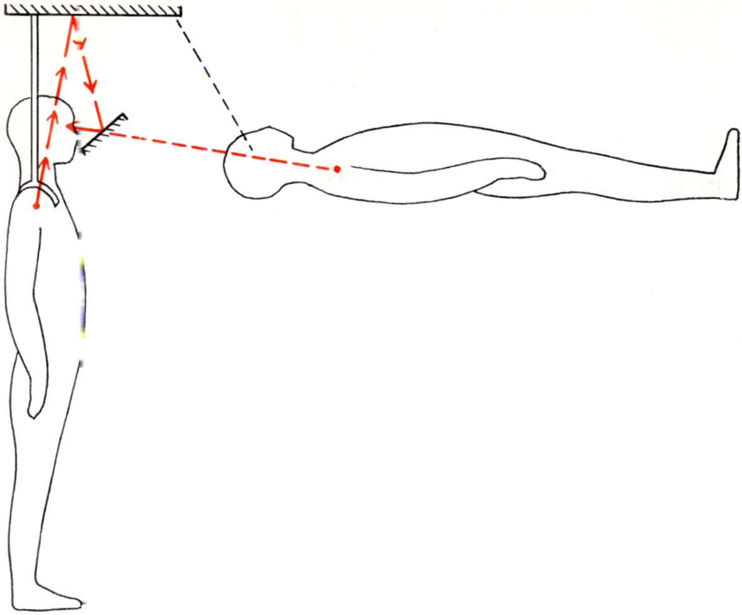

8.1 Strattons Versuch, bei dem er sich selbst in einem Spiegel vor seinen Augen im Raum schweben sah. Mit dieser Vorrichtung vor seinen Augen unternahm er lange Spaziergänge.

person nach acht Monaten zeigte sich, dass die Versuchsperson sofort nach Aufsetzen der Umkehrbrille die Verhaltensänderungen erkennen ließ, die sie beim früheren Tragen der Brille entwickelt hatte. Es sieht demnach so aus, als sei das Lernen eher auf die Ausbildung einer Reihe spezifischer Adaptationstiefen zurückzuführen, die die ursprüngliche Wahrnehmung überlagern, als auf eine Reorganisation des ganzen Wahrnehmungssystems.

Die gründlichsten neueren Versuche mit Menschen sind von T. Erismann und später von Ivo Kohler in Innsbruck durchgeführt worden. Sowohl Strattons als auch Kohlers Experimente basieren auf mündlichen Berichten. Kohler betont die «innere Welt» der Wahrnehmung und folgt damit der europäischen Tradition, die aus der deutschen Gestaltpsychologie hervorgegangen ist. Sie findet sich auch in den Arbeiten von Michotte über die Wahrnehmung der Kausalität (Kapitel 4). Diese Betonung ist der amerikanischen behavioristischen Tradition völlig fremd, und es ist sicherlich schade, dass nur gelegentlich genaue Aufzeichnungen über die Bewegungen der Versuchspersonen während des Experiments angefertigt wurden. Denn es ist schwierig, sich aufgrund der Berichte die «adaptierte» Welt der Versuchspersonen vorzustellen. Ihre Wahrnehmungen sind offenbar in seltsamer Weise verschoben und gelegentlich paradox. So wurden Fußgänger manchmal auf der richtigen Straßenseite gesehen, wenn die Netzhautbilder rechts-links vertauscht waren, ihre *Kleidung* schien aber seitenverkehrt! Vermutlich musste die Versuchsperson, was die Position von Leuten auf der Straße anging, rasch umlernen, um dauerndes Zusammenstoßen zu vermeiden; die Frage, auf welcher Seite der Mantel geknöpft ist, spielt hingegen im Alltag eine weniger bedeutsame Rolle. Schriftzeichen sind besonders verwirrend. In einer seitenverkehrten Szene sehen sie bei kurzer Betrachtung normal aus. Betrachtet man sie aber sorgfältiger, so erscheinen sie in Spiegelschrift.

Der Tastsinn hat auf das Sehen großen Einfluss: Während der frühen Adaptationsstadien tendieren Objekte dazu, plötzlich normal auszusehen, wenn sie berührt werden. Ebenso kommt es zu einer Normalwahrnehmung, wenn die umgekehrte Erscheinung physikalisch unmöglich ist. Eine Kerze kann beispielsweise mit dem Docht nach unten gesehen werden, bis sie angezündet wird. Dann erscheint sie plötzlich normal mit der Flamme nach oben. Berührung, und sei es mit einem langen Stock, führt dazu, dass die Welt sich wieder «auf die Füße» stellt.

Es gibt neue Hinweise dafür – hauptsächlich durch die Arbeit von Richard Held und seinen Kollegen, besonders Alan Hein in Massachusetts –, dass eine Kompensation von umgekehrten Bildern nur dann stattfindet, wenn das Versuchstier aktive Korrekturbewegungen macht. Held nimmt an, dass aktive Bewegung für derartige Kompensationen wesentlich und überhaupt für das Wahrnehmungslernen entscheidend ist. Einer seiner Versuche mit jungen Katzen ist besonders einfallsreich und interessant. Die Forscher zogen ein Katzenpaar im Dunkeln auf; die Tiere konnten nur in der Versuchssituation sehen, bei der eine Katze als Kontrolltier für die andere diente. Die beiden Katzen wurden in Körbe gesetzt, die am entgegengesetzten Ende eines drehbaren Balkens befestigt waren. Auch die Körbe konnten sich drehen. Sie waren so angeordnet, dass die Drehung eines Korbes eine ähnliche Drehung des anderen Korbes hervorrief (Abb. 8.2). So machten beide Katzen zur gleichen Zeit weitgehend dieselben visuellen Erfahrungen, doch eine Katze lag lediglich *passiv* im Korb, während die andere mo-

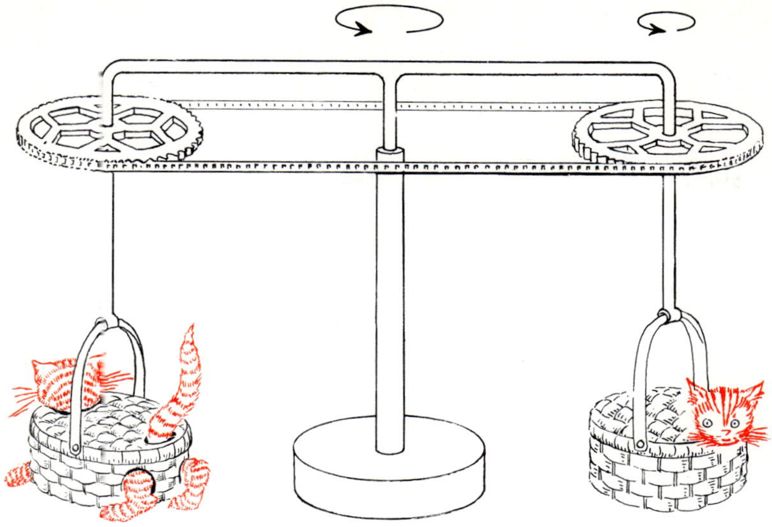

8.2 Ein Versuchsaufbau, der von Held und Hein entworfen wurde, um Wahrnehmungslernen bei einem passiven Tier zu untersuchen. Das Kätzchen rechts wird von dem aktiven Tier auf der linken Seite bewegt. Beide Kätzchen sind daher den gleichen optischen Eindrücken ausgesetzt. Nur das aktive Tier ist in der Lage, sich aufgrund seiner auf diese Situation begrenzten Seherfahrung visuell adäquat zu verhalten – das passive Tier bleibt bis einige Zeit nach dem Experiment effektiv blind.

torisch *aktiv* war, denn sie bewegte mit ihren Beinen den eigenen Korb und den ihrer Nachbarin. Held und Hein fanden, dass nur die aktive Katze eine Wahrnehmungsfähigkeit entwickelte, das passive Tier hingegen bis einige Zeit nach dem Experiment effektiv blind blieb. Aber beruht diese «Blindheit» auf mangelnder Korrelation zwischen Sehen und Verhalten? Oder konnte die Katze tatsächlich sehen, uns aber nicht mitteilen, dass sie etwas sah?

Richard Held führte auch an Menschen Versuche mit Ablenkprismen durch und fand, dass aktive Armbewegung (ein Zielobjekt mit dem Finger berühren) für eine effektive Adaptation nötig ist. Ist diese Adaptation *perzeptorisch* (wahrnehmungsbedingt) oder ist sie *propriorezeptiv* – d. h., beruht sie auf dem Kontrollsystem der Gliedmaßen? Der wichtigste Vertreter für die propriorezeptive Adaptation ist C. S. Harris. Dies kann für die Adaptation an einige Formen von visuellen Verzerrungen nicht zutreffen, doch in diesen Fällen weiß man weniger über die Rolle, die Rückkopplung durch Erfahrung spielt.

Verzerrte Bilder

Bisher haben wir Experimente betrachtet, in denen die Netzhautbilder invertiert oder gekippt wurden. Sie können aber auch in anderer Weise verändert werden. Das ist wichtig, denn dabei wird eher als durch einfache Veränderungen der Beziehung zwischen Tast- und Sehwelt eine innere Neuorganisation im Wahrnehmungssystem selbst erforderlich. Man kann dies durch Tragen von besonderen Linsen erreichen, die das Bild auf der Netzhaut eher *verzerren* als verschieben.

J. J. Gibson fand bei einem Versuch, bei dem er Prismen trug, die das Feld nach einer Seite (15° nach rechts) ablenkten, dass die *Verzerrung* des Bildes, die solche Prismen unvermeidlich zusätzlich zur Bildverschiebung hervorrufen, nach längerem Tragen der Prismen allmählich weniger auffallend wurde. Er fuhr fort, die Adaptation an die von den Prismen hervorgerufenen Verbiegung genau zu messen. Dabei fand er, dass deren Wirkung abnahm, obgleich sich seine Augen frei bewegten. Tatsächlich war die Adaptation bei freier Betrachtung einer Figur ohne Einschränkung der Augenbewegungen etwas besser, als wenn die Augen so ruhig wie möglich gehalten wurden. Diese Adaptation ist von Berührung unabhängig; daher könnte sie sich vom Sehen, *wo* Objekte sind, unterscheiden.

Es gibt eine weitere Form der Adaptation, die auf den ersten Blick derjenigen von Gibson mit seinen verzerrenden Prismen und Linsen ähnelt, die sich wahrscheinlich ihrem Ursprung nach und in ihrer Bedeutung für die Wahrnehmungstheorie davon unterscheidet. Sie ist als *figuraler Nacheffekt* bekannt und wurde sehr gründlich untersucht; dennoch ist sie bisher nicht richtig verstanden. Figurale Nacheffekte entstehen, wenn eine Figur für einige Zeit (etwa eine halbe Minute) mit ruhig gehaltenem Auge betrachtet wird. Fixiert man auf diese Weise eine gekrümmte Linie und sofort danach eine gerade Linie, so erscheint diese für wenige Sekunden in der entgegengesetzten Richtung verbogen. Dies ähnelt dem Gibson-Effekt. Um figurale Nacheffekte zu erhalten, ist aber entscheidend, dass die Augen ruhig gehalten werden, während sich die Augen bei den Bildverzerrungen von Gibson frei bewegen können. Dabei handelt es sich offenbar um einen visuellen «Normalisierungsprozess», der dazu dienen kann, konstante Fehler wie Astigmatismus zu korrigieren.

Fernsehen zur Untersuchung von visuellen Störungen

Die Bildumkehrung mittels einfacher optischer Anordnungen ist nur begrenzt möglich. K. U. Smith und W. M. Smith haben daher hierfür eine neue Technik entwickelt. Die Forscher benutzen eine Fernsehkamera mit Bildschirm, die so angeordnet ist, dass die Versuchsperson ihre eigene Hand auf dem Schirm beobachten kann. Der Bildschirm ist elektronisch mit der Kamera verbunden, sodass jede gewünschte räumliche und zeitliche Umkehrung bzw. Verzögerung möglich ist. Es ist sehr einfach, auf dem Bild entweder links mit rechts oder oben und unten zu vertauschen; Augen- und Handbewegungen werden dadurch nicht beeinträchtigt. In dieser Anordnung wird die Hand neben der Versuchsperson hinter einen Vorhang gelegt, sodass sie nicht direkt gesehen werden kann. (Da die Apparatur kaum transportabel ist, sind Versuche auf kurze Sitzungen beschränkt.) Zusätzlich zur Bildumkehrung kann die Kamera in beliebige Positionen gebracht und dadurch eine räumliche Verschiebung verursacht werden. Durch den Gebrauch von verschiedenen Linsen und Kameraentfernungen lassen sich außerdem die Bildgröße variieren und Verzerrungen bewirken (Abb. 8.3).

Diese Techniken zeigen, dass das Vertauschen von oben und unten gewöhnlich mehr stört als Links-rechts-Vertauschungen. Umkehrungen um die vertikale *und* um die horizontale Achse sind weniger störend als jede von ihnen allein. Größenveränderungen beeinträchtigen die Fähigkeit, zu schreiben oder Objekte zu zeichnen, praktisch nicht.

Zeitliche Bildverschiebungen

Eine Verfeinerung der Fernsehtechnik erlaubt es, retinale Bilder nicht nur räumlich, sondern auch zeitlich zu versetzen. Ursprünglich wurde dabei zwischen Kamera und Bildschirm ein Fernsehbandgerät mit einer Endlosschleife geschaltet, sodass es zu einer Verzögerung zwischen der Aufnahme per Kamera und dem Wiederabspielen auf dem Monitor kommt. Die Versuchsperson sieht dadurch ihre Hände (oder jeden anderen Gegenstand) in der Vergangenheit, wobei die Verzögerung vom Abstand zwischen den Aufnahme- und Wiedergabeköpfen des Bandgerätes abhängt (Abb. 8.4).

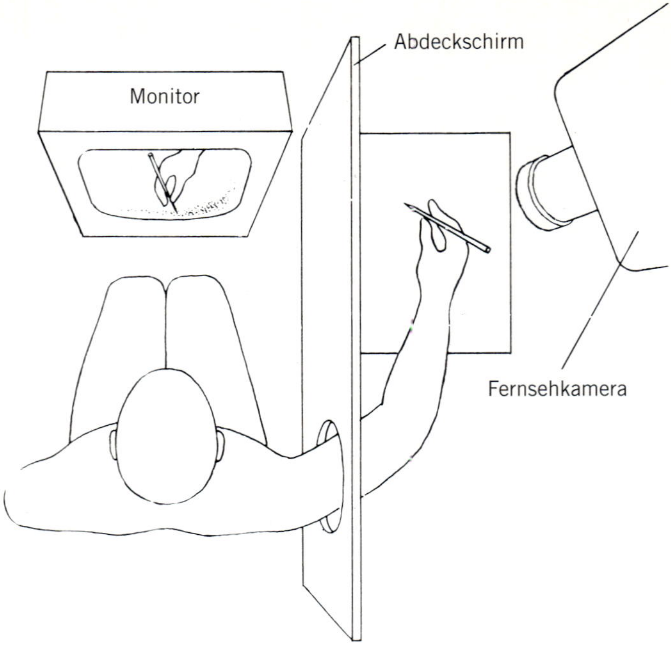

8.3 Der Versuchsaufbau von K. U. Smith und W. M. Smith, bei dem eine Fernsehkamera und ein Bildschirm benutzt werden, um die Position und die Größe zu verändern, in der die Versuchsperson die eigene Hand sieht. Die Versuchsperson kann auch bei erheblicher Veränderung der Sehposition gut zeichnen und schreiben.

Diese Situation ist nicht nur von theoretischem Interesse, sondern auch von praktischer Bedeutung, denn Kontrollvorrichtungen in Flugzeugen und in vielen Maschinen sprechen verzögert an. Wenn eine solche Verzögerung die Kontrollleistung stört, kann das ernste Folgen haben. Wie sich herausgestellt hat, werden die Bewegungen bei einer kurzen Verzögerung (etwa eine halbe Sekunde) ruckartig und schlecht koordiniert, sodass Zeichnen fast unmöglich und Schreiben sehr schwierig wird (Abb. 8.5). Übung bringt wenig oder keine Verbesserung. Moderne Videoausrüstungen würden solche Experimente heute sehr vereinfachen.

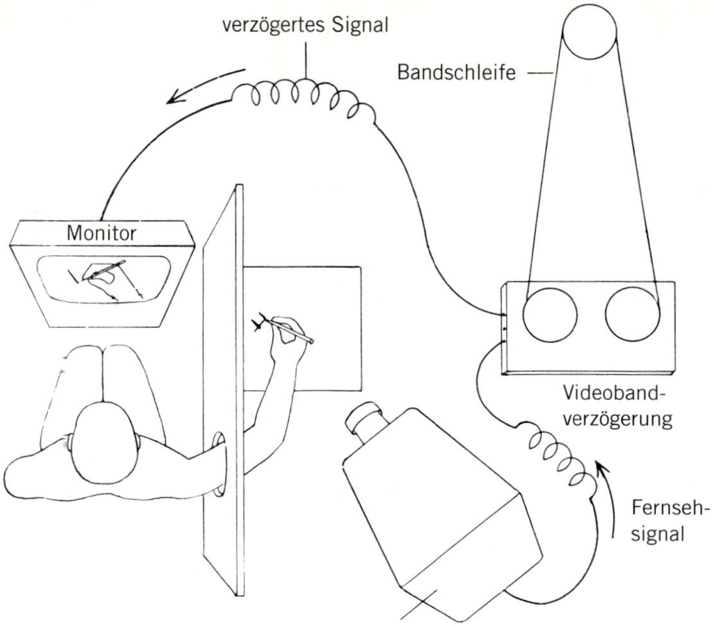

8.4 Versuchsaufbau zur Einführung einer Zeitverzögerung zwischen Handeln und Wahrnehmen der Handlung. Die Verzögerung wurde durch die Bandschleife des Videorecorders erreicht; heute würde man dies elektronisch machen.

Verknüpfungen zwischen Adaptationen

Eine bemerkenswerte Entdeckung gelang Ivo Kohler. Er trug Brillengläser, die nicht verzerrten, aber zur Hälfte rot und zur Hälfte grün gefärbt waren, sodass beim Blick nach links alles rot, beim Blick nach rechts alles grün aussah (Tafel XIV). Dabei stieß er auf einen neuen Adaptationseffekt: Er bemerkte, dass die Farben allmählich schwächer wurden, und als er die Brille absetzte, sahen alle Dinge beim Blick nach links grün und beim Blick nach rechts rot aus! Dieser Effekt unterscheidet sich deutlich von den normalen Nachbildern, denn er bezieht sich nicht auf die Position des Netzhautbildes, sondern auf die Stellung der Augen im Kopf. Der Effekt muss also durch eine Kompensation herbeigeführt werden, die nicht in den Augen, sondern nur im Gehirn vor sich gehen kann.

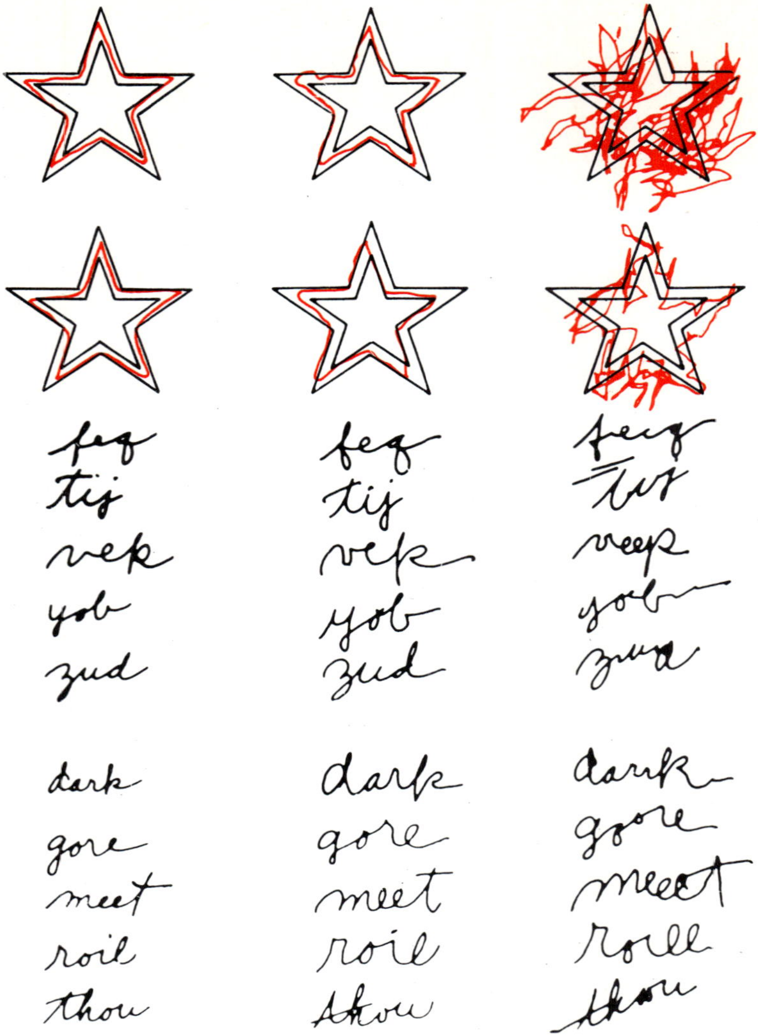

8.5 Zeichnen und Schreiben mit Verzögerung. Von links nach rechts: normal; mit Fernsehübertragung, aber unverzögert; mit Fernsehübertragung, verzögert. Die Verzögerung stellt ein unüberwindliches Handicap dar, während Verschiebungen im Raum kompensiert werden können. (Das Ergebnis ist von praktischer Bedeutung, weil es bei vielen Kontrollaufgaben, wie z. B. beim Fliegen, zu einer Verzögerung zwischen Handlung und Wirkung kommt.)

Das hängt möglicherweise mit einem erstaunlichen Phänomen zusammen, das 1961 von Celeste McCollough entdeckt wurde. Wenn rote Streifen einer bestimmten Orientierung wiederholt alternierend mit einem grünen Streifenmuster in einer anderen Orientierung gezeigt werden, erscheinen schwarze und weiße Linien in denselben Orientierungen farbig. Die induzierten Farben, die in den schwarzen und weißen Linien gesehen werden, sind die Komplementärfarben der adaptierten Farben für jede Orientierung. Das funktioniert auch bei Bewegungen und anderen visuellen Reizen, nicht aber bei nicht-visuellen Reizen, wie Tönen. Daher handelt es sich hierbei um Lernprozesse, die ausschließlich innerhalb des Sehsystems stattfinden.

Solche so genannten *contingent after-effects* (zu Deutsch etwa: bedingte Nachwirkungen) haben vieles mit der klassischen Pawlow'schen Konditionierung gemein: Sie bauen sich bei wiederholter Reizung allmählich auf, und sie nehmen rasch wieder ab, wenn sie von «unkonditionierten Reizen» (den unterschiedlich orientierten schwarzen und weißen Linien) ausgelöscht werden. Sich selbst überlassen, können die Effekte viele Stunden, ja selbst tagelang oder länger überdauern. Es ist gelegentlich vermutet worden, dass durch diese Vorgehensweise Verknüpfungen zwischen verbundenen Reizen zutage treten, die von so genannten *Double-duty*-Zellen ausgehen. Doch inzwischen wissen wir, dass es zu höchst «künstlichen» und außerordentlich unwahrscheinlichen Paarungen von Reizen kommen kann, daher ist dies keine plausible Erklärung, denn es ist kaum zu erwarten, dass Zellen für höchst unwahrscheinliche Reizkombinationen schon «vorverdrahtet» sind. Höchstwahrscheinlich steckt hinter diesen Effekten eine Form von Wahrnehmungslernen. Aber warum sollten sie immer «negativ» sein? Nun, sie scheinen das Sehen neu zu eichen und eine *Konstanz* der Wahrnehmung gegen irrelevante sensorische Signale zu bewirken – möglicherweise ein kompensatorischer visueller Vorgang, wie er beim Sich-Gewöhnen an eine neue Brille stattfindet. Der McCollough-Effekt ist ein auffälliges und experimentell nützliches Phänomen, das illustriert, wie sich das Sehvermögen selbst kalibriert und anpasst, um die Welt zu verstehen, wobei es gewöhnlich seine eigenen Fehler vermeidet. Doch gewöhnlich nützliche Prozesse könne manchmal zu seltsamen und aufschlussreichen Täuschungen führen.

Kulturelle Unterschiede

Sehen Menschen, die in unterschiedlichen Umgebungen aufgewachsen sind, die Dinge verschieden? In der westlichen Welt leben die Menschen in einer visuellen Umwelt mit vielen langen Parallelen, wie Straßen, und rechtwinkligen Ecken, wie man sie bei Häusern und Möbeln findet – eine Umgebung voller informativer und meist zuverlässiger perspektivischer Entfernungsmerkmale. Wir können uns fragen, ob Menschen, die in einer anderen Umgebung leben – mit wenigen rechten Winkeln und wenigen langen Parallelen – über eine etwas andere Wahrnehmung verfügen. Glücklicherweise gibt es eine Reihe von Untersuchungen über die Wahrnehmung von Menschen, die in einer solchen Umgebung leben.

Menschen, die in einer besonders ausgeprägten aperspektivischen Welt leben, sind die Zulus. Ihre Welt ist als «Kreis-Kultur» beschrieben worden – traditionell sind ihre Hütten rund, und sie pflügen ihr Land nicht in geraden Furchen, sondern in Kurven, und kaum etwas von dem, was sie besitzen, weist Ecken oder gerade Begrenzungen auf (Abb. 8.6). Sie sind daher ideale Versuchspersonen für unsere Zwecke. Wie sich gezeigt hat, unterliegen sie der Müller-Lyer-Pfeiltäuschung (Abb. 10.16) nur in geringem Maße und sind von allen anderen derartigen Täuschungsfiguren praktisch gar nicht betroffen.

Es wurden auch Untersuchungen an Menschen durchgeführt, die in dichten Wäldern leben. Solche Menschen sind insofern interessant, als sie kaum Erfahrung mit weiter entfernten Objekten haben, weil sie relativ kleine Waldlichtungen bewohnen. Bringt man sie aus dem Wald heraus und zeigt ihnen zum ersten Mal entfernte Objekte, so sehen sie diese nicht als entfernt, sondern lediglich als klein an. (Sie meinten sogar, weidende Kühe sähen wie Insekten aus.) Menschen aus westlichen Zivilisationen erleben eine ähnliche Täuschung, wenn sie aus großer Höhe herabsehen. Von einem hohen Gebäude aus betrachtet, sehen Objekte viel zu klein aus. Von Schornsteinfegern und Männern, die auf Baugerüsten und den Stahlträgern von Wolkenkratzern arbeiten, wird berichtet, dass sie die Objekte unter sich unverändert wahrnehmen. Es ist offenbar wiederum so, dass aktive Bewegung und praktische Erfahrung mit Objekten für die Eichung des visuellen Systems sehr wichtig sind.

Jan Deregowsky hat gefunden, dass Zulus, die keinen optischen

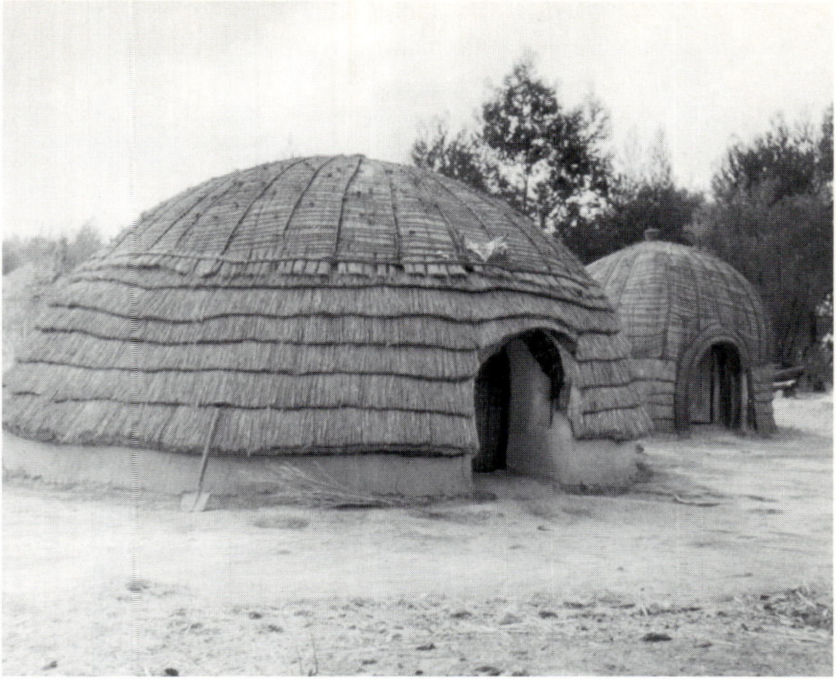

8.6 Die Kreiskultur der Zulus. Die Zulus haben wenig Erfahrung mit geraden Linien oder Ecken, und sie unterliegen den «perspektivischen» Täuschungen nicht in demselben Maß wie Menschen, die in der «rechtwinkligen» westlichen Kultur aufgewachsen sind.

Täuschungen unterliegen, auch keine oder eine nur sehr geringe räumliche Tiefe in diesen Täuschungsfiguren wahrnehmen (zur Methodik siehe Abb. 10.23). Daher gibt es offenbar recht überzeugenden Belege dafür, dass kulturelle Faktoren, die mit verfügbaren Entfernungshinweisen in der Umwelt in Beziehung stehen, bei diesen Täuschungen eine Rolle spielen (wir kommen darauf in Kapitel 10 noch ausführlicher zurück).

Wiederherstellung der Sehfähigkeit

Es mag einfach erscheinen, Tiere im Dunkeln großzuziehen – ihnen monate- oder jahrelang alle optischen Eindrücke zu verweigern – und dann festzustellen, was sie sehen, wenn sie ans Licht gelangen. Pionierarbeiten auf diesem Gebiet leistete A. H. Reisen. Er entdeckte schwere Verhaltensstörungen, doch einige davon sind möglicherweise auf eine Degeneration der Retina (zu der es im Dunkeln und in abgeschwächter Form beim Tragen von Schutzbrillen mit Milchgläsern kommen kann) sowie auf den bemerkenswert passiven Zustand der im Dunkeln aufgezogenen Tiere, besonders der Affen, zurückzuführen. Wegen der allgemeinen Passivität dieser Tiere war es schwierig, auf spezifische Veränderungen oder Verluste bei der Wahrnehmung rückzuschließen. Aus ethischen Gründen kann man Babys nicht im Dunkeln aufwachsen lassen, doch es gibt Fälle, in denen blinde Erwachsene ihre Sehkraft zurückgewonnen haben. Können diese Leute uns sagen, wie sich das menschliche Sehvermögen entwickelt?

In seiner *Dioptrique* (1637) beschreibt Descartes, wie ein blinder Mann die Welt durch Abtasten mit einem Stock entdeckt.

> ... ohne lange Übung ist diese Art der Wahrnehmung ziemlich verwirrend und unscharf. Aber wenn man an blind geborene Menschen denkt, die diese Art der Wahrnehmung ihr ganzes Leben lang benutzt haben, dann wird man feststellen, dass sie Dinge mit einer sehr großen Genauigkeit fühlen. Man könnte fast sagen, dass sie mit ihren Händen sehen.

Man kann daraus folgern, dass diese Art des Lernens für das normale Kind notwendig sein könnte, um seine Sehwelt aufzubauen.

Der englische Philosoph John Locke (1632–1704) erhielt einen berühmten Brief von seinem Freund William Molyneux, der folgende Frage stellte:

> Denk dir einen blind geborenen und nun erwachsenen Mann, der gelernt hat, durch seinen Tastsinn zwischen einem Würfel und einer Kugel aus dem gleichen Metall und von etwa der gleichen Größe zu unterscheiden. Sodass er, wenn er das eine oder das andere ertastet, sagen kann, welches der Würfel und welches die Kugel ist. Nimm ferner an, dass Würfel und Kugel auf einem Tisch liegen und der Blinde plötzlich sehen kann. Wäre er imstande, ohne die Gegenstände zu berühren, Kugel und Würfel zu unterscheiden und zu benennen? ... Der genau und scharfsinnig urteilende Frager antwortet: Nein. Denn

> obgleich er die Erfahrung gemacht hat, in welcher Weise die Kugel oder der Würfel seinen Tastsinn beeinflusst, so weiß er doch nicht, wie sie seinen Sehsinn beeinflussen.

Locke schreibt dazu (*Concerning human understanding*, 1690):

> Ich stimme mit diesem scharfsinnigen Herrn, den ich stolz meinen Freund nenne, überein; auch ich bin der Meinung, dass der blinde Mensch nicht sofort fähig sein wird, mit Gewissheit zu sagen, welches die Kugel und welches der Würfel war.

Hier wurde also ein psychologisches Experiment vorgeschlagen – und seine vermutliche Lösung. George Berkeley (1685–1753), der irische Philosoph, hat sich ebenfalls mit dem Problem befasst:

> Um unsere Gedanken von den Vorurteilen, welcher Art sie auch sein mögen, frei zu machen, die wir hinsichtlich der Frage haben, mit der wir uns beschäftigen, ist nichts geeigneter, als den Fall eines blind geborenen und später nach Heranwachsen zum Sehen gebrachten Menschen zu durchdenken. Obgleich es vielleicht keine einfache Aufgabe ist, uns selbst von der Erfahrung, die das Sehen uns vermittelt, zu befreien, um fähig zu sein, unsere Gedanken in genau dieselbe Situation wie die des blinden Menschen zu bringen, müssen wir uns nichtsdestoweniger so weit wie möglich bemühen, darüber vernünftige Vorstellungen zu bilden, was in ihm vor sich geht.

Berkeley fährt weiter fort, wir sollten nicht erwarten, ein solcher Mensch wisse etwas von

> … hoch oder tief, aufrecht oder umgekehrt … denn die Objekte, für die er bis jetzt Ausdrücke wie oben und unten, hoch und tief anzuwenden gewohnt war, waren nur solche, die er berührt oder sonst durch seinen Tastsinn wahrgenommen hatte. Aber die eigentlichen Objekte des Sehens verursachen einen neuen Vorstellungsbezug, welcher vollkommen getrennt und verschieden von dem ersten ist und welcher auf keine Weise sich selbst durch Berührung wahrnehmbar machen kann.

Berkeley stellt weiter fest, es werde seiner Meinung nach einige Zeit erfordern zu lernen, Berührung und Sehen miteinander in Verbindung zu bringen. Aber Vermutungen, selbst wenn sie von so bedeutenden Philosophen stammen, sind kein Ersatz für Beobachtungen und Experimente. Es gab verschiedene Fälle der Art, wie sie sich Molyneux vorgestellt und Locke und Berkeley sie diskutiert haben. Der berühmteste Fall ist der eines 13-jährigen Jungen, über den der renommierte Augenarzt und Chirurg William Cheselden 1728 berichtete. (Cheselden war Sprecher der Londoner Chirurgen. Er behandelte Sir Isaac Newton während seiner letzten Krankheit.) Obwohl viele derartige Fälle beschrieben wurden, finden sich nur selten genügend Belege für ein bereits in der Kindheit fehlendes Sehvermögen, und frühe Operationen zur Beseitigung des angeborenen grauen Stars führten erst nach Monaten oder Jahren zu klaren Netzhautbildern, wenn überhaupt jemals. Der erste beschriebene Fall stammt aus dem Jahr 1020. Aus neuerer Zeit kennen wir einige wenige Fälle, in denen Erwachsene, die seit frühester Kindheit oder von Geburt an blind waren, ihr Sehvermögen wiedergewannen und sofort über ein gutes retinales Bild verfügten.

Einige dieser Fälle entsprechen weitgehend den Erwartungen der empirischen Philosophen. Die Patienten konnten zunächst nur wenig sehen und auch einfache Objekte und Formen nicht benennen bzw. unterscheiden. Manchmal war eine lange Trainingszeit erforderlich, bevor sie ihr Sehvermögen sinnvoll nutzen konnten, und in vielen Fällen blieb das Sehvermögen schlecht. Einige gaben den Versuch auf, sehen zu lernen, und kehrten nicht selten nach einer Zeit ernster emotionaler Verwirrung zu einem Leben in Blindheit zurück. Es ist jedoch wichtig anzumerken, dass nicht alle Patienten extreme Schwierigkeiten beim Sehen zeigen oder das Sehen nur langsam lernen. Wir müssen uns auch darüber klar sein, dass die Operation selbst zwangsläufig die optischen Verhältnisse im Auge beeinträchtigt, sodass kein gutes Bild erwartet werden kann, solange das Auge postoperativ noch nicht wieder völlig abgeheilt ist. Dies ist besonders wichtig für die Fälle, bei denen die Linse wegen eines grauen Stars entfernt werden musste, und das betraf früher alle Fälle. Bei der anderen Form operativ behebbarer Blindheit – der Hornhauttrübung – wird das Auge als Ganzes weniger geschädigt, und die Wiederherstellung eines adäquaten Netzhautbildes gelingt viel rascher. Wir wollen im Folgenden einen solchen Fall, den ich zusammen mit meinem Kollegen Jean Wallace ab 1961 selbst untersuchen konnte, im Detail diskutieren. Nach einem Leben in Blindheit erlangte S. B. im Alter von 52 Jahren durch eine erfolgreiche Hornhauttransplantation sein Sehvermögen zurück.

Der Fall S. B.

Der blinde S. B. war ein aktiver und intelligenter Mann, der viel Zeit und Energie darauf verwendete, sich die Welt der Sehenden vorzustellen. Viele Jahre lang versuchte er, ein Hornhauttransplantat zu erhalten, doch sie waren vor Einrichtung von Hornhautbanken selten und seine Augen so schlecht, dass die Ärzte eine Operation für zu riskant hielten. Daher war er von frühester Kindheit (oder Geburt) an bis in seine mittleren Jahre blind, was seinen Fall sehr ungewöhnlich macht.

Als Blinder unternahm S. B. Fahrradtouren, wobei ihn sein Freund an der Schulter führte. Den Blindenstock ließ er oft zu Hause, weshalb er manchmal gegen Hindernisse, wie parkende Autos, lief und sich gelegentlich verletzte. Er bastelte gern mit einfachen Werkzeugen in seinem Gartenschuppen. Sein ganzes Leben lang versuchte er, sich die Welt vorzustellen, wie sie einem Sehtüchtigen erscheint. Er wusch das Auto seines Schwagers und bemühte sich dabei, sich dessen Form möglichst wirklichkeitsnah einzuprägen. Er sehnte sich nach dem Tag, an dem er sehen könnte. Nach Einführung von Hornhautbanken wurde die Operation versucht und gelang. Aber obgleich die Operation erfolgreich war, nahm seine Geschichte eine tragische Wendung.

Als der Verband zum ersten Mal von seinen Augen entfernt wurde, sodass S. B. nicht mehr länger blind war, hörte er die Stimme des Chirurgen. Er wandte sich in Richtung der Stimme, sah aber nichts als einen verschwommenen Fleck. Wegen der Stimme nahm er an, dass dies ein Gesicht sein müsse, denn erkennen konnte er es nicht. S. B. nahm also nicht plötzlich die Umwelt wahr wie wir, wenn wir unsere Augen öffnen. Innerhalb weniger Tage vermochte er aber seine Augen ganz gut zu gebrauchen. Er konnte die Krankenhauskorridore ohne Hilfe entlanggehen und sogar die Uhrzeit von einer großen Wanduhr ablesen. Sein ganzes Leben zuvor hatte er nur eine Taschenuhr ohne Glas benutzt, auf der er die Zeit durch Betasten der Uhrzeiger bestimmte. Er stand schon in der Dämmerung auf und beobachtete von seinem Fenster die vorbeifahrenden Autos und Lastwagen und war über seine ungewöhnlich schnellen Fortschritte im Sehenlernen begeistert.

Als S. B. das Krankenhaus verließ, nahmen wir ihn nach London mit und zeigten ihm viele Dinge, die er auch vom Berühren her nicht kannte, doch bald wurde er seltsam mutlos. Im Zoo konnte er die meisten Tiere genau benennen, da er Haustiere gestreichelt und sich erkundigt hatte, wie sich andere Tiere von den Katzen und Hunden unterschieden, die er vom Berühren kannte. (Wir erfuhren von einer älteren Schwester vieles über seine Kindheit.) Außerdem war er natürlich mit Spieltieren und Tierfiguren vertraut. Er griff sicherlich auf seine früheren Tasterfahrungen und auf Beschreibungen sehender Menschen zurück, um gesehene Objekte zu benennen. Und er tat dies überwiegend dadurch, dass er nach ihren charakteristischen Merkmalen suchte. Doch er fand die Welt eintönig, und abblätternde Farben und Flecken bedrückten ihn. Insbesondere sah er sich einen Laternenpfahl genau an, wanderte um ihn herum und studierte ihn von allen Seiten und wunderte sich, warum er stets unterschiedlich und doch wieder gleich aussah. Aber dann meinte er auch, er bemerke immer mehr, wie wenig perfekt die Dinge um ihn herum seien, untersuchte kleine Unregelmäßigkeiten im Holz oder Absplitterungen im Lack. Ganz offensichtlich hatte er eine perfektere Welt erwartet. Er liebte helle Farben und wurde niedergeschlagen, wenn ihre Helligkeit verblasste. Seine Depression wurde immer ausgeprägter, seine Aktivität ließ immer mehr nach, drei Jahre später starb er.

Depressionen scheinen bei Menschen, die das Sehen nach vielen Jahren Blindheit wiedererlangen, fast immer aufzutreten. Die Ursachen sind wahrscheinlich komplex, doch zum Teil scheinen sie durch die Erkenntnis bedingt zu sein, was ihnen alles entgangen ist – und zwar nicht nur im Bereich der visuellen Erfahrung, sondern auch an praktischen Möglichkeiten, die ihnen während der Jahre der Blindheit versagt waren. Einige Personen kehrten sogar sehr bald in ihr lichtloses Leben zurück und machten keinen weiteren Versuch zu sehen. Oft schaltete S. B. abends kein Licht an und saß lieber im Dunkeln.

Wir versuchten herauszufinden, wie seine visuelle Welt aussah, indem wir ihm Fragen stellten und mit ihm verschiedene einfache Wahrnehmungstests durchführten. Als er noch im Krankenhaus war und bevor er depressiv wurde, gab er sich bei seinen Urteilen und Antworten große Mühe. Wir fanden, dass seine Entfernungswahrnehmung eigen-

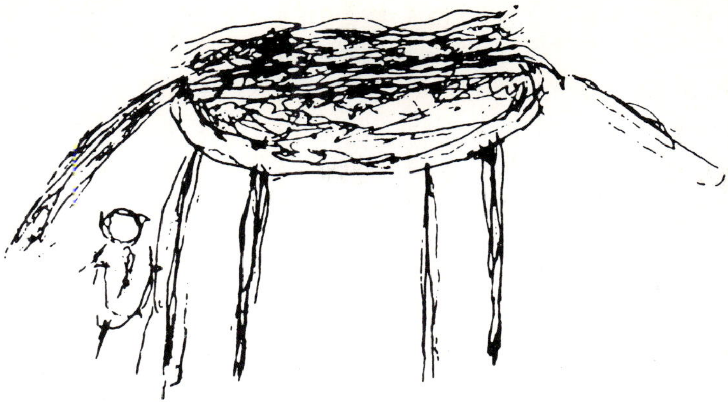

8.7 S. B.s Zeichnung eines Elefanten. Er zeichnete dies, bevor er einen Elefanten gesehen hatte. Eine halbe Stunde später zeigten wir ihm einen echten Elefanten im Londoner Zoo, und er war von dem Rüsseltier keineswegs überrascht.

tümlich war, und dies gilt auch für frühere Fälle. Er dachte z. B., er könne gerade noch die Erde unterhalb seines Fensters mit den Füßen berühren, wenn er sich mit seinen Händen hinunterließe. Aber das Fenster lag in Wirklichkeit rund 15 m über der Erde. Dann wieder konnte er Entfernungen und Größen ziemlich genau beurteilen, vorausgesetzt, dass er die Gegenstände bereits vom Berühren her kannte oder die Entfernungen bereits einmal durchschritten hatte.

Obgleich seine Wahrnehmung eindeutig absonderlich war, war er selten von irgendetwas überrascht, das er sah. Er zeichnete den Elefanten (Abb. 8.7), bevor wir ihm im Zoo einen Dickhäuter zeigten. Aber als er den echten Elefanten sah, sagte er sofort: «Das ist ein Elefant!», und meinte auch, dass dieser ungefähr so aussehe, wie er erwartet hatte. Über ein Objekt jedoch war er wirklich überrascht; und das war eines, das er nicht vom Betasten kennen konnte – der Mond. Wenige Tage nach der Operation sah er etwas, das er für einen Lichtreflex im Fenster hielt. (Er war für den Rest seines Lebens von Spiegelbildern fasziniert und konnte Stunden vor einem Spiegel im Wirtshaus verbringen und darin die Leute beobachten.) Doch dieses Mal war es kein reflektiertes Bild, sondern der Mond im ersten Viertel. Er fragte die Oberschwester, was das sei. Als sie es ihm sagte, meinte er, er habe gedacht, der Viertelmond würde wie das Viertel eines Kuchens aussehen! Er schien jedoch nur selten von solchen Anomalien überrascht zu sein – das galt auch für seine hundeartige Elefantenzeichnung.

S. B. lernte nie mit den Augen zu lesen. Er las Braille, wie es ihm in der Blindenschule beigebracht worden war. Wir fanden aber, dass er große Buchstaben in Blockschrift und Zahlen visuell erkennen konnte, ohne darin besonders unterwiesen worden zu sein. Dies überraschte uns sehr. Es stellte sich dann heraus, dass er die großen, aber nicht die kleinen Buchstaben in der Blindenschule gelernt hatte. Er hatte dort Holzblöcke mit erhabenen Buchstaben erhalten, die durch Berührung erlernt werden konnten. Obgleich er die großen Blockbuchstaben beim Sehen sofort lesen konnte, dauerte es lange, bis er Kleinbuchstaben lernte. Und er war nie in der Lage, mehr als einfache Worte zu lesen. Die Feststellung, dass S. B. Buchstaben, die er bereits mit Hilfe des Tastsinns erlernt hatte, sofort mittels der Augen lesen konnte, zeigt klar, dass er imstande war, die frühere Tasterfahrung auf das neu erworbene Sehen zu übertragen. Dies ist für die Psychologen interessant, denn es bedeutet, dass das Gehirn nicht so streng unterteilt ist, wie manchmal vermutet. Es gibt offenbar eine allgemeine Wissensbasis, die allen Sinnen zugänglich ist. Doch es macht auch die Übertragung der Erkenntnisse, die aus diesen Fällen gewonnen wurden, auf den Normalfall des Kindes, das zu sehen beginnt, schwierig oder unmöglich. Der blinde Erwachsene weiß durch seinen Tastsinn und vom Hörensagen ziemlich viel über die Welt, und er kann einige dieser Informationen zu Hilfe nehmen, um Objekte aufgrund geeigneter Merkmale zu identifizieren. Er muss außerdem seine neue Fähigkeit akzeptieren und ihr vertrauen, was ein Aufgeben langjähriger Gewohnheiten bedeutet. Sein Fall ist also wirklich kaum mit dem eines Kindes zu vergleichen.

Die Verwertung alter Tasterfahrungen kommt bei S. B. in Zeichnungen, die er für uns machte, gut zum Ausdruck. Er begann damit im Krankenhaus und zeichnete danach noch etwa ein Jahr. Die Serie von Omnibuszeichnungen (in Abb. 8.8) veranschaulicht seine Unfähigkeit, irgendetwas zu zeichnen, das er nicht schon durch Berührung kannte. In der ersten Zeichnung haben die Räder Speichen, und Speichen sind ein charakteristisches Tastmerkmal für Räder. Die Fenster scheinen so dargestellt zu sein, wie er sie vom Berühren von innen her kannte. Am auffallendsten ist das völlige Fehlen der Vorderseite des Omnibusses; vermutlich hatte er keine Gelegenheit gehabt, sie mit seinen Händen zu untersuchen. Noch sechs Monate oder sogar ein Jahr später konnte er die Vorderseite nicht darstellen. Die allmähliche Einführung von Schriftzeichen in den Zeichnungen zeigt seinen Fortschritt im Sehenlernen: Die komplexen Schriftzeichen auf der letzten Zeichnung bedeuteten nahezu ein Jahr nach der Operation nichts für ihn, obgleich er Blockbuchstaben, die er früher durch Berührung gelernt hatte, bereits im Krankenhaus erkannte. Es scheint, dass S. B. zwar seine frühere Tasterfahrung sofort verwerten konnte, aber beim Sehen lange Zeit weitgehend auf das beschränkt blieb, was er bereits kannte.

In dramatischer Weise wurde uns S. B.s Schwierigkeit, seinem Sehen zu vertrauen und es zu gebrauchen, immer dann deutlich, wenn er eine Straße überqueren musste. Vor der Operation war er im Straßenverkehr völlig furchtlos. Er überquerte die Straßen allein, indem er beharrlich seinen Arm oder Stock vor sich hinhielt, während der Verkehr sich beruhigte, wie die stürmische See vor Christus. Aber nach der Operation mussten wir ihn zu zweit in die Mitte nehmen und ihn über die Straße führen; er fürchtete sich wie nie zuvor in seinem Leben.

Kurz nach seiner Krankenhausentlassung, als seine Depression erst gelegentlich auftrat, benutzte er manchmal nur den Tastsinn, wenn er etwas identifizieren wollte. Im Science-Museum in London zeigten wir ihm eine einfache Drehbank (eine Maschine, die er gern gehabt hätte) in einem Glaskasten, und er war begeistert. Als er vor dem geschlossenen Glaskasten stand, konnte er nichts über das Gerät sagen, außer dass der nächstgelegene Teil eine Kurbel sein könne (es war die Kurbel des Querzuges). Als wir den Glaskasten öffneten und er den Kurbelgriff berühren konnte, schloss er seine Augen, legte die Hand darauf und sagte sofort mit völliger Bestimmtheit, dass es ein Kurbelgriff sei. Er tastete mit seinen Händen die übrige Drehbank mit fest geschlossenen Augen für ungefähr eine Minute gründlich ab, öffnete die Augen und erklärte, während er sie betrachtete: «Jetzt, nachdem ich sie gefühlt habe, kann ich sie auch sehen.»

In jüngerer Zeit konnte das Sehvermögen einiger Patienten mit Hilfe von Acryllinsen wiederhergestellt werden. Eine Abstoßung durch das Augengewebe wurde dadurch verhindert, dass die Linsen in einen extrahierten Zahn des Patienten und der Zahn anschließend in dessen Auge eingesetzt wurde, wobei die Linse in einem durch den Zahn gebohrten Loch lag. Heute gibt es geeignete Linsenmaterialien, die nicht abgestoßen werden.

Vieles von dem, was wir von S. B. gelernt haben, ist von diesen neuen Fällen bestätigt worden. Die außergewöhnlichen Operationen,

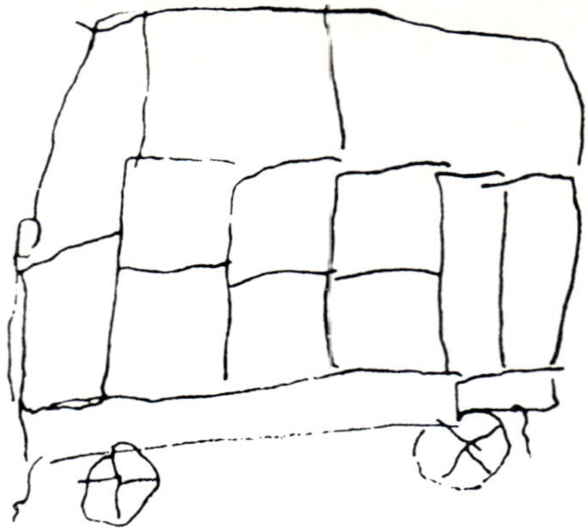

8.8 (a) S. B.s erste Zeichnung eines Busses (48 Stunden nachdem eine Hornhauttransplantation sein Sehvermögen wiederhergestellt hatte). All die Merkmale, die er zeichnete, waren ihm wahrscheinlich vom Betasten bekannt. Die Vorderseite, die er vom Betasten her kaum kennen konnte, fehlt, und er konnte sie auch nicht ergänzen, als wir ihn aufforderten, es zu versuchen. (b) Sechs Monate später. Er fügt jetzt Schriftzeichen hinzu. Die Tastmerkmale der Räder, die Speichen, sind verschwunden, aber die Front des Busses kann er immer noch nicht zeichnen. (c) Ein Jahr später fehlt die Front immer noch. Die Beschriftung ist komplexer geworden, obwohl er kaum lesen kann.

in deren Folge Menschen wie in einer griechischen Sage mit einem Zahn im Auge herumspazieren, wurden in Italien durchgeführt, und einer der Patienten war Philosoph. Die Ergebnisse wurden 1971 von dem italienischen Psychologen Alberto Valvo veröffentlicht. Er fand ebenfalls, dass frühere Erfahrungen mit dem Berühren von Buchstaben zu einem sofortigen visuellen Wiedererkennen führten. Es sind inzwischen Fälle von Kindern aus Japan berichtet worden, die intensiv untersucht werden, und Oliver Sacks hat kürzlich einen neuen Fall beschrieben, der demjenigen von S. B. erstaunlich ähnlich ist.

Obgleich viele Philosophen und Psychologen glauben, dass wir aus diesen Fällen etwas über die normale Entwicklung der Wahrnehmung bei Kindern erfahren können, neige ich eher zu der Annahme, dass sie darüber kaum etwas aussagen. Wie erwähnt liegt die wesentliche Schwierigkeit darin, dass sich der Erwachsene mit seinem großen Wissen, das er durch andere Sinne und durch Berichte von sehenden Menschen erworben hat, sehr von einem Kind unterscheidet, welches ohne jegliches Erfahrungswissen beginnt. Es ist außerordentlich schwierig, wenn nicht völlig unmöglich, Molyneux' Frage hinsichtlich dessen,

(b)

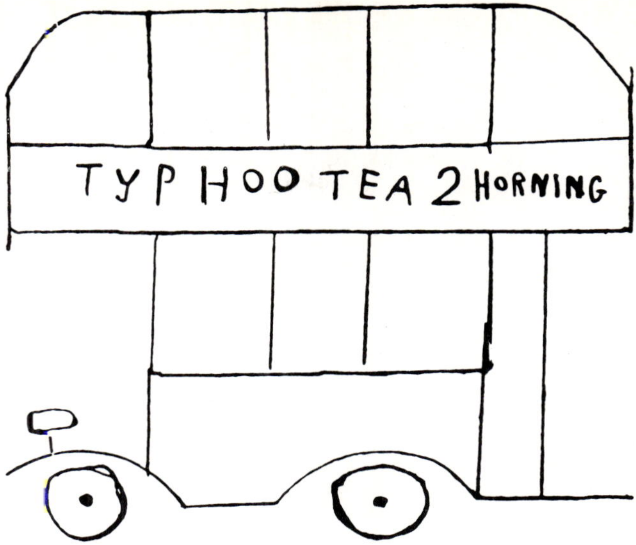

(c)

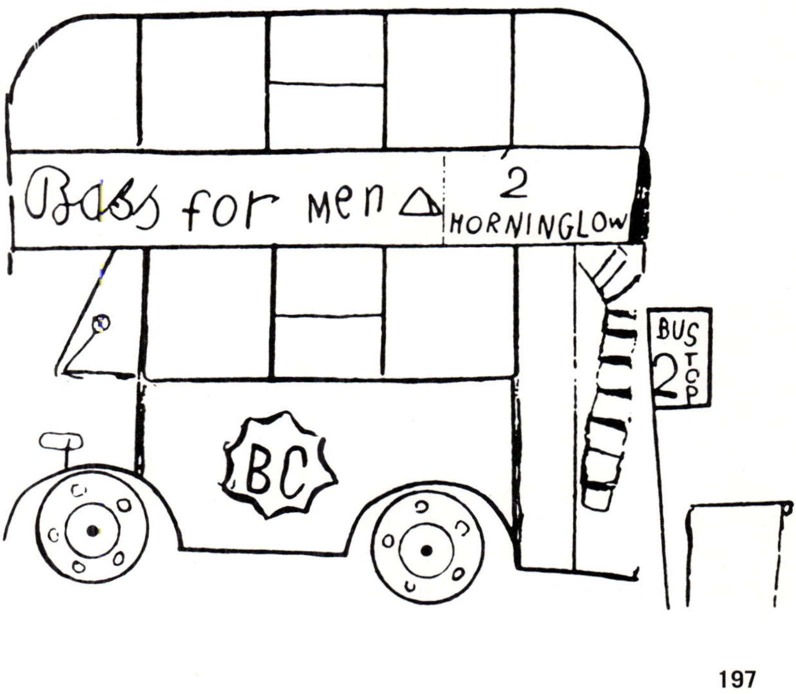

was Babys sehen, mit Hilfe dieser Fälle zu beantworten. All diese Fälle sind interessant und aufregend, aber letztlich erfahren wir durch sie doch nur wenig über die Welt des Kleinkindes, denn Erwachsene mit wiedergewonnenem, aber erst spät erlangtem Sehvermögen sind schließlich keine lebenden Fossilien von Säuglingen. Die Philosophen haben sich nicht vorstellen können, dass es zu einer Übertragung des aus Berührung erworbenen Wissens auf das neu gewonnene Sehvermögen kommen würde. Daher haben wir aus diesen seltenen dramatischen Ereignissen etwas Überraschendes und Interessantes gelernt.

Wahrnehmung und Verhalten

Wir wissen noch immer viel zu wenig über die Beziehungen zwischen Wahrnehmung und Verhalten. Sind *visuelle Täuschungen* beispielsweise stets mit *Verhaltensfehlern* gekoppelt? Neuere Experimente zeigen, dass beides getrennt auftreten kann. So korrespondiert die visuelle Größenveränderung von Kreisen bei der *Titchener-Täuschung* (Abb. 8.9) beispielsweise nicht damit, wie die Scheiben mit Daumen und Zeigefinger ergriffen werden.

In diesen Fall lassen sich die Augen täuschen, die Griffkontrolle jedoch nicht. David Milner und Melvyn Goodale schrieben 1995 in ihrem Buch *The visual brain in action* (Das visuelle Gehirn in Aktion) (S. 163–164):

> Der primäre Zweck der Wahrnehmung besteht darin, Objekte und Orte zu identifizieren, sie zu klassifizieren und ihnen Sinn und Bedeutung zuzuordnen, damit später in geeigneter Weise auf sie reagiert werden kann. Infolgedessen beschäftigt sich Wahrnehmung mit den dauerhaften Merkmalen von Objekten, sodass sie auch dann wiedererkannt werden können, wenn sie unter anderen Umständen angetroffen werden.

Daher ist das Sehen der Objektwelt nicht notwendigerweise an die körperliche Wahrnehmung des Betrachters gebunden. Um von Nutzen zu sein, müssen die neuronalen Prozesse, die das Verhalten steuern, je-

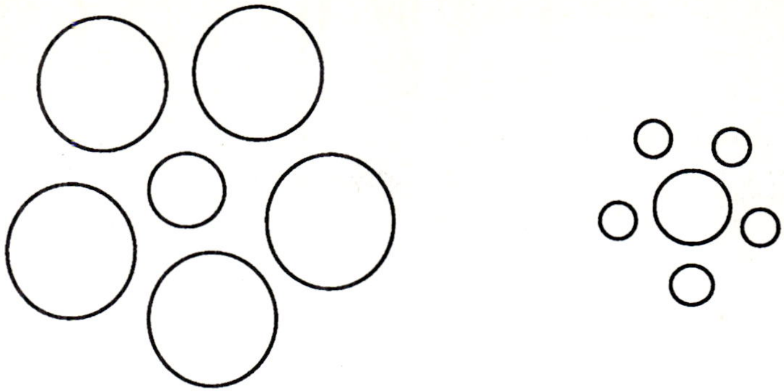

8.9 Die Titchener-Täuschung. Die beiden Kreise in der Mitte sind gleich groß, doch der Kreis, der von den größeren Kreisen umgeben ist, wirkt kleiner. Für die Hand der Versuchsperson, die sie vom Sehsinn geleitet aufnimmt, gibt es keine Verzerrung. Optische Täuschungen korrespondieren nicht immer mit Fehlern im Verhalten.

doch sehr eng mit dem Körper und dem Hier und Jetzt abgestimmt sein. Daher besetzen Wahrnehmung und Verhalten nicht ganz dieselben Welten.

Was sehen Babys?

Es wäre von höchst aktuellem Interesse zu wissen, was Kleinkinder – Babys in den ersten beiden Lebensjahren, die noch nicht sprechen können – sofort und was sie nach einigen Monaten sehen können. Es ist schwierig, darüber zuverlässige Daten zu erlangen, denn anfangs besitzen diese Kinder kaum motorische Koordination und können nicht sprechen. Neuere Experimente haben jedoch gezeigt, dass Babys bei der Geburt schon über ein beachtliches Sehvermögen verfügen. Innerhalb von Stunden können sie verschiedene Gesichtsausdrücke der Mutter kopieren, insbesondere die Zunge herausstrecken, daher muss ihnen ein gewisses Sehvermögen angeboren sein. Dank der Pionierarbeiten des Schweizer Entwicklungspsychologen Jean Piaget (1896 bis 1980) und seiner Nachfolger stehen uns heute mehrere sichere und effektive Methoden zur Verfügung, um festzustellen, was Babys in den ersten Lebensmonaten und -jahren sehen und verstehen. Piaget ist der Begründer der experimentellen Erkenntnistheorie (Epistemologie).

Die erste Frage ist: Sehen Babys Objekte als dauerhafte (permanente) Dinge in einer Welt, die sie mit anderen Kindern und Erwachsenen teilen?

Der Bischof-Berkeley-Effekt: Die Permanenz von Objekten

Wir haben die ganze Zeit hindurch betont, dass Wahrnehmung weit mehr ist als ein einfaches Reagieren auf Reize. Vielmehr reagiert Wahrnehmung in angemessener Weise auf vermutete Reizquellen oder -ursachen. Daher müssen wir nicht nur die *Muster-*, sondern auch die *Objekt*erkennung berücksichtigen – Objekte haben eine gesetzmäßige Vergangenheit und Zukunft und nicht wahrgenommene Merkmale, die für das Verhalten oft entscheidend sind.

Ein primäres Merkmal von Objekten ist ihre Permanenz, obschon sie von Zeit zu Zeit nur flüchtig erscheinen, wenn wir sie nur kurz anblicken oder wenn sie hinter näheren Objekten wieder auftauchen. Wie gehen Kleinkinder mit dem Verschwinden von Objekten um? Oder: Wie gehen Philosophen mit dem Verschwinden von Objekten um? Bischof George Berkeley (1685–1753) nahm an, dass Objekte nur so lange existieren, wie sie wahrgenommen werden.

Der englische Empiriker und Philosoph John Stuart Mill (1806–73) beschrieb Objekte als «permanente Möglichkeiten der Empfindung». Ist dies die Art und Weise, wie Kleinkinder sie sehen?

Piaget vermutete, Säuglinge hätten keine Vorstellung davon, dass Objekte weiterhin existieren, wenn sie nicht beobachtet werden. Dann entdecken sie, dass ein Objekt da ist und man es finden kann, wenn nur ein Teil eines Objekts zu sehen ist, und schließlich, dass ganze Objekte auch weiterhin existieren, wenn sie nicht zu sehen sind. Nach Piagets These sind dies Entdeckungen, die Kleinkinder durch aktives Erforschen ihrer Umgebung machen, wenn dies auch mit der Begründung angezweifelt worden ist, Babys seien in den ersten Lebensmonaten so ungeschickt, dass solche Erkundungen schwer durchführbar seien. (Die Alternativen – dass die Information da ist und nur «aufgesammelt» werden muss oder dass es angeborene Prinzipien zur Vervollständigung fehlender Objekte gibt – erscheinen jedoch noch weniger plausibel.)

Wie sich herausgestellt hat, erkennen Säuglinge Objekte trotz einer Veränderung der Ansicht wieder. Sie zeigen eine «Objektkonstanz», d. h., sie reagieren nicht auf das Aussehen, sondern sehen Objekte trotz beträchtlicher Veränderung des Aussehens als existent und unveränderlich an. Nur langsam lernen sie, sich selbst als Körper zu sehen, die sich im Raum bewegen. Kinder lernen erst im Alter von rund zwei Jahren, sich selbst zu erkennen, was sich zum Teil durch ihr Verhalten gegenüber ihrem Spiegelbild belegen lässt. Wenn ein Baby sein Gesicht – nicht den Spiegel – berührt, scheint es, als habe es eine gewisse Vorstellung von sich selbst.

Methoden zur Untersuchung des kindlichen Sehvermögens

Wie lassen sich die Stadien auf dem Weg zum Sehenlernen erforschen? Dazu hält man nach verschiedenen Reaktionen Ausschau, wie Vorausschau, Überraschung oder Langeweile.

Vorausschau

Vorausschau kann zweierlei bedeuten: Es kann die simple Erwartung sein, dass das, was geschehen ist, weiterhin geschieht, wie bei der Pawlow'schen Konditionierung, oder es kann ein Hinweis auf kognitives Verständnis sein und Vorhersagen darüber einschließen, wie sich andere in neuen Situationen voraussichtlich verhalten werden. Man hat gesagt, dass Kinder «Theorien des Geistes anderer» entwickeln, die durch Vorhersagen getestet werden, welche bestätigt werden können oder auch nicht. Vielleicht der stärkste Beleg für einen anderen Geist sind Schwindeleien, wie einem Kind zu sagen, es seien keine Plätzchen in der Dose, und es findet dann doch welche darin! Schwindeln oder Lügen ist ein Verhalten, das sich sehr stark von demjenigen unbelebter Objekte unterscheidet, wenn Babys auch erst langsam zwischen belebten und unbelebten Objekten unterscheiden lernen.

Überraschung

Ein wesentliches Zeichen für Vorausschau und Verständnis ist Überraschung. Kognitive Wahrnehmung ist ihrem Wesen nach vorhersagend und abhängig von Vorwissen und Annahmen, was sich am dramatischsten bei fehlgeschlagenen Voraussagen und der damit verbundenen Überraschung zeigt. Bei Kindern, die noch nicht sprechen können, gibt es verschiedene Anzeichen für Überraschung, wie plötzliche Aufregung und eine erhöhte Herzschlagfrequenz. Fast von Anfang an hegen Babys im Hinblick auf Objekte gewisse Erwartungen. Mit zunehmender Entwicklung der Wahrnehmungsfähigkeit wird das Spektrum an Erwartungen und Überraschungen reichhaltiger und variabler. Überraschung ist die wichtigste Belohnung in der wissenschaftlichen Forschung.

Der schottische Experimentalpsychologe T. G. R. Bower projizierte räumliche Bilder von Objekten derart, dass sie ca. 30 cm entfernt erschienen (siehe Tafel XVII), obwohl es nichts zu berühren gab. (Es sei jedoch angemerkt, dass es vor einem Alter von 3 Monaten kein effektives räumliches Sehen gibt.) Bower fand, dass Säuglinge Überraschung zeigen, wenn sie die Hand ausstrecken, um Bilder anzufassen, die substanzlos sind. Zweifellos ähnelt dies unserer Überraschung bei einem gelungenen Zaubertrick. Wenn ein interessantes Objekt, wie ein Teddybär, hinter einen undurchsichtigen Schirm geschoben wird und verschwindet, bewegt der Säugling seine Augen zur anderen Seite des Schirms und erwartet offensichtlich, dass der Teddy dort wieder auftaucht. Wenn er nicht wieder auftaucht, passiert es häufig, dass der Säugling ungehalten wird. Was passiert aber, wenn der Teddybär hinter dem Schirm verschwindet und stattdessen ein anderes Objekt, wie ein Spielzeug-Feuerwehrauto, auftaucht? Sehr junge Säuglinge zeigen sich nicht erstaunt darüber, dass sich der Teddybär in ein Feuerwehrauto verwandelt hat, doch mit ungefähr einem Jahr registrieren Kleinkinder eine solche Verwandlung mit Überraschung. In etwa diesem Alter wissen Kinder also bereits, dass sich Objekte wie Teddys nicht in Objekte wie Feuerwehrautos verwandeln.

In der Regel enthüllt Überraschung über das Ungewöhnliche Wissen über das Gewöhnliche. Das kann man sich zunutze machen, um zu sehen, was Babys sehen – und um Gedanken zu lesen.

Langeweile

Zeichen eines gegenteiligen Gefühls – Langeweile – lassen sich ebenfalls experimentell nutzen. Babys beginnen sich bei wiederholten identischen Reizen zu langweilen (sie habituieren an den Reiz). Aber was passiert, wenn sich der Reiz zwar ändert, seine *Bedeutung* jedoch die gleiche bleibt – würde eine derartige Wiederholung auch zu Langeweile und Habituation führen, sodass das Interesse abebbt und Verhaltensreaktionen ausbleiben? Der Trick besteht darin herauszufinden, ob die Bedeutung eines Musters oder einer Form einer anderen äquivalent ist, indem man das Baby an die erste Form habituiert und dann registriert, ob es auf die zweite Form ebenfalls gelangweilt reagiert.

Es gibt jedoch noch weitere Techniken, um Sehen und Verständnis von Säuglingen zu untersuchen.

Saugen und Sehen

Der amerikanische Psychologe Jerome Bruner machte sich auf einfallsreiche Weise eines der wenigen gut entwickelten Verhalten von Säuglingen zunutze: Er brachte Säuglinge dazu, einen Diaprojektor zu fokussieren, indem sie an einem speziellen Schnuller saugten. Auf diese Weise konnten sie Bilder, die sie interessierten, scharf stellen.

Was sehen Babys lieber?

Selbst sehr junge Säuglinge verfügen bereits über recht gut koordinierte Augenbewegungen. Diese zeigen, was das Baby gerade anschaut, und damit, was es sieht und welches Motiv es vorzieht. Robert Fantz war der Erste, der Augenbewegungen registrierte, um herauszufinden, was Babys sehen. Er bot ihnen Bildpaare an und stellte fest, welches Bild bevorzugt wurde, indem er maß, wie lange das Baby sich jedes Bild anschaute. Diese Methode hat sich als sehr nützlich erweisen; ein Haken ist allerdings, dass das Baby unter Umständen keines der beiden Bilder interessant findet. Deshalb wird möglicherweise viel von dem, was ein Baby erkennen oder unterscheiden kann, vom Experimentator übersehen.

Wenn eine Bildfläche leer ist und die andere Streifen zeigt, sieht das Baby häufiger zum Streifenmuster hin. Wenn man ein immer engmaschigeres Streifenmuster vorgibt, bis das Baby keine Präferenzen mehr zeigt, kann man seine Sehschärfe messen. Die Sehschärfe von Kindern ist bedeutend geringer als die von Erwachsenen, wahrscheinlich deshalb, weil die Netzhaut noch nicht voll entwickelt ist. Lange hat man angenommen, Kleinkinder könnten ihre Augen nicht auf verschiedene Entfernungen einstellen, der experimentelle Nachweis ist jedoch nicht allzu schwierig. Oliver Bradick und seine Frau Janette Atkinson führen diesbezüglich ausgedehnte klinische Tests durch. Dabei benutzten sie eine Technik, die auf den «roten Augen» basiert, welche bei Blitzlichtaufnahmen sichtbar werden, wenn die Augen des Fotografierten nicht auf die Kameraentfernung akkommodiert sind.

Bereits sehr junge Babys können zwischen verschiedenen Orientierungen von Streifenmustern und zwischen den Umrissen verschiedener einfacher Formen – Kreuz, Kreis, Dreieck, Quadrat, spitzen und stumpfen Winkeln – unterscheiden und ziehen im Allgemeinen Formen mit Rundungen vor.

Wenn man Babys ein einfaches, gesichtsähnliches Bild und alternativ ein «durcheinander gewürfeltes» Gesicht anbietet, schauen sie, wie Robert Fantz entdeckte, das normale Gesicht etwa doppelt so lang an (Abb. 8.10). Das könnte auf ein angeborenes Erkennen von Gesichtern hinweisen, man kann aber frühe Lernerfahrungen nicht ausschließen, denn das Gesicht der Mutter blieb den Säuglingen nicht verborgen. Abbildung 8.11 zeigt, wie die Babys auf die Vorlagen reagierten.

Es wurde auch festgestellt, dass Säuglinge anscheinend einfache runde dreidimensionale Objekte flachen Darstellungen derselben Objekte vorziehen; möglicherweise besitzen sie also eine gewisse angeborene Tiefenwahrnehmung. Dafür spricht, dass bereits Säuglinge nach Objekten greifen und sie zu packen versuchen; einige Forscher nehmen an, dass sehr junge Säuglinge ihre Finger so weit öffnen, wie es die

8.10 (a) Fantz' Apparat zur Beobachtung der Augenbewegung von Säuglingen, während ihnen verschiedene Muster oder Objekte gezeigt werden. Hier wird dem Baby ein leuchtender Ball gezeigt; gleichzeitig wird die Augenstellung fotografiert. (b) Eine einfache Gesichtsskizze und ein zufällig angeordnetes, gesichtsähnliches Muster. Beide wurden Säuglingen gezeigt. Sie sahen länger auf die typische Gesichtsskizze (was aus ihren Augenbewegungen geschlossen werden konnte).

(a)

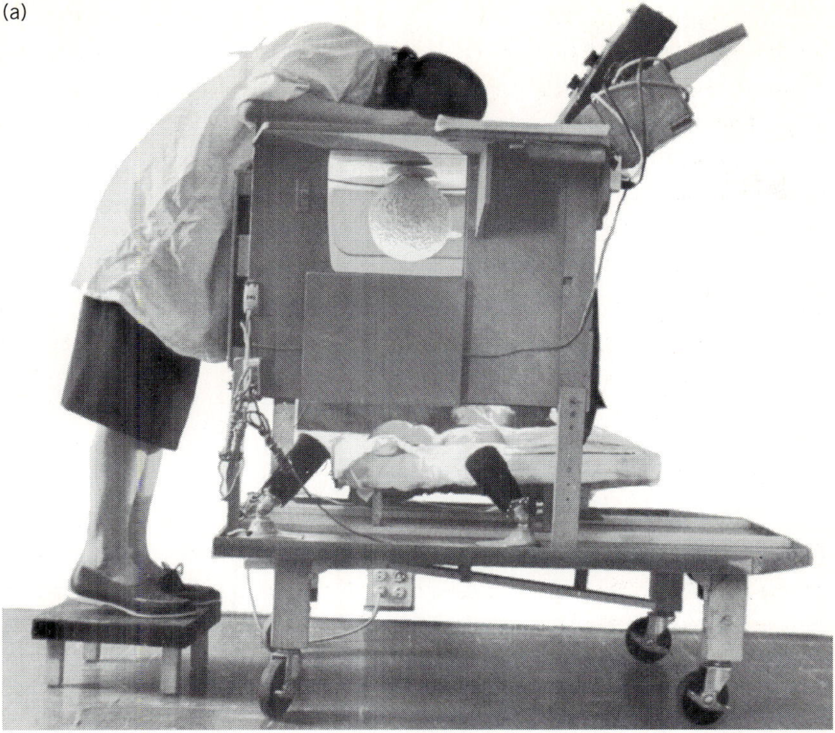

(b)

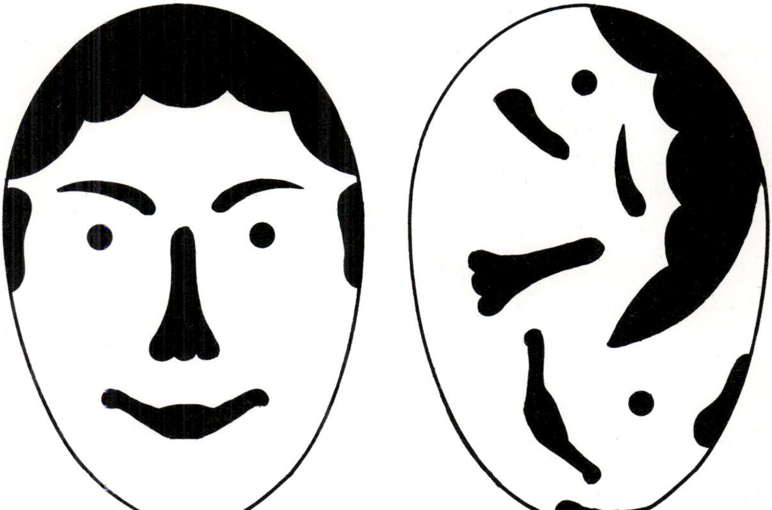

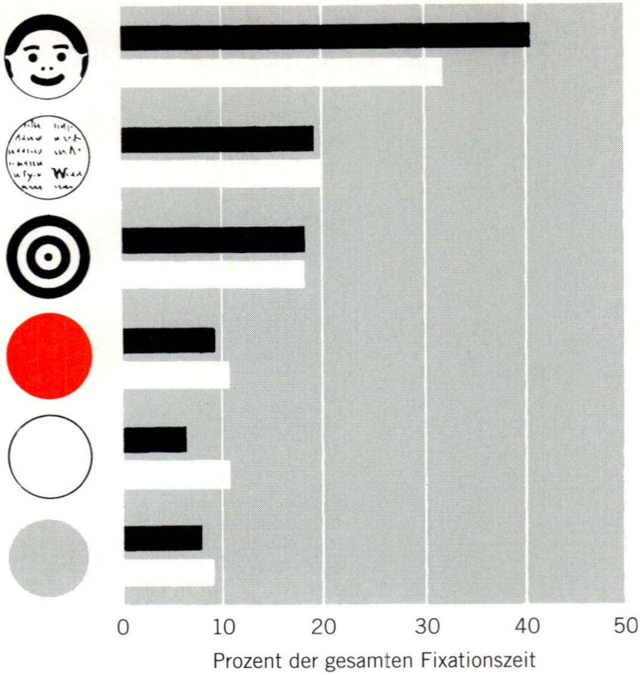

8.11 Einige Ergebnisse aus Fantz' Untersuchungen zur Augenbewegung von Säuglingen. Die horizontalen Balken zeigen den Zeitanteil in Prozent, den sie für die links dargestellten Vorlagen aufwendeten.

Größe des Objekts verlangt, das sie ergreifen wollen. Der berühmte Steilwandversuch zeigt überdies, dass Babys im Alter von etwa vier Monaten potenziell gefährliche Steilkanten erkennen.

Der Steilwandversuch

Eleanor Gibson machte sich eines Tages beim Picknick am Rande des Grand Canyon Gedanken darüber, ob ein kleines Kind in den Abgrund stürzen würde. Diesen Gedanken entwickelte sie zu einem sehr eleganten Versuch, für den sie einen sicheren Grand Canyon *en miniature* entwarf. Die Vorrichtung ist auf Abbildung 8.12 gezeigt. Man sieht dort eine zentrale «Brücke» mit einem normalen festen Boden auf der einen Seite, während auf der anderen über dem «Abgrund» eine starke Glasscheibe angebracht ist.

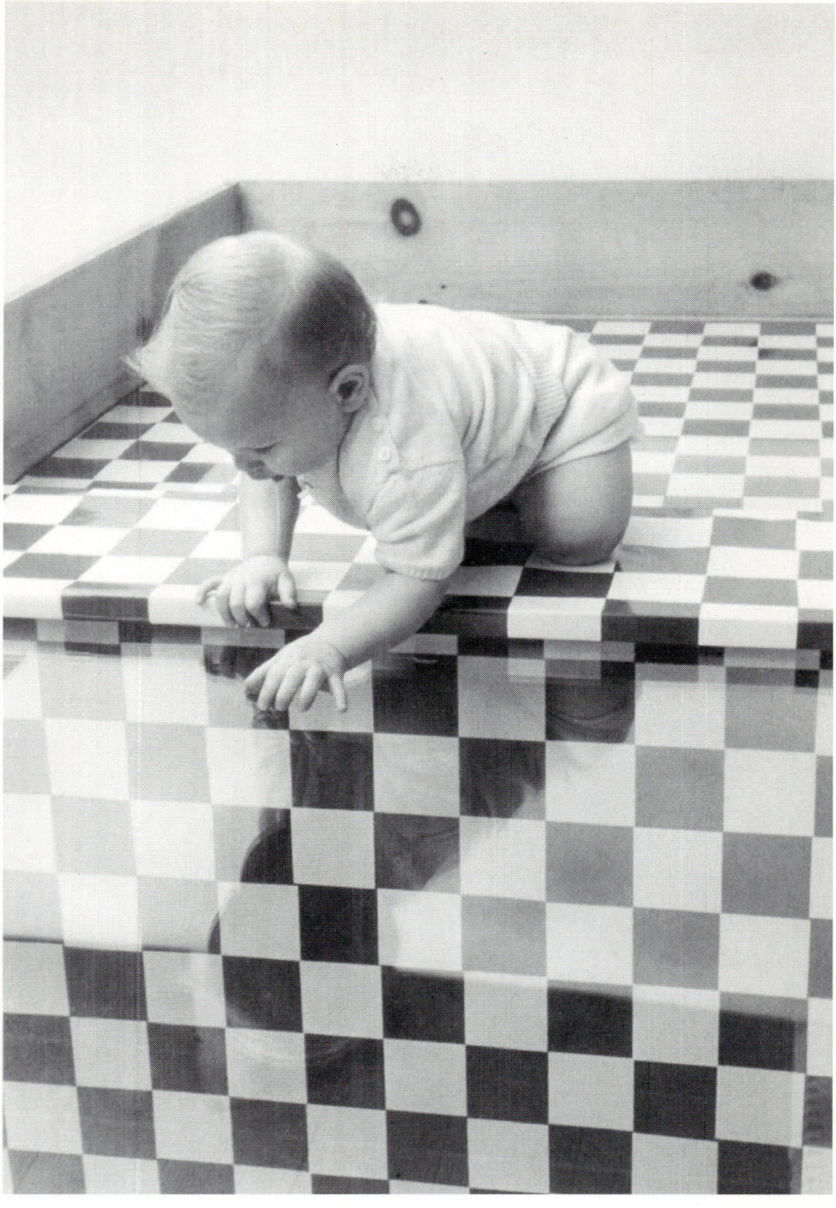

8.12 Der Steilwandversuch. Bei diesem berühmten Experiment, das von Eleanor Gibson und R. D. Walk konzipiert wurde, wird an Kleinkindern und Jungtieren geprüft, ob sie über einen mit einer Glasscheibe bedeckten «Abgrund» kriechen. Das abgebildete Kleinkind weigert sich, auf der Glasabdeckung über den Abgrund zu kriechen, die angeborenerweise mit Gefahr assoziiert wird.

Ein Säugling (oder bei anderen Untersuchungen ein junges Tier) wird auf die zentrale Brücke gesetzt, und man beobachtet, ob er auf die Glasscheibe über dem Abgrund kriecht. Im Normalfall zeigt sich, dass das Krabbelkind die Brücke nicht zum Abgrund hin verlässt, auch dann nicht, wenn die Mutter es mit seiner Rassel in diese Richtung lockt. Dagegen kriecht es ganz zufrieden auf dem normalen Boden auf der anderen Seite der Brücke herum. Kinder im Kriechalter können also offenbar einen Höhenunterschied abschätzen; wahrscheinlich gelingt ihnen dies mit Hilfe der Bewegungsparallaxe, die auftritt, wenn das Baby seinen Kopf bewegt, und einem angeborenen Wissen um die Gefahren des Fallens.

Als Erwachsene können wir uns nicht mehr daran erinnern, wie es war, in die Welt einzutreten und zu lernen, darin zu leben. Sehr rasch lernen wir, Dinge zu kontrollieren, sei es dadurch, dass wir sie manipulieren, oder dadurch, dass wir andere überzeugen, unsere Wünsche zu erfüllen.

Vergessen, wie man sieht

Dieses Kapitel trägt den Titel «Sehen lernen». Wir haben uns mit zahlreichen Aspekten des Sehenlernens beschäftigt, ganz zum Schluss mit dem wundervollen Potenzial menschlicher Kleinkinder – wie Babys sehen und verstehen lernen und schließlich in weit größerem Umfang als alle anderen Arten dazu kommen, die Welt zu kontrollieren. Leider gibt es auch Menschen, die vergessen, wie man sieht. Diese Erscheinung bezeichnet man als *visuelle Agnosie*.

Der Begriff Agnosie wurde von Freud geprägt und bedeutet so viel wie die Unfähigkeit, sensorische Reize wahrzunehmen. Sie tritt auf, wenn Bereiche im Gehirn geschädigt sind, die daran mitwirken, sensorische Signale, die völlig normal sein können, zum Objektwissen in Beziehung zu setzen. Unter Umständen betrifft die Agnosie nur den Gesichtssinn, nur das Gehör oder nur den Tastsinn. Agnosien sind von großem psychologischen Interesse, denn sie kennzeichnen die Unfähigkeit, Objekte zu erkennen, obwohl die Augen, die Ohren oder der Tastsinn normal arbeiten. Allein die *Bedeutung* der sensorischen Signale ist verloren gegangen.

Es gibt spezifische Formen der Agnosie, visuelle auditorische und taktile – in allen Fällen können Objekte durch einen der Sinne nicht erkannt werden, wohl aber durch einen anderen. Agnosien korrespondieren mit mehr oder minder spezifischen Hirnschädigungen (hinter der Zentralfurche). Der Schlüssel ist der Verlust der Fähigkeit, Objektwissen mit der Objekterkennung zu verknüpfen; daher ist es sicher nicht falsch, wenn man visuelle Agnosie als «Vergessen, wie man sieht» beschreibt.

Zu einer derartigen Agnosie kann es ganz plötzlich kommen. Der klassische Fall wurde von Lissauer im Jahre 1890 beschrieben: Ein 80-jähriger Mann (G. L.), der vom Sturm gegen einen Holzzaun geworfen wurde, stieß sich heftig den Kopf. Anschließend fand er, dass alles um ihn herum fremd aussehe, und er identifizierte vertraute Gegenstände falsch – beispielsweise hielt er Bilder an den Wänden für Schachteln und verwechselte sein Jackett mit seiner Hose. Er konnte jedoch Zeichnungen kopieren; sein Sehvermögen war also normal, die Dinge hatten nur ihre Bedeutung verloren.

Die dramatischsten und einfühlsamsten Beschreibungen verdanken wir dem Neurologen Oliver Sacks. In seinem Buch *Der Mann, der seine Frau mit einem Hut verwechselte* beschreibt er einen Fall von visueller Agnosie. Sein Patient Dr. P. war ein begabter Musiklehrer, der – obwohl er sein musikalisches Talent behielt – allmählich vergaß, wie man sieht. Nachdem Dr. P. seinen Fuß mit seinem Schuh verwechselte, zeigte ihm Sacks Bilder in einer Zeitschrift:

> Seine Reaktion war äußerst merkwürdig. Seine Augen huschten von einem Objekt zum nächsten, sie registrierten winzige Einzelheiten, individuelle Eigenarten, wie sie es mit meinem Gesicht getan hatten. Ein auffallend heller Punkt, eine Farbe, eine Form erregte seine Aufmerksamkeit und ließ ihn eine Bemerkung machen – aber in keinem Fall nahm er das Bild in seiner Ganzheit in sich auf. Er konnte nicht das Ganze sehen, sondern nur Details, die er wie ein Radarschirm registrierte. Nie trat er in eine Beziehung zu dem Bild – nie befasste er sich sozusagen mit der Physiognomie der Abbildung. Er hatte keinerlei Begriff von Landschaft oder Szenerie.

Er «sah» auch Dinge, die nicht auf dem Bild waren: einen Fluss, eine Terrasse und bunte Sonnenschirme, die es gar nicht gab. Dennoch konnte er abstrakte Formen ohne Schwierigkeiten sehen und erkennen. Gesichter verwechselte er, und Gesichtsausdrücke waren für ihn bedeutungslos, obwohl er den Sprechenden sofort an der Stimme identifizieren konnte. Sacks schreibt weiter:

> ... er schien davon überzeugt zu sein, dass er seine Sache gut gemacht hatte. Ein Lächeln spielte um seinen Mund. Außerdem hatte er anscheinend den Eindruck, die Untersuchung sei abgeschlossen, denn er sah sich nach seinem Hut um. Er streckte die Hand aus und griff nach dem Kopf seiner Frau, den er hochzuheben und aufzusetzen versuchte. Offenbar hatte er seine Frau mit einem Hut verwechselt. Seine Frau sah aus, als sei sie derlei gewohnt.

Die verschiedenen Agnosien des Gesichtssinns, des Tastsinns, des Gehörs usw. bestätigen, dass die Sinne von spezialisierten Bereichen im Gehirn getrennt verarbeitet werden. Doch normalerweise kommen die Sinne zusammen und ergeben eine einheitliche Objektwahrnehmung. Wie dies zustande kommt, verstehen wir noch nicht. Der Fall S. B., der wieder sehen lernte, zeigt offenbar, dass ein Wissenstransfer von einem Sinnessystem zum anderen möglich ist, in diesem Fall vom Tastsystem zum Sehsystem, denn nach der Augenoperation, die ihn von seiner Blindheit heilte, konnte S. B. aufgrund früherer Tasterfahrungen mit Holzbuchstaben und mit den Zeigern seiner Uhr sofort Buchstaben identifizieren und die Uhrzeit angeben. Er hatte gelernt, wie man sieht, bevor er sehen konnte. Menschen mit visueller Agnosie können sehen, haben aber vergessen, wie man sieht.

9 Kunst und Wirklichkeit

Der Schlüssel zur Wahrnehmung – zur Kunst und zur Wissenschaft, tatsächlich zur Zivilisation – ist *Repräsentation*. Wie wichtig ist es Künstlern, Objekte in zwei Dimensionen so darzustellen, als befänden sie sich im Raum, in der dreidimensionalen Welt?

Von Anfang an ist Kunst offenbar nicht nur mit einer physikalischen, sondern auch mit einer magischen und religiösen Weltsicht verknüpft worden. Höhlenzeichnungen dienten vermutlich der Beschwörung des Jagdglücks. Vielleicht sahen unsere Vorfahren Abbildungen als Talismane oder Glücksbringer an, die nicht nur bei Menschen, sondern auch bei den Göttern Gedanken und Gefühle heraufbeschwören konnten, denn man findet sie an Höhlenwänden, die für menschliche Blicke fast völlig unzugänglich sind. Manchmal wurde ein Bild über das andere gemalt, als ob die Platzierung der Malereien eine besondere Bedeutung habe. Etwas von dieser magischen Bedeutung der Kunst steckt in allen religiösen Malereien, auch in den christlichen, und ist noch immer ein Teil unserer Kultur.

In unserer Gesellschaft haben Bilder einen monetären Wert, der weit über jedes «vernünftige» Maß hinausgeht. Ein Original kann mehrere hundert oder tausend Mal so viel kosten wie eine praktisch nicht zu unterscheidende Kopie. Der Wert eines Gemäldes hängt stark davon ab, wer es gemalt hat und ob es als echt anerkannt ist. Es ist so etwas wie ein heiliges Objekt, auch wenn sein Thema profan ist. Ganz offensichtlich werden Bilder nicht nur als stellvertretende Netzhautbilder angesehen, sondern als mehr; sie werden unter Umständen höher geschätzt als das Sehen selbst.

Bei religiösen Malereien war das Thema von besonderer Bedeutung, denn die Bilder dienten dazu, der überwiegend analphabetischen Bevölkerung einen allgemein verbindlichen Glauben zu vermitteln. Aber was porträtiert wird, ist nicht immer wichtig. Ein paar Trauben oder ein toter Hase sind nicht *per se* interessant oder kostbar, und doch kann ein Bild solch wertloser Objekte beim Verkauf mehr einbringen, als ein Normalverdiener in seinem ganzen Leben verdient. Aber ist das

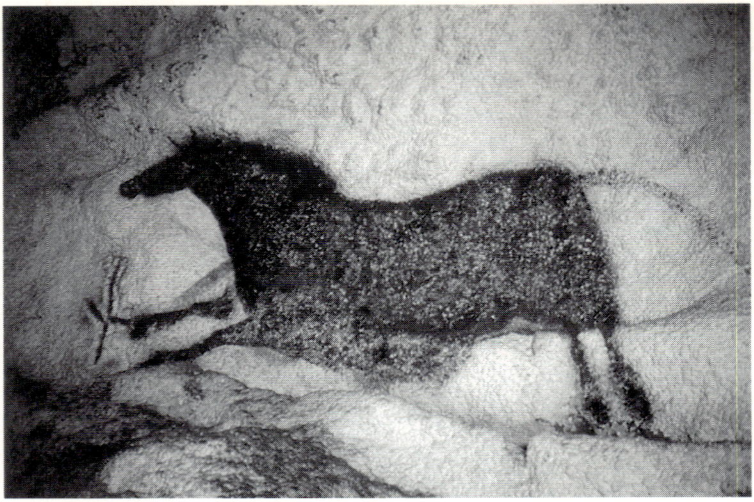

9.1 Galoppierendes Pferd. Dieses Beispiel für paläolithische Höhlenmalerei stammt aus der Höhle von Lascaux (Dordogne, Frankreich) und wird auf ca. 15000 v. Chr. datiert. (Foto: AKG London)

zu begreifen, wenn Gemälde nicht mehr sind als Repräsentationen von Objektformen und -farben? Tatsächlich ist es so, dass ein Gemälde nicht nur eine einfache räumliche Darstellung ist, dass es einen Wert und eine Anziehungskraft haben kann, die viel größer ist als diejenige der porträtierten Objekte.

Dank der vor kurzem entdeckten Höhlen von Chauvet in Südfrankreich datieren Beispiele für Höhlenmalereien inzwischen 30000 Jahre zurück. Als Picasso zum ersten Mal Höhlenmalereien sah, soll er gesagt haben: «Haben wir inzwischen irgendeinen Fortschritt gemacht?» Es scheint, dass sich Kunst, Religion und Wissenschaft im Lauf der Jahrtausende allmählich voneinander getrennt haben. Man könnte sagen, dass Kunst heute primär beschwörend, Wissenschaft hingegen primär erklärend ist. Seit der Antike sind beide Sparten noch weiter auseinander gedriftet, doch beide hängen auf verschiedene Weisen voneinander ab und inspirieren sich gegenseitig. Ein außerordentlich wichtiger gegenseitiger Beitrag ist die Entdeckung bzw. Erfindung von Regeln, mit deren Hilfe sich Tiefe durch Perspektive vermitteln lässt.

Perspektivische Darstellung

Es ist überraschend, wie selten man in der bildenden Kunst auf eine präzise Repräsentation des Raumes stößt. In der Tat erscheinen einige der berühmtesten Gemälde völlig flach. Die Fähigkeit, Tiefe darzustellen, wird eindeutig als eine Leistung unter vielen angesehen, und zwar – von Ausnahmefällen abgesehen – als weniger wichtige. Und doch sind auf Gemälden in der Regel Objekte abgebildet, die gewöhnlich räumlich wahrgenommen werden. Es gibt also ein Problem: Warum wird eine strenge geometrische Perspektive ziemlich selten verwirklicht? Schließlich hat das Netzhautbild eine geometrische Perspektive (jedes Merkmal schrumpft mit einer Verdopplung der Entfernung auf die Hälfte seiner Größe), warum also reproduziert der Maler so selten das Bild des Auges, um auf seinem Gemälde eine Tiefenwirkung zu erzielen? Wir können sofort sehen, dass es dabei eine sehr reale Schwierigkeit gibt. Zwar ist das Netzhautbild wie eine Fotografie streng perspektivisch, doch so sehen wir die Welt nicht, denn unser Bild wird durch perzeptorische Skalierungsmechanismen modifiziert (siehe Kap. 10).

Die Perspektive ist eine erstaunlich junge Errungenschaft in der abendländischen Kunst. In der prähistorischen Kunst und in der Kunst aller früheren Kulturen bis zum Beginn der italienischen Renaissance im 16. Jahrhundert gibt es keine formal korrekte Perspektive. Wir kommen auf die Renaissance noch zurück, wollen aber zunächst einen Blick auf die für uns seltsame Perspektive der Ägypter und Chinesen werfen.

Ägyptische Kunst

In der hoch entwickelten formalen Malerei der alten Ägypter, die 5000 Jahre weit zurückdatiert, sind menschliche Figuren als anatomische Unmöglichkeiten abgebildet. Hände, Füße und Brüste werden so dargestellt, als seien sie von der Seite gesehen, die Schultern von vorn und der Kopf mit einem Auge und einem Ohr im Profil (Abb. 9.2). In ägyptischen Bildern gibt es praktisch keine perspektivische Verkürzung. Die Größe der Figuren wird nicht von ihrer Entfernung, sondern

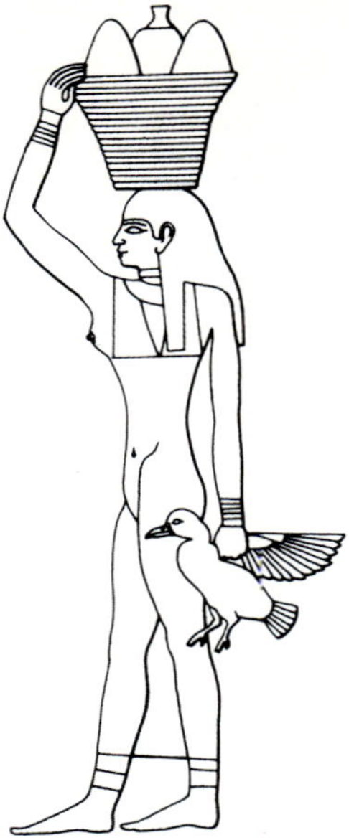

9.2 Bei dieser ägyptischen Trägerin sind alle typischen Merkmale – Augen, Schultern, Füße usw. – in charakteristischer Weise von der Seite und ohne Perspektive dargestellt. (Mit freundlicher Genehmigung von Andromeda Oxford Limited.)

von ihrer relativen Bedeutung bestimmt. Die Pharaonen und Familienoberhäupter sind im Vergleich zu den weniger bedeutenden Figuren, wie eroberten Völkern oder Frauen, geradezu riesig. Statt einer Gesamtschau von einem bestimmten Blickpunkt aus – wie es uns vertraut ist – wird jedes Merkmal aus der Sicht dargestellt, aus der es am leichtesten zu erkennen ist, was auf uns paradox wirkt.

Fast alle steinernen Statuen stehen oder sitzen, ohne irgendeine Aktivität zu zeigen, und schauen, den Kopf im rechten Winkel zu den Schultern, streng geradeaus. Das verleiht ihnen eine zeitlose Würde, doch haben die Bildhauer diese Einschränkungen um der Kunst willen akzeptiert oder deshalb, weil es ihnen an der Kunstfertigkeit mangelte, freie natürliche Posen und Haltungen zu zeigen? War es deshalb, weil der massive Stein dem Bildhauer derartige Freiheiten einfach nicht erlaubte? Oder geschah es aus einem ganz anderen Grund: weil die Statuen auf Zeichnungen beruhten? Wir wissen von teilweise fertig gestellten Kolossalstatuen, dass die Bildhauer von Zeichnungen auf einem Gitter von Quadraten begannen (als Maßstab diente die Größe der Faust der Statue, die auf dem Steinblock markiert wurde), die im Laufe der Bearbeitung ständig erneuert wurden. (Wäre es nicht möglich gewesen, den Schatten eines Drahtnetzes auf den Stein zu projizieren, sodass das Gitternetz bestehen bleibt, wenn die Oberfläche abgeschlagen wird?) Die vielen kleinen Dienerfiguren aus Holz oder aus Ton, die in die Grabmäler gegeben wurden, um ihren Herren im Leben nach dem Tode zu dienen, sehen ganz anders aus: sehr viel naturalistischer, frei von den Zwängen der formalen Reliefs und eindrucksvollen Steinstatuen. Ist das so, weil zur Herstellung dieser kleinen informellen Figuren keine Zeichnungen benutzt wurden?

Fernöstliche Kunst

Chinesische Zeichnungen und Bilder stellen den Raum nach formalen Regeln dar, die sich von der Geometrie des Netzhautbildes deutlich unterscheiden, oft von vielen Standpunkten gleichzeitig. In chinesischen und japanischen Bildern wird häufig eine Aufsicht auf Gebäude mit einer Seitenansicht von Menschen kombiniert. Für monumentale Bilder bevorzugte man insbesondere vom 10. Jahrhundert an große Rollbilder von zwei Meter Höhe und mehr. Von mehreren Standpunkten aus gesehen konnten oben Berge gezeigt werden, ohne die unteren Bereiche des Bildes zu dominieren (Tafel XV). Das Ziel war, die Natur mit dem Menschen zu vereinen.

Rechteckige Objekte, wie Tische, sehen auf diesen Bildern seltsam für uns aus, da sie eine «umgekehrte Perspektive» aufweisen – d.h. Linien, die mit zunehmender Entfernung eher divergieren als konvergieren. Man muss jedoch vorsichtig sein, denn durch eine besonders interessante verzerrende optische Täuschung scheinen parallele Linien zu konvergieren, wenn Tiefe suggeriert wird (Abb. 10.15). Die «negative Perspektive» in fernöstlichen Bildern wird meistens auf diese Weise – im Auge des Betrachters – erzeugt, wenn der Effekt auch manchmal vom Künstler übertrieben wird.

Man könnte sagen, dass die altägyptische Kombination verschiedener Ansichten von Figurteilen – Kopf im Profil, Auge von vorne, Brüste von der Seite usw. – der Mischung von Standpunkten in den japanischen und chinesischen Bildern sehr ähnlich ist, wenn sich die «Einheiten» auch unterscheiden. Für die Ägypter sind die Einheiten Teile von

Objekten, in fernöstlichen Bildern haben die Figuren einen konsistenten Blickpunkt, werden aber in eine Szenerie gestellt, wie sie von verschiedenen Sichtpunkten aus wahrgenommen wird.

Abendländische Renaissance

Es ist eine außergewöhnliche Tatsache, dass die einfache geometrische Perspektive so spät entwickelt wurde – weit später als das Feuer oder das Rad –, obgleich sie im gewissen Sinn schon immer beim Sehen vorkam, denn die Bilder in unseren Augen sind perspektivische Projektionen. Die lineare geometrische Perspektive in Bildern ist eine Erfindung der italienischen Renaissancekünstler. Sie hatte tief greifende Auswirkungen auf Kunst und Wissenschaft.

Wie man eine Szene in der Perspektive des Netzhautbildes zeichnet, wurde von dem italienischen Künstler und Ingenieur Filippo Brunelleschi (1377–1446) entdeckt. Während er den Dom von Florenz plante, fügte er ein Bild des Domes, wie er ihn sich vorstellte, in den bereits existierenden Gebäudekomplex ein, um zu sehen, wie die Szenerie nach seiner Fertigstellung aussehen würde. Um diese virtuelle Realität zu erzeugen, benötigte er nicht mehr als das Bild, in dem sich ein kleines Loch befand, und einen Spiegel (Abb. 9.3).

Die Gesetze und Prinzipien der Perspektive wurden zuerst von Leonardo da Vinci (1452–1519) in seinem *Trattato della Pittura*, einer Anleitung für junge Künstler, klar beschrieben. Das Problem bestand nicht nur darin, existierende Objekte perspektivisch darzustellen, sondern auch darin, eine Perspektive für imaginäre Objekte zu schaffen, wo es nichts gab, das man hätte kopieren können. Leonardo nannte die Perspektive «den Zügel und das Leitwerk der Malerei» und beschrieb sie folgendermaßen:

> Perspektive ist nichts anderes als das Sehen einer Ebene hinter einer glatten transparenten Glasscheibe, auf deren Oberfläche sich alle Dinge dem Sehpunkt in Pyramiden nähern. Und diese Pyramiden werden in der Glasebene durchschnitten.

Leonardo behandelte die Perspektive von Zeichnungen als einen Zweig der Geometrie. Er beschrieb, wie die Perspektive direkt auf eine

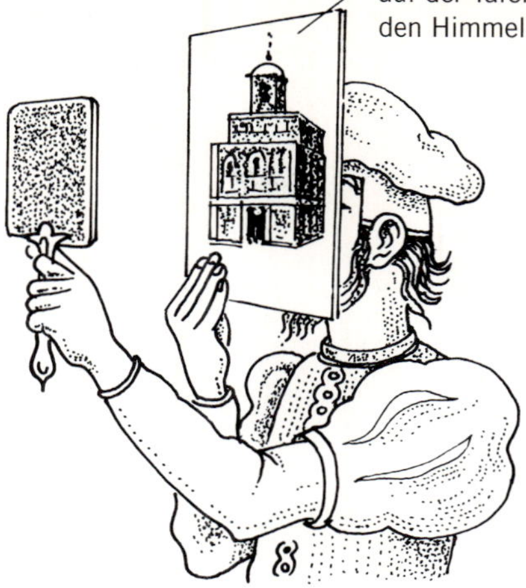

9.3 Die erste virtuelle Realität. Brunelleschi fügte mit einem Spiegel ein Bild des von ihm entworfenen Domes in die umgebenden Gebäude ein. Das Bild des Domes maß etwa $0{,}5 \times 0{,}5\,m^2$, der Spiegel war etwa halb so groß. Wenn man durch ein kleines Loch im Kirchenbild in einen Spiegel blickte, hinter dem sich die bereits existierenden Gebäude befanden, erschien das Gemälde wie eine «virtuelle Realität» der Zukunft. Es lohnt sich, dies mit einer Postkarte und einem Spiegel einmal auszuprobieren.

Glasscheibe gezeichnet werden kann (Abb. 9.4), eine Technik, die von niederländischen Meistern und, in einer späteren Form, bei der *Camera obscura* verwendet wurde. Bei der *Camera obscura* wurde zusätzlich eine Linse zur Erzeugung eines Bildes verwendet, das dann auch unmittelbar nachgezeichnet werden konnte.

Die Projektion wird dabei allein durch die geometrische Anordnung bestimmt und entspricht der so genannten *geometrischen Perspektive.* Aber Leonardo erkannte deutlicher als viele spätere Autoren, dass hierbei nicht nur die reine Geometrie von Bedeutung ist. Er beschreibt in seiner Darstellung der Perspektive auch die Wirkungen des Dunstes und der Bläue des Himmels mit zunehmender Entfernung und betont die Wichtigkeit von Schatten und Schraffierungen in Zeichnungen, um die Orientierung von Objekten wiederzugeben. Diese Erwägungen gehen über die reine Geometrie hinaus. Um 1500 n. Chr. dominierte die geometrische oder lineare Perspektive die abendländische Malerei (Tafel XVI); der erste Künstler, der sie außerhalb von Italien benutzte, war Albrecht Dürer (1471–1528) aus Nürnberg. Perspektivisches Zeichnen

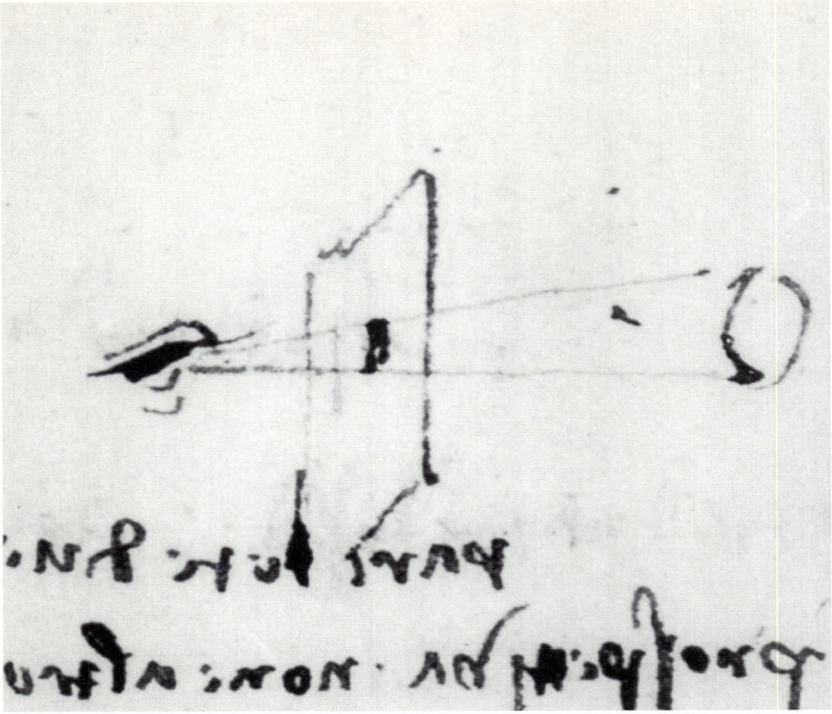

9.4 Leonardos Skizze zeigt, wie dreidimensionale Objekte auf einer ebenen Fläche erscheinen, die den Strahlenkegel vom Objekt zum Auge schneidet. Es lohnt sich, einmal eine Szene auf einer Fensterscheibe nachzuzeichnen.

drang auch nach Osten vor und führte dort zu teilweise paradoxen Ergebnissen. Später benutzte der niederländische Maler Jan Vermeer (1632–75) für einige seiner Interieurszenen Skizzen, die er mit der *Camera obscura* angefertigt hatte; auch der Venezianer Antonio Canaletto (1697–1768) (Abb. 9.5) und viele andere Künstler bedienten sich dieses Hilfsmittels. Abgelöst wurde die *Camera obscura* erst durch die Entdeckung der Fotografie in der zweiten Hälfte des 19. Jahrhunderts, die zweifellos heute von Zeichnern und Malern intensiv genutzt wird.

Lassen Sie uns untersuchen, was beim perspektivischen Sehen vor sich geht, und zwar auf so einfache Weise wie möglich. Dazu wollen wir eine einfache Ellipse wie in Abbildung 9.6 betrachten: Sie kann einen elliptischen Gegenstand in normaler oder einen kreisförmigen Gegenstand in schräger Sicht darstellen. Die Figur zeigt also nicht ein-

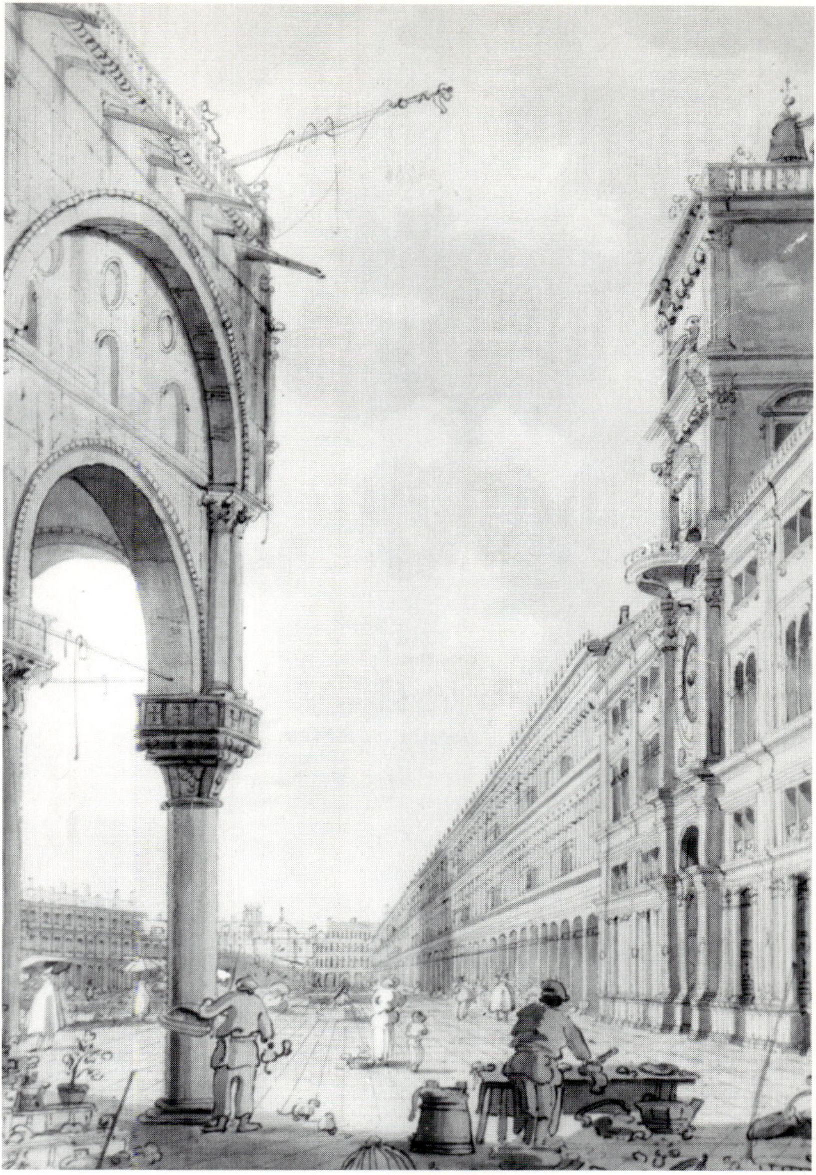

9.5 Dieser Canaletto ist ein schönes Beispiel für Perspektive. Hat er die Perspektive so gezeichnet, wie sie seinem Netzhautbild (oder dem Bild einer *Camera obscura*) entsprach, oder so, wie er sie gesehen hat, nachdem von dem Größenkonstanzmechanismus seines visuellen Gehirns Größen-Entfernungs-Modifikationen vorgenommen worden waren? (Und natürlich hatte er die künstlerische Freiheit, die Perspektive nach seinen Wünschen zu verändern.)

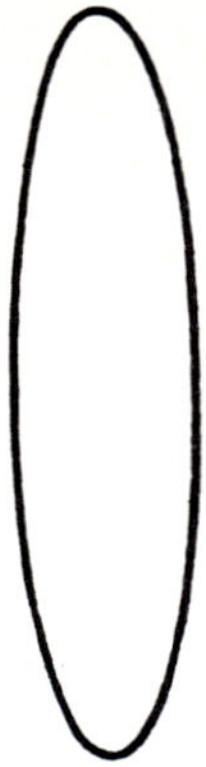

9.6 Hat diese Skizze für uns eine Perspektive? Nur, wenn wir wissen, was sie darstellen soll.

deutig ein bestimmtes Objekt. Sie könnte vielmehr eine Projektion irgendeines Objekts aus einer unendlichen Anzahl verschiedener Objekte sein, die jedes für sich unter einem bestimmten Gesichtswinkel betrachtet werden. Die Kunst des Zeichners und Malers besteht zu einem großen Teil darin, uns dazu zu bringen, aus der unendlichen Reihe möglicher Interpretationen einer Figur immer nur eine einzige zu akzeptieren: uns eine bestimmte Form von einem ganz bestimmten Blickwinkel aus sehen zu lassen. Hier ist die Geometrie zu Ende, und die Wahrnehmung beginnt. Um die Zweideutigkeit der Perspektive zu begrenzen, muss der Künstler perzeptorische Entfernungsmerkmale ausnutzen, die auch monokular wirksam sind. Die binokularen Schlüssel durch Konvergenz und Disparation sind ihm ebenso verwehrt wie die Bewegungsparallaxe. Diese visuellen Hinweise würden tatsächlich gegen ihn arbeiten. Gemälde besitzen daher gewöhnlich bei monokularer Betrachtung und stillgehaltenem Kopf mehr Tiefe – denn Bewegung und das zweite Auge zeigen, dass das Bild flach ist.

Wir stehen zwei Wirklichkeiten gegenüber. Das Gemälde selbst ist ein physikalischer Gegenstand, und unsere Augen können es als solches flach an der Wand wahrnehmen. Aber es kann ebenso ganz andere Gegenstände heraufbeschwören – Menschen, Schiffe, Gebäude –, die in einem anderen Raum-Zeit-Gefüge angesiedelt sind. Es ist Aufgabe des Künstlers, uns zu veranlassen, die eine Wirklichkeit zurückzuweisen und nur die zweite zu akzeptieren, damit wir seine Welt und nicht nur Farbflecken und Texturen auf einer flachen Oberfläche sehen.

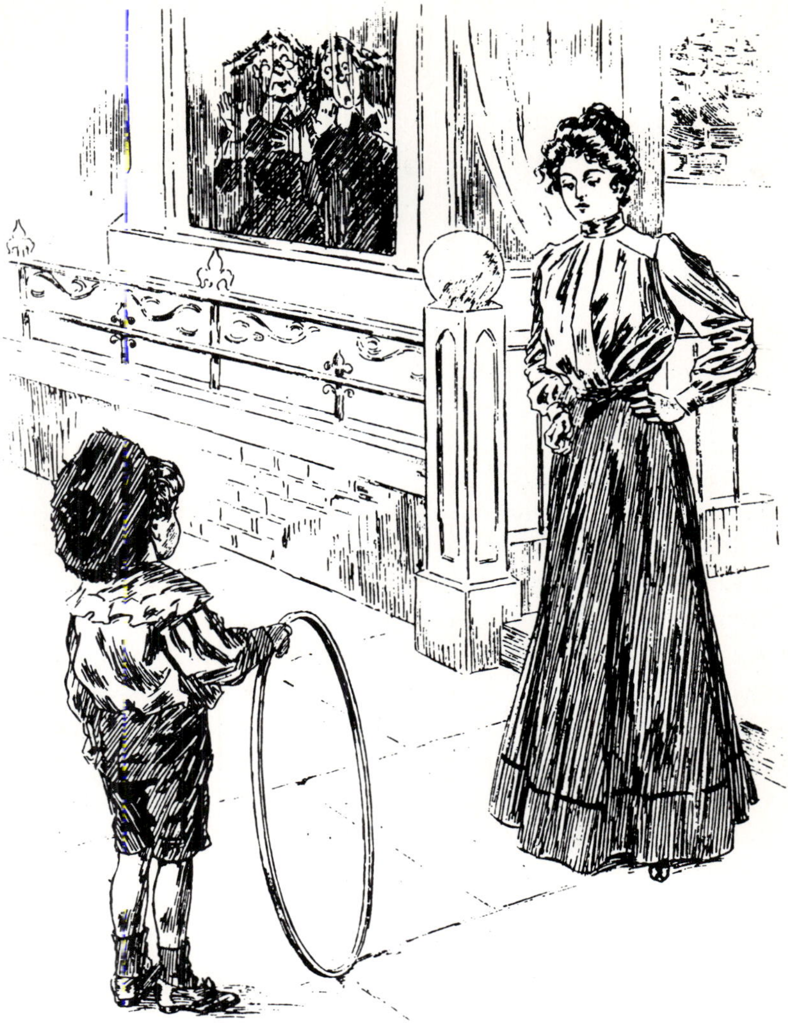

9.7 Auf dieser Karikatur ist dieselbe Ellipse aus Abbildung 9.6 deutlich als kreisförmiges Objekt aus schräger Sicht zu erkennen.

Wie wir am Beispiel der Ellipse gesehen haben, kann eine Figur einen gegebenen Gegenstand unter einem bestimmten Gesichtswinkel darstellen oder auch jeden anderen aus einer unendlichen Reihe verschiedener Objekte, die unter einem anderen Sehwinkel und in anderer Entfernung gesehen werden. Falls die Figur eindeutig sein soll, müssen wir daher wissen, was das Objekt wirklich ist – welche Form es hat –

und wie es im Raum liegt. Es ist sehr viel einfacher, vertraute als unvertraute Gegenstände darzustellen. Wissen wir, was für ein Gegenstand dargestellt ist, dann wissen wir auch, in welcher Lage er sich befinden muss, um sich so zu projizieren, wie ihn der Künstler gezeichnet hat. Ist es klar, dass die Ellipse beispielsweise einen kreisförmigen Gegenstand darstellt, dann wissen wir, dass dieser in einem bestimmten schrägen Winkel liegen muss, wobei der Winkel die Exzentrizität der Ellipse bestimmt, die der Künstler auf die ebene Fläche gezeichnet hat. Wir alle wissen, dass Räder, Teller und die Pupille des menschlichen Auges kreisförmig sind. Bei solch vertrauten Objekten ist die Aufgabe des Künstlers leicht. Wir können an der Aussagekraft einfacher Strichzeichnungen sehen, wie leicht es ist, Form, Raumbezogenheit und Entfernung darzustellen, wenn wir den gezeichneten Gegenstand kennen. Sehen Sie sich die Zeichnung des Jungen mit dem Reifen in der Karikatur (Abb. 9.7) an. Es ist ganz klar, dass die Ellipse einen Kreis unter einem schrägen Winkel darstellt, weil wir wissen, dass sie einen Reifen darstellt und Reifen kreisförmig sind. Der Reifen in dieser Abbildung entspricht der zweideutigen und ohne Kontext dargestellten Ellipse in Abbildung 9.6. Aber jetzt wissen wir, was es sein soll: Wir wissen, als was wir sie zu sehen haben. Es wäre weit schwieriger für den Zeichner gewesen, einen verbogenen Reifen abzubilden.

Sehen Sie sich nur die amöbenförmige Gestalt des verschütteten Weines in der Abbildung 9.8 an. Sie wird auf einer flachen Oberfläche (der Straße) liegend gesehen, obgleich die Form allein genauso gut eine unendliche Zahl von Gestalten in verschiedenen Orientierungen darstellen könnte. Angenommen, wir verzichten auf den Rest der Zeichnung, sodass sich kein Anhaltspunkt mehr für das ergibt, was dargestellt sein soll (Abb. 9.9), und zeigen nur die Pfütze. Sie könnte dann ebenso gut irgendetwas ziemlich Formloses sein, was uns aufrecht gegenübersteht, vielleicht so etwas wie ein Amboss. (Sieht die Figur in der vollständigen Zeichnung, wo es deutlich eine Pfütze auf dem Boden ist, nicht etwas höher aus, als wenn sie nur als unbestimmbare Gestalt angeboten wird?) Obgleich die Figur so einfach ist, erweckt sie eine Reihe von Assoziationen – besonders über das, was passiert, wenn wir Flaschen fallen lassen –, und dieses Wissen bestimmt weitgehend, wie wir die amöboide Gestalt sehen.

Lassen Sie uns ein anderes Beispiel nehmen, wieder das einer Ellipse in einer Karikatur, doch diese Ellipse illustriert einen ganz an-

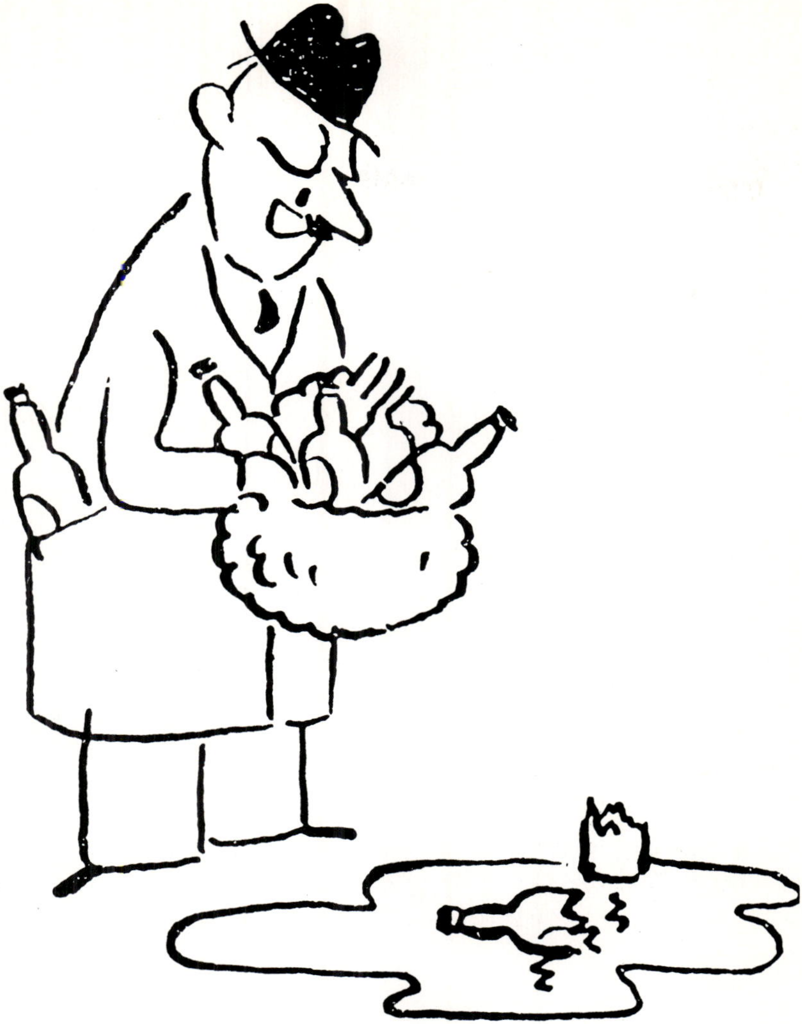

9.8 Die Pfütze liegt eindeutig waagerecht auf dem Boden – das ist einfach so bei Pfützen!

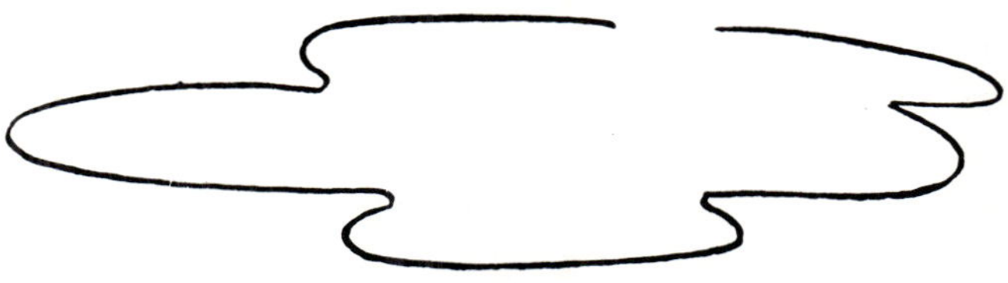

9.9 Dieselbe Pfützenform wie in der Karikatur, aber wie liegt sie nun im Raum? Die isolierten Konturen könnten auch aufrecht im Raum stehen.

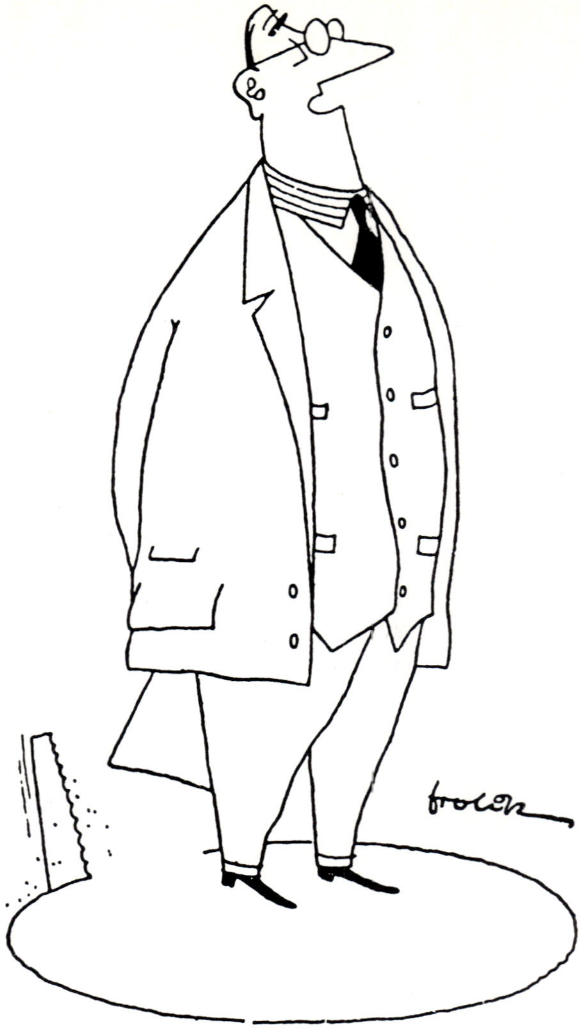

9.10 Eine andere Ellipse. Diesmal nehmen wir an, es sei ein Kreis, und sehen sie als flach an, weil wir wissen, dass der unsichtbare Junge unter dem Boden (der uns beinahe leibhaftig vor Augen steht) ein mehr oder minder rundes Loch aussägen würde.

deren, interessanten Punkt (Abb. 9.10): Obwohl sie ohne irgendeinen expliziten Kontext dargestellt ist, liegt sie eindeutig auf dem Boden. Sie wird als ein Kreis gesehen. Der Junge darunter (nicht gezeigt – aber doch gesehen) könnte ein elliptisches Loch ausschneiden, und doch vermuten wir, dass er einen Kreis ausschneidet. Unsere Sehposition wird dadurch in eine bestimmte Höhe über den Boden gebracht, die nicht von irgendeinem anderen Merkmal der Zeichnung vorgegeben wird, sondern nur von unserer Interpretation der Bedeutung der Form, die wiederum auf unserem Wissen über kleine Jungen basiert.

Größenkonstanzskalierung

Wenn ein Künstler eine strenge geometrische Perspektive verwendet, zeichnet er nicht das, was er sieht, sondern er stellt sein Netzhautbild dar. Wie wir wissen, können beide Bilder sehr verschieden ausfallen, denn was gesehen wird, wird durch Konstanzskalierung verändert. Eine Fotografie hingegen entspricht dem Netzhautbild, nicht der Szene, wie wir sie sehen. Beim Vergleichen einer Zeichnung mit einer Fotografie, die von genau derselben Stelle aus aufgenommen wurde, könnten wir bestimmen, in welchem Maß sich der Künstler die Perspektive zu Eigen gemacht hat und inwieweit er die Welt zeichnet, wie er sie sieht, nachdem seine Netzhautbilder durch Konstanzmechanismen skaliert worden sind. Gewöhnlich sehen entfernte Objekte in einer Fotografie zu klein aus – es ist eine allgemeine und traurige Erfahrung, dass eine großartige Bergkette auf der Fotografie zu einer erbärmlichen Reihe von Maulwurfshügeln schrumpft.

Das ist eine seltsame Sache. Die Kamera vermittelt zwar eine klare geometrische Perspektive, aber da wir die Welt nicht so sehen, wie sie sich auf die Netzhaut oder eine Kamera projiziert, sieht die Fotografie falsch aus. Es war ein glücklicher Zufall, dass die Perspektive vor der Kamera entdeckt wurde, denn sonst hätten wir vielleicht Schwierigkeiten, in Fotografien etwas anderes als geisterhafte Verzerrungen zu sehen. Und Fotografien können tatsächlich verzerrt wirken, besonders dann, wenn die Kamera sehr nah ist oder nicht waagerecht gehalten wird. Eine aufwärts auf ein großes Gebäude gerichtete Kamera erweckt den Eindruck, der Bau kippe nach hinten über. Und trotzdem ist dies die richtige Perspektive.

Architekten haben erkannt, dass die visuelle Entfernungskompensation beim Aufwärtssehen weniger leistungsfähig ist, und haben Säulen und Türme deshalb so gebaut, dass sie vom Boden zur Spitze leicht auseinander streben. Das berühmteste Beispiel ist der großartige Campanile von Giotto in Florenz. Hier hat der Künstler als Architekt die umgekehrte Perspektive auf die Wirklichkeit angewandt, um die Unzulänglichkeit des Auges bei der Korrektur der Perspektive zu kompensieren. Auch auf der horizontalen Ebene gibt es hierfür Beispiele, wie den Markus-Platz in Venedig, der nicht rechtwinklig ist, sondern zur Kathedrale hin größer wird, sodass er tatsächlich rechteckig (und sogar noch ausgedehnter) erscheint, wenn man die Kathedrale über den Platz hinweg betrachtet. Ähnliche «Verzerrungen» der Wirklichkeit zur besseren Anpassung an Auge und Gehirn findet man in einigen antiken griechischen Tempeln, obwohl die alten Griechen niemals die projektive perspektivische Geometrie entdeckten. (Wahrscheinlich basieren die erzielten guten Kompromisse auf Versuchen mit früheren Holzbauten. Auf jeden Fall handelt es sich hier um ein ganz anderes Problem als die perspektivischen Projektionen von Bildern auf einer ebenen Fläche.)

In einer wichtigen Hinsicht sind perspektivische dreidimensionale Darstellungen falsch, da sie nicht die Welt, wie sie gesehen wird, sondern eher die (idealisierten) Netzhautbilder abbilden. Wir sehen aber nicht unsere Netzhautbilder – und wir sehen auch nicht die Welt entsprechend der Größe und Formen unserer Netzhautbilder –, denn diese werden durch die Konstanzmechanismen beträchtlich modifiziert. Sollte daher der Künstler die Perspektive nicht einfach ignorieren und die Welt zeichnen, wie er sie sieht?

Wenn der Künstler die Perspektive ganz und gar vernachlässigt, wirken seine Bilder und Zeichnungen flach, sofern er nicht andere Entfernungsmerkmale mit ausreichendem Nachdruck verwenden kann. Das scheint aber fast unmöglich zu sein, denn wenn es ihm gelänge, Tiefe durch andere Merkmale vorzutäuschen, erschiene das Bild unwirklich, da diese anderen Hinweise das Konstanzsystem des Beobachters veranlassen, die nicht-perspektivisch dargestellten entfernten Objekte zu vergrößern. Das bedeutet, dass der Künstler Perspektive gebrauchen und entfernte Objekte kleiner zeichnen sollte, wenn der Konstanzmechanismus des Beobachters durch die Tiefenhinweise beeinflusst wird. Könnte uns der Künstler tatsächlich *alle* normalen Tiefenhinweise zugänglich machen, so müsste er die *vollständige* Perspektive so anwenden, dass dem Beobachter Größen und Entfernungen so erscheinen, als ob er die ursprüngliche dreidimensionale Szene betrachtete. Aber – und das ist der entscheidende Punkt – der Künstler kann nicht hoffen, alle in der Realität vorhandenen Tiefenhinweise zu übermitteln. Daher muss er, um einen möglichst realistischen Eindruck zu erzielen, eine *modifizierte* Perspektive anwenden. In diesem Zusammenhang sind die Experimente von Adelbert Ames interessant.

Perspektiven-Demonstrationen von Ames

Der amerikanische Psychologe Adelbert Ames II, der zunächst Maler war, entwickelte eine Reihe von scharfsinnigen und außergewöhnlich eindrucksvollen Veranschaulichungen der Perspektiven-Wahrnehmung. Am berühmtesten sind sein verzerrter Raum und das trapezförmige Fenster.

Eine Ecke der Rückwand im Ames-Raum ist zurückgesetzt, sodass die Rückwand nicht senkrecht zur Blickrichtung des Beobachters liegt. Die «negative» Perspektive führt dazu, dass dieser deformierte Raum dasselbe Netzhautbild wie ein normaler rechtwinkliger Raum hervorruft. Denn ebenso, wie es stets eine unendliche Reihe von Anordnungen und Ausrichtungen von Gegenständen gibt, die einem bestimmten Netzhautbild entsprechen, gibt es eine unendliche Reihe von verzerrten Räumen, die gleiche Netzhautbilder wie die eines normalen Raumes hervorrufen – vorausgesetzt, ihr Entwurf folgt einigen simplen Regeln. Je besser ein Ames-Raum entworfen und konstruiert ist, desto mehr sieht er wie ein normales rechtwinkliges Zimmer aus – im Idealfall lässt er sich nicht davon unterscheiden. Hieran ist wirklich nichts Überraschendes – wenn er nach strenger perspektivischer Regel gebaut und von der richtigen Stelle betrachtet wird, muss der Ames-Raum wie ein normaler Raum aussehen, weil sein Netzhautbild dem eines gewöhnlichen Raumes entspricht. Aber stellen wir nun Gegenstände in den Raum, so passieren sehr sonderbare Dinge, die sich nicht mit Sicherheit voraussagen ließen.

Ein Gegenstand oder eine Person, die in die entfernte Ecke gestellt wird, sieht gleich weit entfernt und kleiner aus als eine ebenso große Person in der nahen Ecke: Sie sieht zu klein aus, weil ihr Bild kleiner ist, und wirkt in gleicher Entfernung, weil es keine visuellen Hinweise gibt, dass sie sich in einer anderen Entfernung als die zweite Person befindet. Ein Erwachsener kann deshalb so «schrumpfen», dass er kleiner als ein Kind erscheint (Abb. 9.11).

Offenbar sind wir so sehr an rechtwinklige Räume gewöhnt, dass wir axiomatisch akzeptieren, dass es eher die *Objekte* (die Personen) sind, die eine abnorme Größe haben, als dass wir dem *Raum* eine abnorme Gestalt zuschreiben. Es ist wie bei einer Wette, denn die Objekte, der Raum oder auch beides könnten atypisch sein. Hier setzt das Gehirn auf das falsche Pferd, denn der Experimentator hat die Gewinnquote beeinflusst.

Eine interessante Erfahrung aus Ames' verzerrtem Raum ist die Folgerung, dass Wahrnehmung auf der besten Vermutung aller verfügbaren Hinweise beruht. Es ist berichtet worden, dass manche jungen Ehefrauen ihre Männer in diesem Raum nicht verkleinert sehen – sie sehen ihre Ehemänner normal und den Raum stattdessen so, wie er wirklich ist. Man sieht, was Liebe vermag!

Zusammengefasst kann man sagen: Ein leerer Ames-Raum sagt uns nichts über die Wahrnehmung. Sofern er richtig gebaut ist, muss er wie ein normaler rechtwinkliger Raum aussehen, der vom Blickpunkt des Beobachters aus die gleiche Projektion verursacht. Aber wenn Objekte hinzugefügt werden, macht der Raum deutlich, dass bei der Wahrnehmung Wetten auf Wahrscheinlichkeiten abgeschlossen werden. Die Wahrnehmung geht in die Irre, wenn normale Annahmen nicht in Frage gestellt werden und die richtige Antwort allzu unwahrscheinlich ist. Das sagt uns etwas Wichtiges über die Bedeutung von Erfahrung und Lernen – und vielleicht auch über die Bedeutung von angeborenem Wissen – für die Wahrnehmung. Die visuellen Annahmen lassen sich durch Betasten der Wände mit einem Stock in der Hand testen. Dies verringert allmählich den verzerrenden Effekt des Raumes auf darin befindliche Objekte, da der Raum allmählich mehr oder weniger so erscheint, wie er ist (Abb. 9.12).

Vielleicht ist die Ames-Raum-Demonstration nicht ganz so eindeutig, wie es scheinen mag. Denn was passiert *ohne den Raum*? Wenn wir zwei Leute in verschiedenen Entfernungen aus einem niedrigen Blickwinkel fotografieren, sehen sie dann aus, als seien sie verschieden groß oder unterschiedlich weit entfernt? In diesem Fall kommt es offenbar zu einer Art von Kompromiss: Die weiter entfernte Figur erscheint sowohl weiter weg als auch kleiner (Gregory 1970, S. 28). Der Raum trägt sicherlich zur Größendifferenz bei, aber all dies muss noch weiter experimentell untersucht werden.

Eine andere bekannte Ames-Demonstration ist das trapezförmige

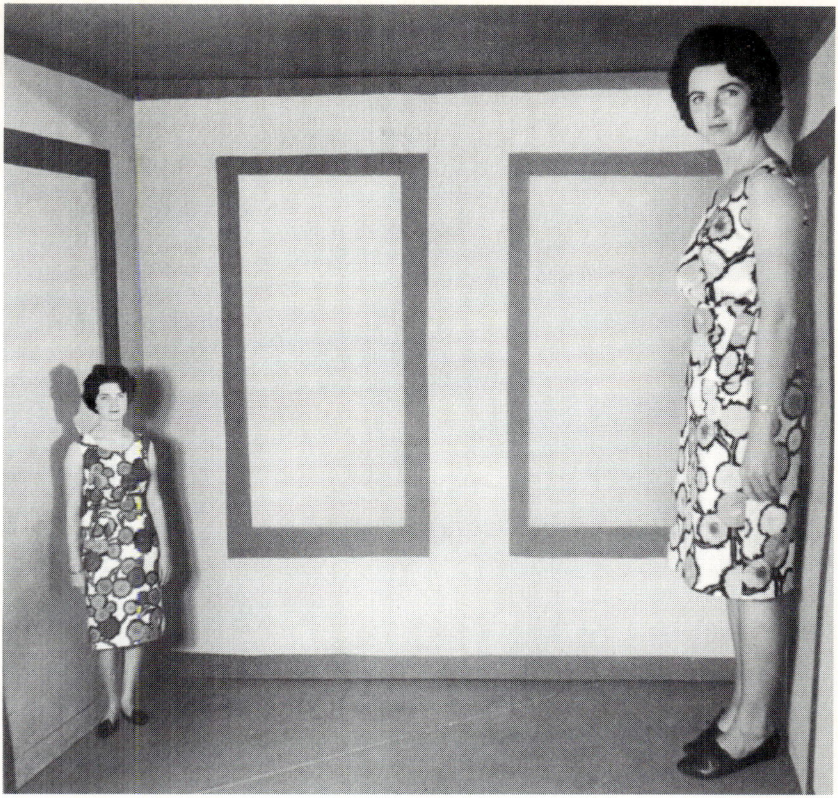

9.11 Der Ames-Raum – unmöglich? Wir nehmen an, dass der Raum rechtwinklig ist, obwohl er es in Wirklichkeit gar nicht ist, und sehen die Figuren deshalb als verschieden groß, obwohl sie gleich groß sind. Wir sind so sehr an rechtwinklige Räume gewöhnt, dass wir auch in diesem Fall mit Rechtwinkligkeit rechnen. Doch eben darin liegt unser Irrtum.

«rotierende Fenster». Dabei handelt es sich um einen nicht-rechtwinkligen, fensterähnlichen Gegenstand, der mittels eines kleinen Motors langsam gedreht wird. Es hat die Form eines rechtwinkligen Fensters, wie man es aus einem sehr schrägen Blickwinkel sehen würde (Abb. 9.13).

Auf das «Fenster» sind Schatten gemalt, sodass sie sich, wenn das Fenster rotiert, nicht verändern, was sehr seltsam wirkt. Was man dabei sieht, ist eine komplexe Serie von seltsamen Phänomenen. Die Richtung der Rotation ist doppeldeutig und scheint sich spontan zu ändern. Dies ist der «Windmühleneffekt», den man beobachtet, wenn man die sich drehenden Flügel gegen den Himmel sieht. Die Drehrichtung

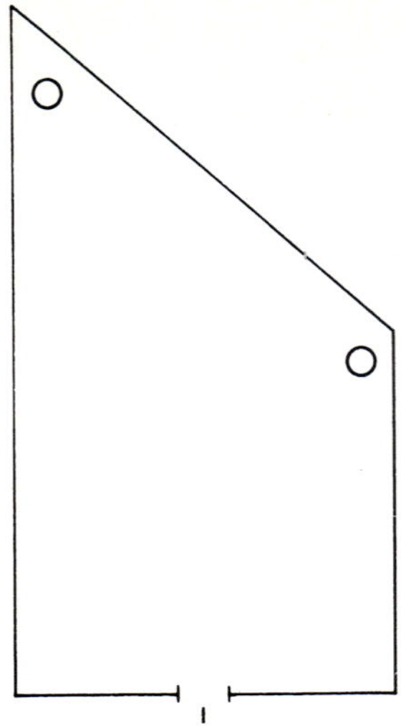

9.12 Die Geometrie des Ames-Raumes. Die Rückwand strebt vom Beobachter (und der Kamera) nach hinten links weg. Die linke Figur steht weiter entfernt, doch Wände und Fenster sind so angeordnet, dass sie dieselben retinalen Bilder wie ein normaler rechteckiger Raum ergeben. Die Gestalten erscheinen daher gleich weit entfernt, aber verschieden groß. (Die Frau rechts ist nur halb so weit entfernt und erscheint dem Auge daher doppelt so groß.)

scheint sich spontan umzukehren, wenn das Auge zwischen nah und fern hin- und herschaltet, wie beim Necker-Würfel (Abb. 10.6). Ein Stab, der durch das Ames-Fenster hindurchwandert, erscheint manchmal so, als rotiere er in der falschen Richtung. Wenn *seine* Bewegung korrekt gesehen wird, obwohl die Rotation des Fensters perzeptorisch umgekehrt ist, dann scheint der Stab durch die Substanz des Fensters hindurchzuwandern wie ein Geist.

Außerdem verändert sich die Fenstergröße deutlich – ein eindrucksvoller Effekt, der schwer zu beschreiben ist. Der entscheidende Punkt ist folgender: Da das Objekt eine ausgeprägte schräge perspektivische Form aufweist, führt die gewöhnlich zuverlässige Annahme, es handele sich um ein rechtwinkliges Objekt, das perspektivisch bei schräger Aufsicht eine solche Form ergibt, Auge und Gehirn in die Irre und verleitet sie zu einer falschen «Wahrnehmungshypothese». Diese Demonstrationen sind äußerst eindrucksvoll, vielleicht aber zu kompliziert, um in der Forschung eingesetzt zu werden.

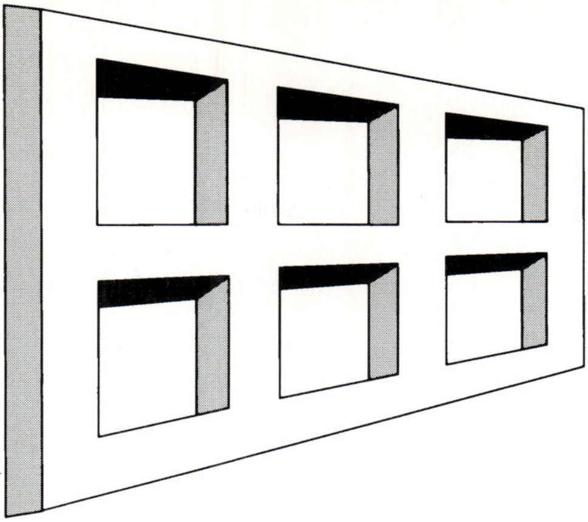

9.13 Das Ames-Fenster; aus Frontalsicht (im rechten Winkel) wird seine Gestalt so wahrgenommen. Es ist recht schwierig, seine wahre Form in dieser Zeichnung zu sehen: Man weiß nicht genau, ob es rechtwinklig ist und von der Seite gesehen wird oder ob es sich um eine perspektivische Form handelt – was der Fall ist. Wenn die Figur langsam gedreht wird, durchläuft sie die erstaunlichsten Wandlungen. Streng genommen findet man Perspektive nur bei Zeichnungen bzw. Gemälden und optischen Bildern, einschließlich des Auges – nicht bei Objekten oder in der «Realität». Perspektivisch geformte Objekte können jedoch die Größen- und Entfernungswahrnehmung durcheinander bringen.

Schattierungen und Schatten

Künstler bedienen sich häufig sehr geschickt vieler visueller Hinweise auf Tiefe. Bei einer Bleistiftzeichnung kann man die feine Schattierung benutzen, um die Form eines Objekts aufzuzeigen. Die Schattierung besteht oft aus einer Punktierung oder gleichmäßiger Schraffierung, die eine ebene Fläche anzeigt, während eine ungleichmäßige Schraffierung darauf hindeutet, dass die Oberfläche geneigt oder unregelmäßig ist.

Schattierungen können auch einen Schattenwurf anzeigen; das ist etwas anderes als Oberflächentextur. Schatten zeigen die Richtung an, von der das Licht auf die Objekte fällt, oder auch, wo ein zweites Objekt den Weg des Lichtes unterbricht. Schatten können durch vorstehende Strukturen eines Objektes bewirkt werden, wenn beispielsweise die Oberflächenbeschaffenheit durch kleine Schatten zum Ausdruck gebracht werden soll; dann werden sowohl Oberflächenstruktur als auch Beleuchtungsrichtung durch Form und Richtung des Schattens angezeigt. Das ist sehr wichtig. Schatten dienen nicht nur dazu, Textur hervorzuheben und damit die Form von Objekten zu offenbaren: Schatten ermöglichen dem einzelnen Auge überdies etwas, das der binokularen Tiefenwahrnehmung sehr nahe kommt. Die durch die Schatten angezeigte Lichtquelle ersetzt das fehlende Auge des Malers.

Betrachten Sie einmal ein von vorn bei starker Seitenbeleuchtung aufgenommenes Porträtfoto. Das Profil der Nase wird als Schattenriss auf die Wange geworfen (Abb. 9.14). Der Schatten ermöglicht uns so eine zweite Ansicht der Nase. Derselbe Effekt kommt zum Tragen, wenn wir den Mond durch ein Teleskop betrachten – und bis zum Raumfahrtzeitalter rührte unser Wissen über die Profile der Kraterwälle und Mondgebirge tatsächlich von der Beobachtung ihrer Schatten her, die durch schräges Sonnenlicht entstehen. Es ist möglich, die Länge der Schatten zu messen und daraus Höhe und Form der Krater und Berge abzuleiten. Bei der normalen Objektwahrnehmung macht das visuelle System dies ständig, und das ist wichtig: Die Welt sieht recht platt aus, wenn das Licht direkt hinter uns steht, denn dann gibt es keine Schatten, was zu einem flachen Szenario und langweiligen Bildern führt.

Wir haben bereits erwähnt, dass die Tiefenwahrnehmung durch optischen Austausch der Augen umgekehrt werden kann, d.h. dann, wenn jedes Auge die normale Information des anderen Auges erhält (siehe Kap. 3). Interessanterweise kann eine ähnliche Tiefenumkehr durch die Lichtquelle des «Auges» bewirkt werden, und zwar von Schlagschatten, die von oben nach unten springen (Abb. 9.15). Dabei ist entscheidend, dass das Licht normalerweise von oben kommt: Die Sonne kann nicht unterhalb des Horizonts scheinen, und künstliches Licht wird gewöhnlich hoch oben angebracht. Kommt die Beleuchtung von unten, so neigen unsere Augen zu umgekehrter Tiefenwahrnehmung, als ob sie mittels eines Pseudoskops vertauscht worden wären (Abb. 3.23). Dieser Effekt wurde von verschiedenen früheren Forschern erwähnt: David Brewster (1781–1868) berichtet darüber in seinen *Letters on natural magic* (Briefe über natürliche Magie). Er beschreibt dort, wie sich der optische Eindruck ändert, wenn man eine Medaille von oben bzw. von unten beleuchtet: Dann werden Vertiefungen zu Erhebungen und Erhebungen zu Vertiefungen, d.h., ein Intaglio wird zur

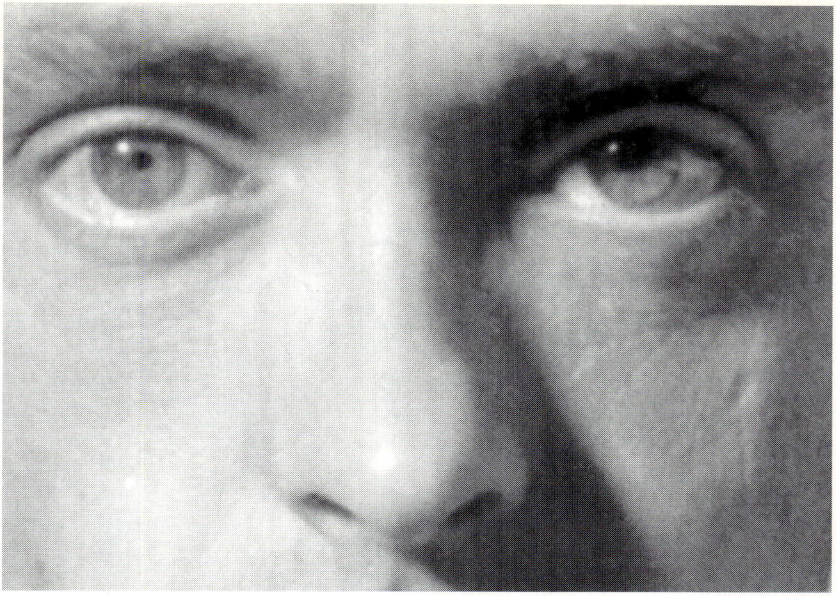

9.14 Zwei Sehpositionen bei einer einzigen Kameraeinstellung. Die Form des Schattens zeigt das Profil der Nase.

Kamee und umgekehrt. Dies wurde im 17. Jahrhundert bei einem Treffen der Royal Society von einem Mitglied festgestellt, das eine Guinee-Münze durch ein Mikroskop betrachtete. Brewster meinte dazu:

> Die Täuschung ... ist das Ergebnis der Operation unseres Geistes, durch die wir die Formen der Körper aufgrund des Wissens beurteilen, das wir von Licht und Schatten erworben haben.

Brewster experimentierte dann mit diesem Effekt weiter und fand, dass er bei Erwachsenen ausgeprägter ist als bei Kindern. Er stellte überdies fest, dass sich die visuelle Tiefenwahrnehmung selbst dann umkehren kann, wenn die wahre Tiefenanordnung durch Betasten angezeigt wird. Es handelt sich hier vermutlich um eines der ersten psychologischen Experimente. Aber fast all dies war Künstlern seit Jahrhunderten bekannt, lange bevor es wissenschaftliche Experimente über Sehvorgänge gab.

Für die Tiefen- und Entfernungswahrnehmung in der realen Welt und in Bildern spielen neben der Perspektive Strukturgradienten

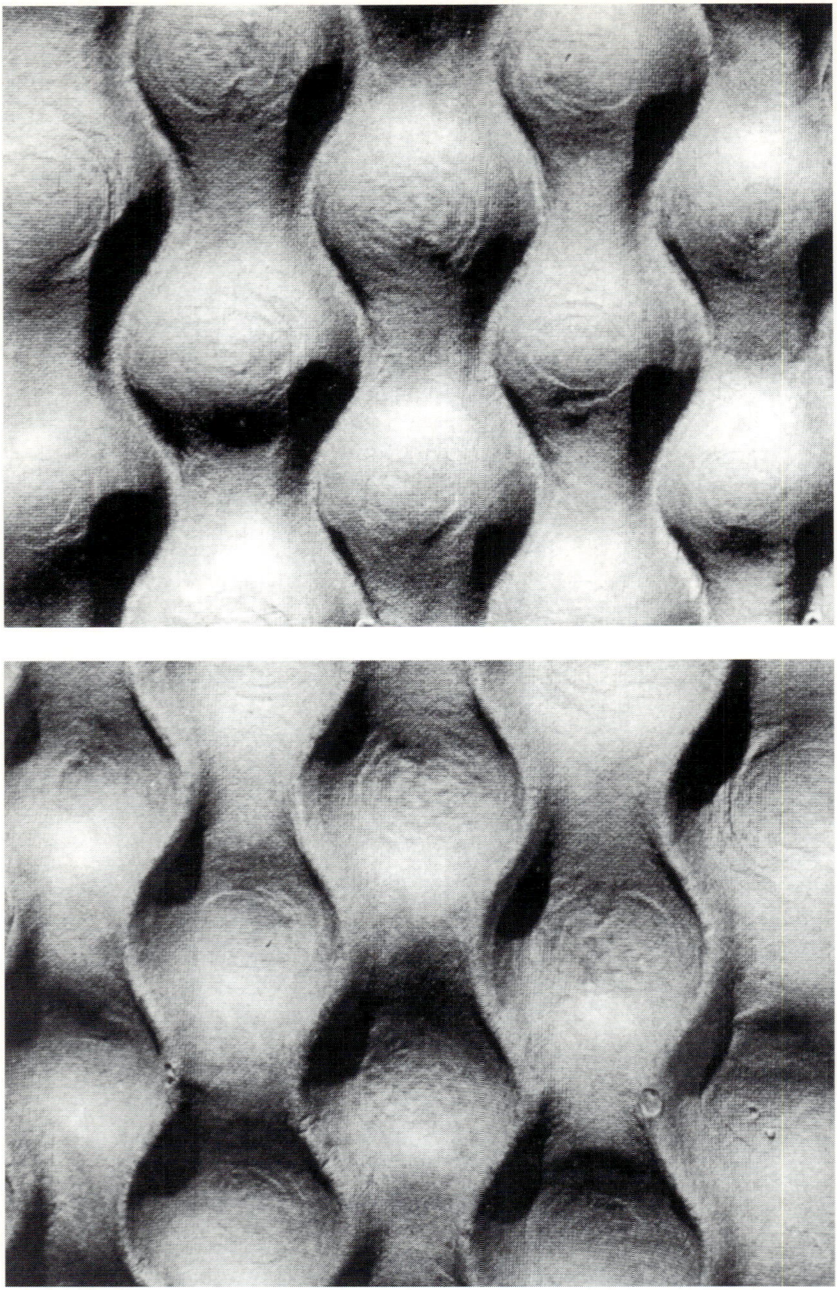

9.15 Tiefenneutrale Formen: (a) von oben beleuchtet, (b) von unten beleuchtet. Wenn die Beleuchtungsrichtung verändert wird, kommt es zu einer Umkehr der Tiefenwahrnehmung.

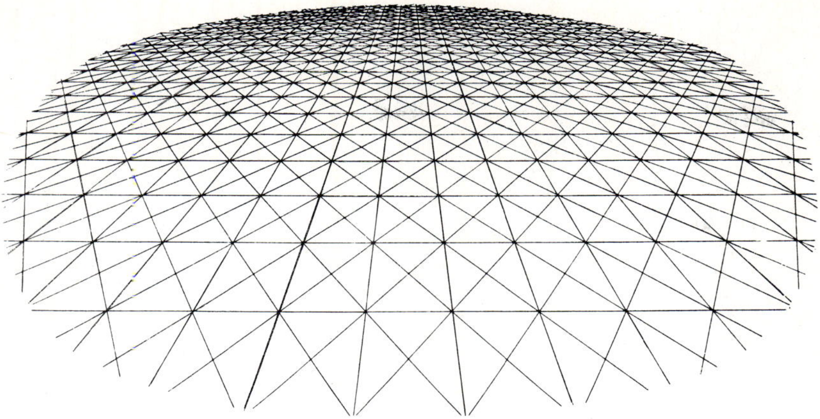

9.16 Neigung aufgrund eines perspektivischen Gradienten. Die Oberflächentextur wird durch die Perspektive repräsentiert. Unter Textur versteht man die sichtbare Oberflächenstruktur von Objekten oder des Grundes der Fläche zwischen Objekten. In diesem Beispiel ist der Eindruck von Tiefe so stark, dass sie «direkt» erscheinen kann und keiner Interpretation bedarf. Aber wie bei jedem anderen Bild ist auch dies für alternative Interpretationen offen. Tatsächlich ist das Bild in Wirklichkeit flach!

(Abb. 9.16), das teilweise Verdecken von Objekten durch nähere Objekte (Abb. 9.17), Dunstschleier und viele weitere «Hinweise» eine wichtige Rolle.

Mit der in Kapitel 8 erläuterten Technik ist es möglich, den Beitrag der verschiedenen «Tiefenhinweise» zu messen. Kein Merkmal *bestimmt* Tiefe oder Form; die Merkmale können lediglich die Wahrscheinlichkeit dafür erhöhen, dass wir etwas in einer bestimmten Weise sehen, doch Bilder können manchmal einen überzeugenden, wenn auch paradoxen Realismus ausstrahlen.

Die Wirklichkeit des *Trompe-l'œil*

Gelegentlich setzt der Künstler, besonders in der Architektur, alles daran, um eine möglichst überzeugende Illusion der Realität zu schaffen. Illusionen können Räume mit Statuen füllen oder fehlende Teile von Kirchen vervollständigen – und zwar mit der wunderbaren Technik des *Trompe-l'œil*. Mit ihrem Fehlen von Pinselstrichen oder anderen Ober-

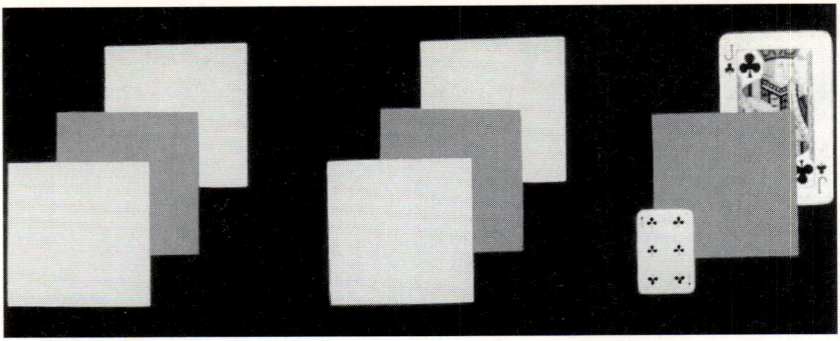

9.17 Ein geschickter Verdeckungs-Trick, durch den die Tiefenwahrnehmung gestört wird. Obwohl sie gleich angeordnet erscheinen, sind die beiden Quadratreihen, was ihre Entfernung vom Betrachter angeht, unterschiedlich angeordnet. In der dritten Reihe mit den Spielkarten steht der Kreuzbube weiter vorn als die Kreuzsechs. Das funktioniert, weil Verdecken ein starker visueller Hinweis ist; in diesem Fall führt er in die Irre, weil das, was verdeckende Teile von näheren Karten sein sollten, ausgeschnitten ist.

flächentexturen geht diese Tradition auf alte griechische Gemälde zurück – als behauptet wurde, Bienen ließen sich durch gemalte Blumen narren. Doch in die Bewunderung mischt sich die Kritik, dies sei «keine echte Kunst». Daher sagte Lucas de Here über van Eycks beinahe allzu realistische Bilder: «Sie sind Spiegel, ja, Spiegel, keine Gemälde.»

Wenn Tiefe sehr realistisch dargestellt wird, drehen sich die abgebildeten Objekte – sie folgen jeder Bewegung des Beobachters. Das kann störend sein. Warum diese dramatische Bewegung in flachen perspektivischen Bildern wahrgenommen wird, denen eine Oberflächentextur fehlt, ist nicht ganz klar. Dieses interessante Phänomen, das leicht durch stereoskopische Projektion hervorgerufen werden kann, bedarf der weiteren Erforschung. Die gesehene Bewegung ist überraschend und perzeptorisch aufschlussreich, weil sie *nicht* von Veränderungen auf der Ebene der Augen abhängt. Denn wenn das *Bild* gedreht wird, passiert nichts. Es lohnt sich, es einmal zu versuchen. Die gesehene Bewegung hängt von der Hypothese des Beobachters über seine Körperbewegung im Raum ab. Wir wissen immer noch zu wenig über die subtilen Beziehungen zwischen Sehen und Tun.

Zweifellos wäre diese scheinbare Bewegung des *Trompe-l'œil* allzu störend, wenn man sich Bilder in einer Gemäldegalerie ansieht. Künstler erreichen mehr, wenn sie sich mit weniger Realismus zufrieden geben, als technisch möglich ist.

10 Wahrnehmungstäuschungen

Was sind Wahrnehmungstäuschungen?

Wenn eine Wahrnehmung von der Außenwelt abweicht und mit der physikalischen Realität nicht übereinstimmt, sagen wir: Wir erleben eine Wahrnehmungstäuschung, kurz Täuschung oder Illusion genannt. Eine Täuschung unterscheidet sich also von der Wahrheit. Aber woher kennen wir die Wahrheit? Es gibt durch die Geschichte der Wissenschaften hindurch unterschiedliche Darstellungen der Wahrheit – und diese unterscheiden sich wiederum von den Darstellungen in Kunst, Religion und den vielen Spielarten des Mystizismus bzw. der Metaphysik.

Es gibt allgemein akzeptierte Realitäten des gesunden Menschenverstandes, mit deren Hilfe wir unseren Alltag meistern, doch wenn man diese Realitäten explizit beschreibt, stellt sich heraus, dass sie voller Widersprüche sind. Widersprüche des gesunden Menschenverstandes und des äußeren Anscheins veranlassen Philosophie und Wissenschaften, gegen die Intuition gerichtete Behauptungen über die Realität aufzustellen, wie die Quantenphysik und die Relativitätstheorie, die heute als wissenschaftliche Wahrheiten akzeptiert sind. Aber diese Darstellungen unterscheiden sich so stark von dem, wie uns die Dinge erscheinen, dass wir, wenn wir uns auf sie bezögen, sagen müssten, dass alle Wahrnehmungen Täuschungen sind. Und das hilft uns nicht weiter.

Da naives Akzeptieren des äußeren Scheins unser Überleben so lange Zeit und in so vielen Situationen gesichert hat, sollten wir den äußeren Schein nicht als völlig falsch beiseite schieben. So hat es beispielsweise keinen Einfluss aufs Überleben, ob sich die Sonne um die Erde bewegt oder umgekehrt, doch die Antwort auf diese Frage spielt eine Rolle, wenn es darum geht, ob der äußere Anschein eine Täuschung ist.

Es zeigt sich, dass der Begriff «Täuschung» außerordentlich schwer zu definieren ist. Zu sagen, *alles* Aussehen von Objekten sei Illusion, ist nicht besser als zu sagen, alle Erfahrung sei ein Traum. Das ist zwar logisch unwiderlegbar, entleert aber «Traum» und «Täuschung» jedweder Bedeutung. (Ähnlich bringt es wenig zu sagen, alles sei wunderschön oder alles sei hässlich: Wahrnehmung und Sprache brauchen Kontrast, um eine Bedeutung zu haben.) Wir halten *Objekte* für real. Aber was ist ein Objekt?

Was als Objekt akzeptiert wird, hängt weitgehend von seinem Zweck ab – wie Tische, auf die man Dinge stellt, und Stühle, auf die man sich setzt. Ein Buch im Regal ist ein Objekt, aber wenn wir lesen, wird jede Seite oder jeder Buchstabe zu einem Objekt. Die Objektklassifikation hängt in hohem Maße vom Verhalten ab. Das könnte eine nützliche Unterscheidung zwischen «Illusion» und «Realität» (Wirklichkeit) nahe legen, denn wir könnten sagen, dass Illusionen oder Täuschungen ein Sich-Entfernen aus der Welt bedeuten, die wir für unser Verhalten als real akzeptieren. Nach dieser Sichtweise bedeuten Täuschungen kein Sich-Entfernen von ausgefallenen physikalischen Theorien, sondern vielmehr ein Sich-Entfernen von verhaltensbiologisch akzeptierten Objekten mit charakteristischen Merkmalen, wie Längen, Winkel und Kurven, die leicht zu messen sind. Daher kann man Täuschungen einschätzen, indem man das, was erfahren wird, mit dem vergleicht, was sich mit Lineal, Winkelmesser, Gewichten, Uhren usw. messen lässt. Wir können Schreinerwerkzeuge und Küchengeräte benützen, um Wahrnehmungstäuschungen zu messen.

Einige außergewöhnliche Phänomene können jedoch nicht mit der akzeptierten Realität verglichen oder einfach gemessen werden, denn es gibt perzeptuelle *Fiktionen*, die kein Pendant in der Welt der Objekte haben. Andere, die schwer zu vergleichen oder zu messen sind, sind perzeptuelle *Paradoxa*, die nicht als Objekte existieren können. Wiederum andere – alternative perzeptuelle *Doppeldeutigkeiten*, die nur gelegentlich der Objektrealität entsprechen können – schalten von einer Objektwahrnehmung zu einer anderen um.

Der häufig benutzte Ausdruck «optische Täuschung» ist irreführend, wenn der Grund jenseits des Netzhautbildes liegt. Zwar gilt das für die meisten Täuschungen, doch man kann einige, was ihre Ursache angeht, mit Recht als «optisch» oder allgemeiner als «physikalisch» bezeichnen. Das vielleicht bekannteste Beispiel für eine optische Täuschung sind Spiegelbilder. Uns selbst doppelt zu sehen – ein stummes substanzloses zusätzliches Selbst an einer falschen Stelle, im Spiegel – ist äußerst paradox, obwohl dieses Doppel aus recht simplen optischen Prinzipien resultiert. Die Ursache ist physikalischer Natur, aber sie liegt auch darin, dass das visuelle Gehirn nicht in der Lage ist, mit dieser Situation fertig zu werden. Dennoch bleibt diese Situation perzeptorisch paradox, auch wenn wir vom Konzept her verstehen, was da vor sich geht. Wenn das Verstehen der Reflexionen in die visuelle Verarbeitung einginge, könnten Spiegelparadoxa verschwinden. Obwohl diese Ursache physikalischer Natur ist, kann man daher sagen, dass das, was wir sehen, auch auf mangelnder visueller Kognition beruht. Unter Umständen ist es schwierig zu entscheiden, welche Täuschungsphänomene *physikalisch* und welche *psychologisch* sind, und natürlich spielt die *Physiologie* bei der Wahrnehmung stets eine aktive Rolle. Oft sind die Ursachen gemischt. Wenn wir ein Spiegelparadoxon «physikalisch» nennen, dann ordnet dies seine primäre Ursache der Optik zu.

Als Sir Isaac Newton unter einem Regenbogen auf sein Haus zuging, kam das Haus immer näher, bis er schließlich die Türschwelle überschritt, während der Regenbogen erstaunlicherweise nicht näher kam (Abb. 10.1). Newton konnte nicht unter dem Farbbogen hindurchgehen, wie er durch seine Tür gehen konnte, dennoch konnte sein Wahrnehmungsapparat – Auge und Gehirn – beide Phänomene perzipieren. Erst dann, wenn ein Regenbogen die Erwartung heraufbeschwört, es handele sich um ein normales anfassbares Objekt, führt er in die Irre und wird zu einer Täuschung.

Sir Isaac Newton und andere Physiker, wie auch René Descartes, erkannten schon vor Hunderten von Jahren, dass Regenbogen ein physikalisches Phänomen sind und sich durch die Gesetze der Optik erklären lassen (Abb. 10.2). Die Forscher ließen sich nicht dazu verlocken, einen Regenbogen als normales Objekt, wie ein Haus, anzusehen; daher war ein Regenbogen für sie vielleicht keine Täuschung. Das ruft die verzwickte Frage hervor, was *perzeptuelle* und was *konzeptuelle* Täuschungen sind.

Die Tatsache, dass Wahrnehmungen von den physikalisch akzeptierten Realitäten abweichen können, hat philosophische Implikationen und praktische Konsequenzen. Sie sagt uns, dass unsere Wahrnehmungen nicht immer und höchstwahrscheinlich niemals direkt mit der physikalischen Realität verknüpft sind. In der Praxis heißt das, dass wir nicht nur «unser Leben in die Hand nehmen», sondern auch die Wahrscheinlichkeit von «Vorschlägen» bewerten, die uns Auge und Gehirn machen.

Das ist unvertrautes Gelände, aber aus mehreren Gründen lohnt es

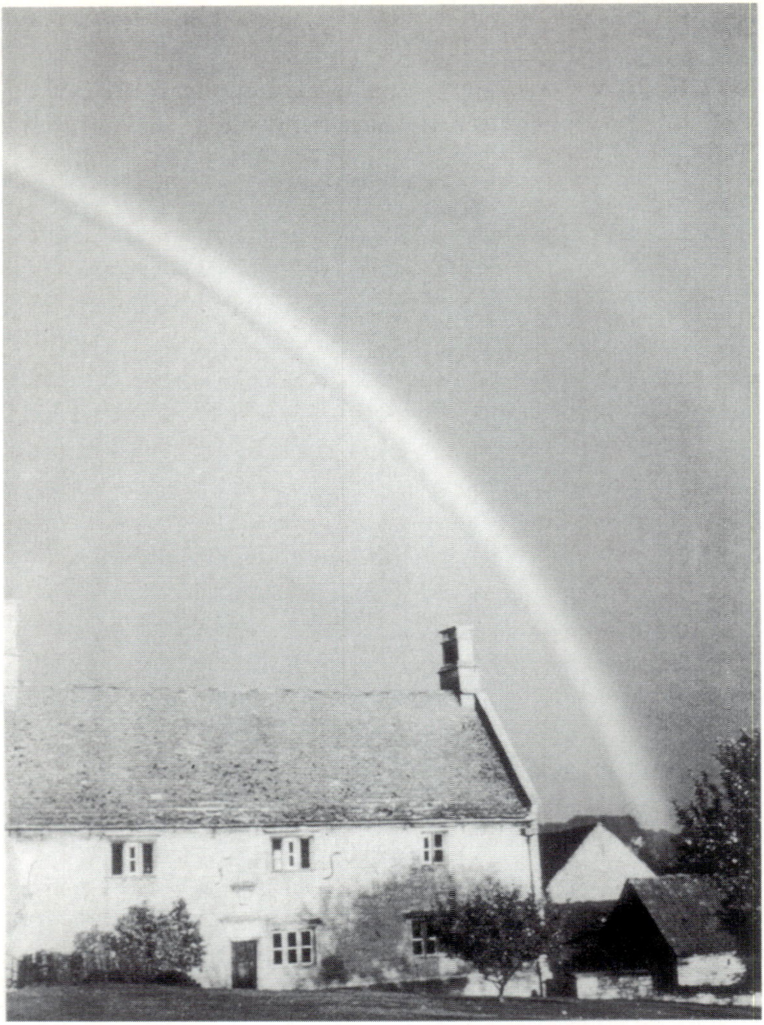

10.1 Newtons Haus in Woolsthorpe (in der Nähe von Grantham in Lincolnshire, England) unter einem Regenbogen. Warum ist der Regenbogen eine optische Täuschung, wo doch das Haus real ist?

sich, unsere Reise, deren Ziel ist, Täuschungen zu erklären, hier zu beginnen. Was die Naturwissenschaften angeht, hat sich herausgestellt, dass es wichtig ist, die Phänomene zu kategorisieren. Diese Methodik hat sich in der Chemie, in der Biologie und bei verschiedenen Sterntypen bewährt. Dazu müssen wir Erscheinung und zugrunde liegende

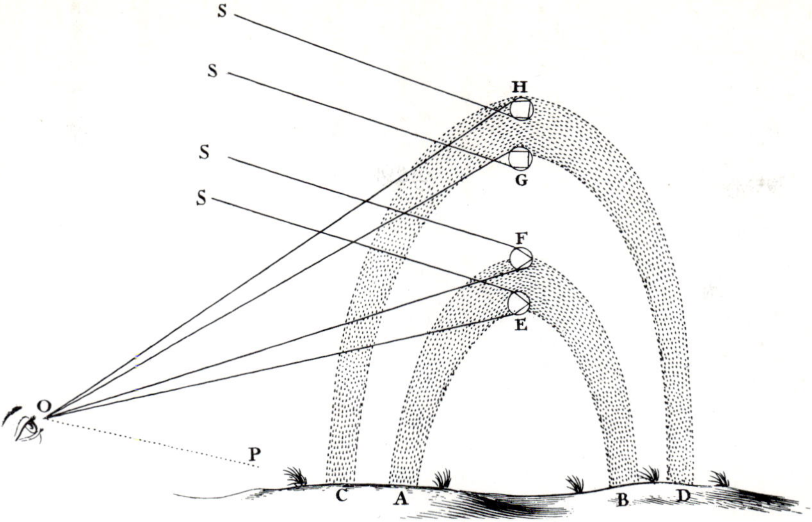

10.2 Newtons Skizze der Optik eines Regenbogens. Das Sonnenlicht wird in jedem Tropfen einmal reflektiert und zweimal gebrochen. Von jedem Tropfen wird je nach seiner Höhe eine einzige Farbe emittiert, und viele Tropfen in verschiedenen Winkeln erzeugen die Spektralfarben, die sich über den Himmel ziehen (aus *Opticks*, 1704).

Ursachen von Täuschungen zurate ziehen. Außergewöhnliche Phänomene sind seltsame Erfahrungen, die noch faszinierender werden, sobald wir beginnen, sie zu verstehen. Hier treffen sich Kunst und Wissenschaft – hier treten sie sich sozusagen Auge in Auge gegenüber.

Einige Täuschungen können die Grenzen zwischen den Sinnen überschreiten. Am besten bekannt ist die Größen-Gewichts-Täuschung: Ein *kleineres* Objekt fühlt sich schwerer an als ein gleich schweres, *größeres* Objekt. Das sollten Sie einmal selbst versuchen, um es buchstäblich aus erster Hand zu erfahren (siehe Kasten).

Obgleich Physik und Physiologie beteiligt sind, wenn ein Gewicht gehoben wird, liegt der Grund für diese mächtige Täuschung nicht in diesen Konzepten: Es handelt sich um eine *kognitive* Täuschung, denn sie hängt von unserem *Wissen* über Objekte ab – wir wissen, dass große Objekte gewöhnlich schwerer sind als ähnliche kleine Objekte. Die Täuschung ist überraschend. Obwohl sie weitgehend nicht-physikalisch ist, hat sie eine rationale Erklärung, die uns eine Menge über Wahrnehmung sagt.

Wahrgenommene Größe beeinflusst das gefühlte Gewicht

Versuchen Sie einmal Folgendes: Füllen Sie eine kleine und eine große Kanne mit, sagen wir, Zucker, bis beide Kannen das gleiche Gewicht haben. Heben Sie dann beide nacheinander oder gleichzeitig mit beiden Händen hoch. Die kleinere Kanne wird sich wesentlich schwerer anfühlen. Versuchen Sie dasselbe noch einmal, aber diesmal mit geschlossenen Augen. Wenn es keinen Hinweis auf den Größenunterschied gibt, verschwindet die Größen-Gewichts-Täuschung.

Die Muskelspannung wird auf die *erwarteten* Gewichte eingestellt. Da große Objekte in der Regel schwerer sind als kleine, verlangt das vermeintlich geringere Gewicht nach weniger Muskelkraft, daher erscheint es überraschenderweise schwerer als das größere Gewicht.

Wahrnehmung kann in vielerlei Hinsicht in die Irre gehen. Im Extremfall können ganze innere Welten von ihr erschaffen werden, beispielsweise dann, wenn wahrgenommene fiktive Objekte oder Szenen fälschlicherweise für Wirklichkeit gehalten werden. So etwas kann bei Rauschzuständen oder Geisteskrankheiten, insbesondere Schizophrenie, vorkommen. Neben den Halluzinationen, in denen das Erleben keine Beziehung mehr zur Wirklichkeit zeigt, sehen wir alle gewisse Dinge oder Muster verzerrt; das wird irreführend als «optische Täuschungen» bezeichnet, obwohl die Ursache hierfür in Auge *oder* Gehirn liegen kann. Aber wir wollen mit einem anderen Thema beginnen:

Träume und Halluzinationen

Träume und Halluzinationen können visueller oder akustischer Natur sein oder auch alle anderen Sinne wie Geruchssinn, Tastsinn oder Schmerzempfinden betreffen. Wenn mehrere Sinne kombiniert werden, kann der Realitätseindruck überwältigend sein. Offensichtlich können Halluzinationen auch sozial bedingt sein, denn es gibt eine ganze Reihe von gut belegten Fällen in der Geschichte, wo viele Leute gemeinsam Ereignisse bezeugt haben, die niemals stattgefunden haben.

Dem kanadischen Gehirnchirurg Wilder Penfield (1891–1976) gelang es, Erinnerungen auszulösen und willkürlich Halluzinationen zu erzeugen, indem er Regionen des menschlichen Gehirns mit schwachen elektrischen Strömen reizte. Hirntumoren können länger dauernde visuelle oder akustische Reizerscheinungen verursachen, und auch die «Aura», die einen epileptischen Anfall einleitet, kann mit Halluzinationen verschiedener Art einhergehen. In diesen Fällen wird das Wahrnehmungssystem nicht durch die normalen Signale von den sensorischen Rezeptoren aktiviert, sondern durch Gehirnstimulation. In Penfields Experimenten erlebten diese Patienten, die sich einem chirurgischen Eingriff unterziehen mussten, im Allgemeinen gleichzeitig mit den Halluzinationen etwas von dem, was im Operationssaal vor sich ging.

Gewisse Drogen können die reale Umwelt vollständig durch Halluzinationen ersetzen. Es ist noch immer weitgehend ungeklärt, wie halluzinogene Drogen, beispielsweise LSD (Lysergsäure-Diäthylamid), das Sehen beeinflussen, doch sie stimulieren offenbar Gehirnregionen, die bei der normalen Wahrnehmung aktiv sind. Diese Drogen könnten andere Tierarten auf verschiedene Weise beeinflussen. Sie stören das Netzbauverhalten von Kreuzspinnen *(Aranea diamata)*, sodass die Tiere anomale Netze, aber mit typischem Muster bauen; Affen versuchen unter LSD-Einfluss nach nicht existierenden Objekten zu greifen.

Bei uns können Bilder, die den von Drogen ausgelösten ähneln, im halb wachen Zustand auftreten (hypnagoge Bilder); trotz geschlossener Augen erscheinen uns dabei Szenen so lebendig und wirklichkeitsnah wie in einem Farbfilm. Dabei kann der Träumer eine gewisse Kontrolle über seine Träume haben; das Ganze erinnert mehr an eine virtuelle Realität als an einen Kinofilm. Halluzinationen können auch bei Menschen auftreten, die in Einzelhaft im Gefängnis isoliert oder experimentell in Isolierzellen untergebracht werden, in denen die Beleuchtung nur gering oder durch Spezialbrillen diffus vermindert ist und sich über Stunden und Tage nichts ereignet. Das Gehirn beginnt anscheinend beim Fehlen sensorischer Reize unkontrolliert zu arbeiten und erzeugt Phantasien, die die ganze Vorstellung beherrschen. Das ist der Fall bei Schizophrenie, einer Krankheit, bei der der Kranke oft nur geringen Kontakt mit der Umwelt hat und in einer Art funktioneller Isolierung lebt. Diese Isolierungseffekte sind aber nicht nur klinisch interessant, sie bedingen auch Gefahren im Alltagsleben. So können

Arbeiter in Industriebetrieben stundenlang praktisch isoliert sein und kaum etwas zu tun haben, wenn die Kontrolle des Arbeitsprozesses von Automaten übernommen wird, die nur in seltenen Notfällen eine manuelle Korrektur erfordern. Ebenso kann es beim Einhandsegeln oder bei der Raumfahrt zu langen Perioden der Isolation kommen. Diese Gefahr ist einer der Gründe, weshalb man Raumfahrtkapseln für mehrere Personen entwickelt hat.

Träume haben in der ganzen Menschheitsgeschichte als etwas Bedeutsames gegolten; die alten Griechen hatten besondere Häuser, die man besuchen konnte, um zu träumen. Träume haben immer Staunen erregt und oft auch mehr, denn sie beeinflussen die Aktivität von Menschen und haben manchmal bizarre oder gar schreckliche Folgen.

Für den Mystiker sind Träume und Halluzinationen Einblicke in eine andere Welt. Für sie ist das Gehirn ein Hindernis für das Verständnis, ein Filter zwischen uns und einer überphysikalischen Wirklichkeit, die wir nur dann klar sehen können, wenn die normale Funktion des Gehirns durch Psychopharmaka, Krankheit oder starkes Hungern gestört ist. Der Wirklichkeit näher stehende Philosophen, wie die Empiriker, vertrauen jedoch nur dem gesunden Gehirn. Für die Wissenschaft sind Halluzinationen, obgleich interessant und manchmal vielleicht anregend, nicht mehr als ein fehlerhafter Output des Gehirns, denen man mit Misstrauen oder sogar Furcht begegnet (wenn Freud hier auch eine Ausnahme bildet). Aldous Huxley vertrat und beschrieb 1954 in *Doors of perception* (deutsch: *Pforten der Wahrnehmung*) sehr lebendig den Standpunkt des Mystikers. Vermutlich alle Neurologen und die meisten Philosophen sind jedoch der Ansicht, dass Drogen Wahrnehmung und Denken verzerren und beeinträchtigen und die Gefahr von Langzeitschädigungen bergen, ohne dass sie Wahrheiten aus irgendeiner äußeren Quelle enthüllen würden. Ganz allgemein lautet die Frage, ob es eine extrasensorische Wahrnehmung gibt. Der Schreiber dieser Zeilen hat trotz ihrer universellen historischen Akzeptanz keine überzeugenden Beweise dafür gefunden und hält sie für eine traurige Verblendung.

Obwohl es nach Meinung des Autors keinen Beweis dafür gibt, dass Halluzinationen neues Wissen vermitteln, können Träume und andere Gehirnaktivitäten, die frei von sensorischer Kontrolle sind, zweifellos etwas über versteckte Motive und Befürchtungen des Einzelnen enthüllen. Das ist jedoch nicht das Thema dieses Buches.

Wenn der generelle Standpunkt dieses Buches richtig ist – Objektwahrnehmungen sind psychologische Projektionen von Reizmustern sowie Projektionen von Vorwissen und Annahmen in eine angenommene Realität –, dann ist der Status, den die Wahrnehmungen für das Wissen spielen, nicht so eindeutig, wie es die Empiriker gern hätten. Denn Wahrnehmungen unterscheiden sich dann *ihrem Wesen nach* nicht von Halluzinationen. Das ist einer der Hauptgründe dafür, den Rahmen individueller Wahrnehmungen mittels gemeinsamer Beobachtungen und kontrollierter wissenschaftlicher Experimente zu überschreiten. Wie passt das mit der Wahrheit in der Kunst zusammen?

Op-Art – und all dies Flimmern

Es gibt Bilder, die außerordentlich beunruhigend sind – sie flimmern und tanzen und rufen geisterhafte Formen und Farben hervor. Sie gehören zur Op-Art, und eine ihrer herausragenden Vertreterinnen ist Bridget Riley (Abb. 10.3). Der Grund dafür ist vielleicht trivial, aber mindert das die Bedeutung der Erfahrung?

Einige dieser bemerkenswerten Effekte lassen sich mit einfachen Mustern von sich wiederholenden parallelen Linien oder zusammenlaufenden Strahlen demonstrieren (Abb. 10.4 und 10.5), die Mitte des vorigen Jahrhunderts von dem Sehforscher Donald MacKay untersucht wurden.

Diese Figuren und Op-Art-Bilder tanzen und flimmern selbst dann, wenn man die Augen so ruhig wie möglich hält. Wie wir wissen, befinden sich die Augenlinsen in ständiger Bewegung, während sie versu-

Moiré-Muster

Wenn man zwei identische Overheadprojektor-Folien mit MacKay-Mustern übereinander projiziert und dann eines leicht gegen das andere verschiebt, sieht man auf dem Schirm genau diese Muster. Das zeigt, dass die (einzelne) Strahlenfigur Moiré-Figuren produziert – indem sie mit den retinalen Nachbildern, wie sie auf kleine Augenbewegungen folgen, in Wechselwirkung tritt.

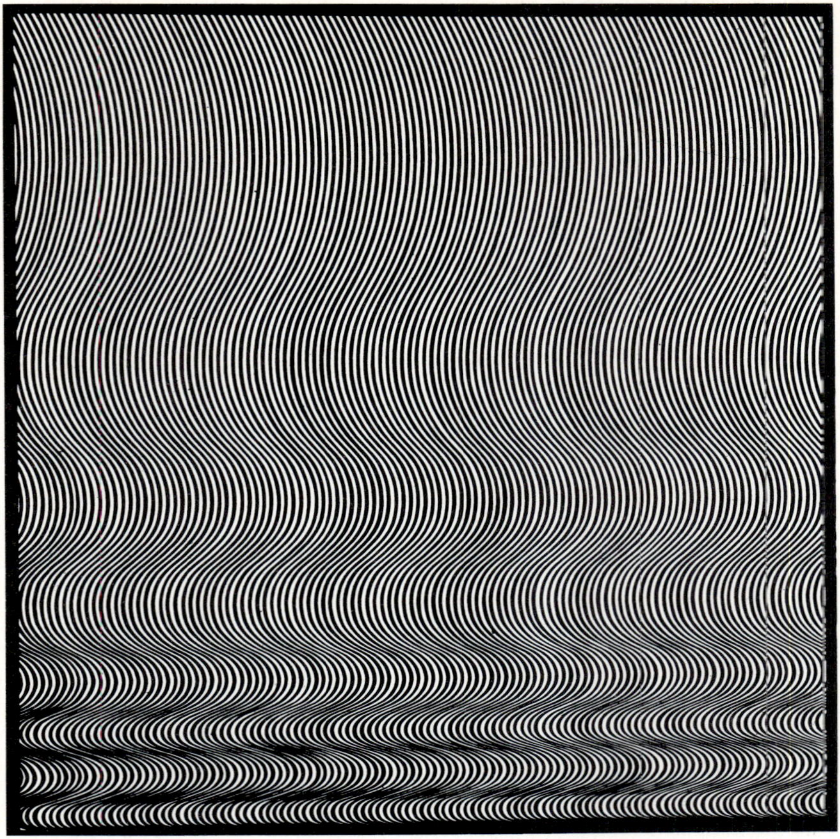

10.3 *Fall* von Bridget Riley. In diesem bemerkenswerten Bild verschieben Augenbewegungen und der Versuch der Augenlinse, das retinale Bild scharf zu stellen, dieses Bild über die Rezeptoren. Dadurch wird mit jedem momentanen Nachbild eine «Schwingung» hervorgerufen, besonders dann, wenn die Augen zwischen ihren plötzlichen Sprüngen (Sakkaden) eine Pause einlegen. Zumindest ist das *eine* Theorie. Der Physiologe Semir Zeki glaubt hingegen, dass Bewegungszentren im Gehirn (in Area V) von diesem Muster direkt aktiviert werden und einen Eindruck von Bewegung erzeugen. Die Diskussion geht weiter.

chen, das Bild auf der Netzhaut scharf zu stellen (Akkommodation), und jede Linse hat einen gewissen dynamischen Astigmatismus, durch den sich das Bild ein klein wenig verschiebt. Da die sich wiederholenden Linien eng beieinander liegen, verschiebt sich das Bild vermutlich an jeder Kante von dunkel nach hell und wieder zurück – und stimuliert damit die *on-off*-Rezeptoren der Retina, die mit dem normalen Signalisieren von Bewegung assoziiert sind. Es gibt jedoch Forscher,

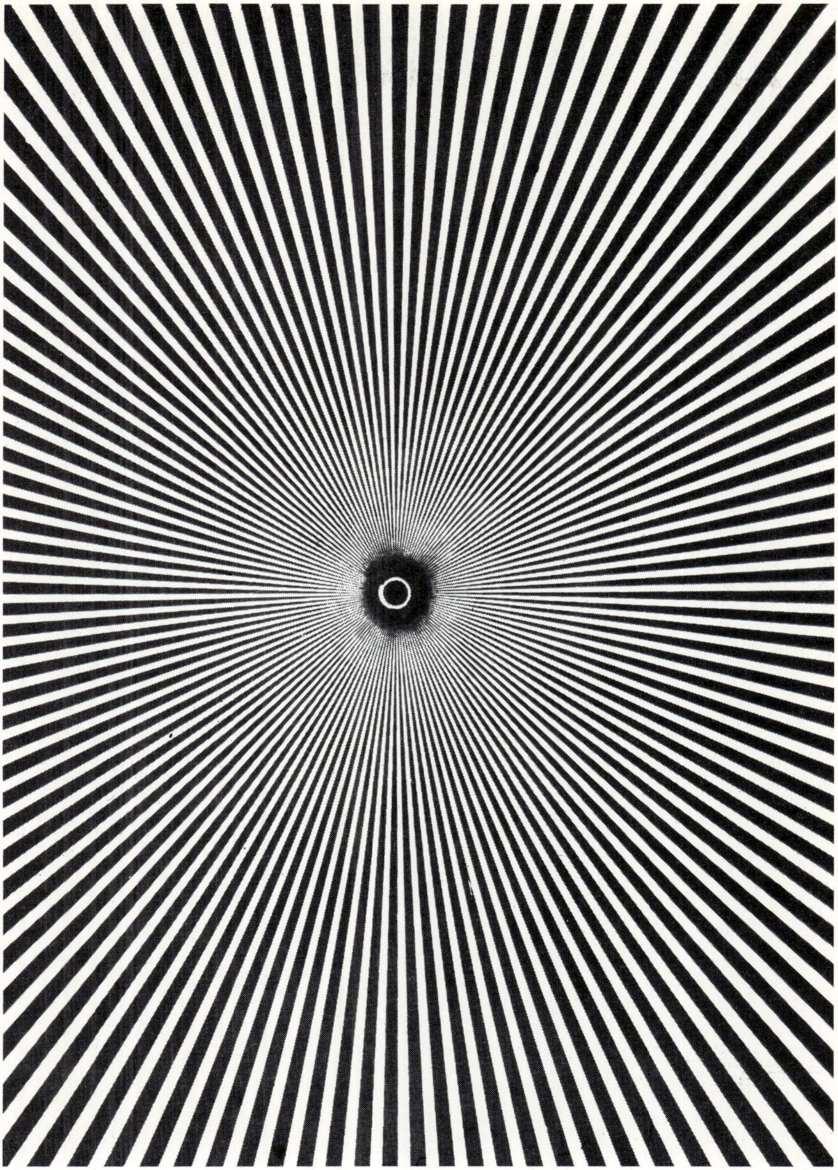

10.4 Mackays Strahlenfigur. Beim Betrachten tauchen geisterhafte chrysanthemenförmige Gebilde auf. Dabei handelt es sich offenbar um Moiré-Muster, wobei die Strahlen aufgrund ihrer momentanen Nachbilder, geringfügiger Augenbewegungen oder Verlagerungen durch den Versuch der Linse zur Akkommodation «in Schwingung geraten». Einige Forscher nehmen jedoch an, dass die Effekte ohne Bewegungssignale von den Augen direkt im Gehirn induziert werden.

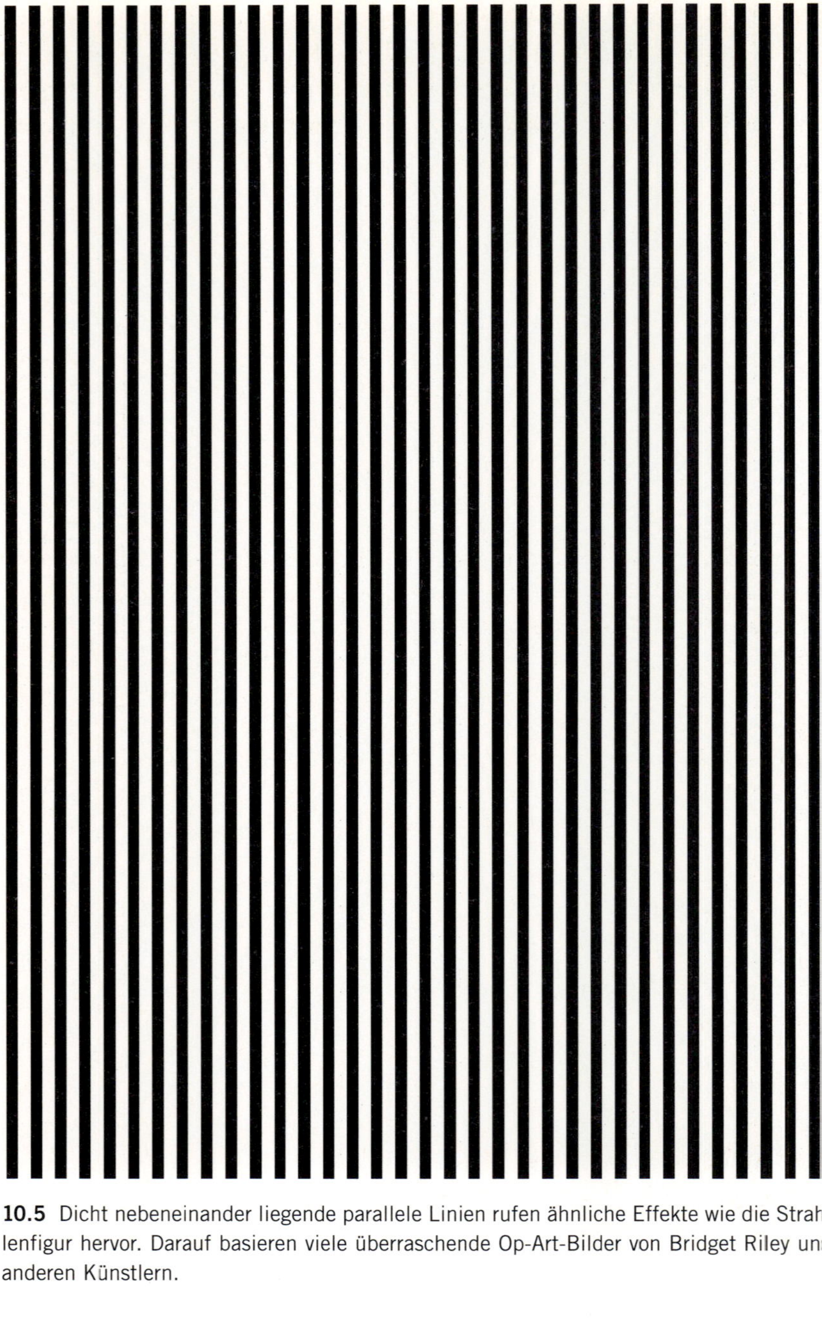

10.5 Dicht nebeneinander liegende parallele Linien rufen ähnliche Effekte wie die Strahlenfigur hervor. Darauf basieren viele überraschende Op-Art-Bilder von Bridget Riley und anderen Künstlern.

die meinen, dass diese Effekte nicht auf die Augen zurückgehen, sondern direkt aus den Bewegungssystemen des Gehirns erwachsen. Es sollte möglich sein, diese beiden Thesen experimentell zu testen, indem man das Bild auf der Retina stabilisiert, oder noch besser, indem man die Linsenschwankungen umgeht (siehe Kasten).

«Entstörung» mit Hilfe eines Nachbildes

Wenn man die Strahlenfigur bei völliger Dunkelheit, nur den Bruchteil einer Sekunde lang von einem elektronischen Kamerablitz beleuchtet, betrachtet, sieht man ein lebhaftes Nachbild, das präzise auf der Netzhaut fixiert ist. Zeigt dieses Nachbild die tanzenden und chrysanthemenförmigen Muster, die man gewöhnlich bei einer Strahlenfigur sieht? Wenn nicht, dann fällt eine gehirninduzierte Erklärung weitgehend aus, und alles spricht für Bewegungssignale von den Augen, die versuchen, die Linse zwecks Akkommodation scharf zu stellen.

Bei diesem Experiment ist es wichtig, dass die Augen auf das Zentrum der Figur gerichtet und auf deren Entfernung akkommodiert sind – die Figur darf aber weder vor noch nach dem Blitz von einem Licht-«Fixationspunkt» beleuchtet werden. Um die Augen auf die korrekte Entfernung einzustellen, kann man eine um 45 ° geneigte Glasplatte aufstellen und einen kleinen Lichtpunkt in derselben Entfernung wie die Figur an der Seite platzieren, sodass er von der Glasscheibe reflektiert wird.

Was passiert?

Wenn Sie dieses Experiment versuchen, werden Sie feststellen, dass das Tanzen und Flimmern des Bildes verschwindet. Wenn das so ist, dann ist der Flimmereffekt den Bewegungsmechanismen zuzuschreiben, die von der Bewegung der sich wiederholenden Linien dieser Figur stimuliert werden.

Die Klassifizierung von außergewöhnlichen Phänomenen

In der Wissenschaft ist es wichtig, Phänomene zu klassifizieren. Daher benötigen wir zumindest versuchsweise verschiedene Klassen von Täuschungen und müssen sie benennen, um sie zu kennzeichnen.

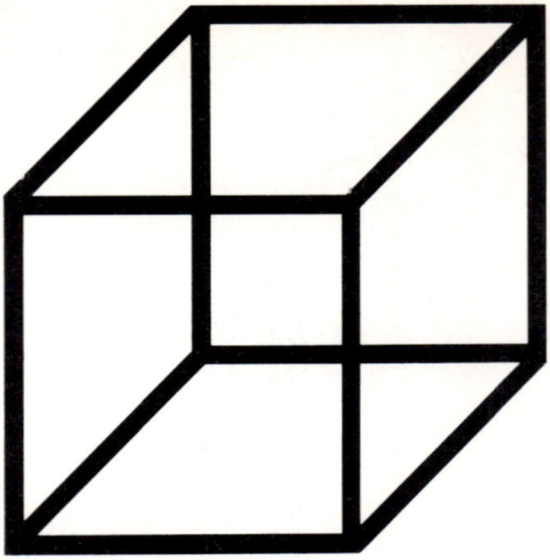

10.6 Beim Necker-Würfel kehrt sich die Tiefenwahrnehmung ständig um. Er wurde 1832 von dem Schweizer Kristallographen L. A. Necker entdeckt, als er rhomboide Kristalle im Mikroskop zeichnete. Plötzlich klappte die Zeichnung (bzw. der Kristall) in eine andere Tiefenwahrnehmung um, sodass sie ganz anders aussah.

Wahrnehmung und Sprache beschreiben etwas, und beide sind davon abhängig, wie Objekte und Situationen für das Verhalten «aufbereitet» und klassifiziert werden. Es wäre denkbar, dass sehr alte, vormenschliche perzeptuelle Klassifizierungen die Basis der Sprachstruktur bilden. Vielleicht hat sich die Sprache beim Menschen so schnell entwickelt, weil sie auf eine Jahrmillionen lange perzeptuelle Erfahrung bei der Klassifizierung von Objekten und Handlungen aufbaute, die schließlich zu Nomen und Verben führte.

Diese Klassifizierung kann darauf basieren, wie die Täuschungen aussehen oder welche Ursache sie haben. Da die Ursachen vieler Täuschungen jedoch unbekannt sind oder kontrovers diskutiert werden, und das Aussehen einiger Täuschungen möglicherweise schwer zu beschreiben ist, dürfen wir bei diesem schwierigen Projekt keine vollständige Übereinstimmung oder einen sofortigen Erfolg erwarten.

Wir wollen die Klassen der Täuschung als *Doppeldeutigkeiten*, *Verzerrungen*, *Paradoxa* und *Fiktionen* bezeichnen. Lassen Sie uns diese vier Typen von Täuschungen näher untersuchen und die Unterschiede herausarbeiten.

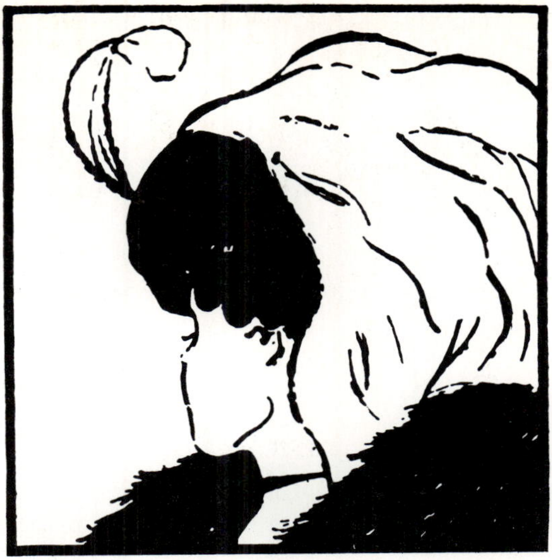

10.7 E. G. Borings doppeldeutige Figur: alte Frau oder junges Fräulein? Wenn man sich verschiedene Details (Ohr, Hals, Nase) ansieht, kann man willentlich zwischen den beiden wahrscheinlichen Alternativen hin- und herspringen.

Doppeldeutigkeiten

Jedes Netzhautbild ist unendlich vieldeutig. Das heißt: Es könnte mit einer unendlich großen Anzahl von Möglichkeiten hinsichtlich Form, Größe und Entfernung von Objekten korrespondieren bzw. sie darstellen. Das lässt sich leicht anhand einer Ellipse zeigen: Sie könnte einen geneigten Kreis, einen kleinen nahen Kreis (bzw. Ellipse) oder einen weiter entfernten und entsprechend größeren Kreis (bzw. Ellipse) repräsentieren (Abb. 9.6, 9.10). Es gibt endlos viele Möglichkeiten – doch erstaunlicherweise sehen wir im Allgemeinen nur eine einzige Möglichkeit aus dem unendlichen Spektrum dessen, was im Raum um uns herum sein könnte. Wie das geschieht, ist ein bisher nur teilweise gelöstes Rätsel der Wahrnehmung.

Es gibt wohl bekannte Figuren, die zwischen einigen wenigen Alternativen hin- und herspringen. Sie werden als «doppeldeutige Figuren» bezeichnet und sind außerordentlich wichtig, um die Dynamik der Wahrnehmung zu demonstrieren, das Suchen nach Hypothesen über Objekte, die vielleicht in der Außenwelt präsent sind, vielleicht auch

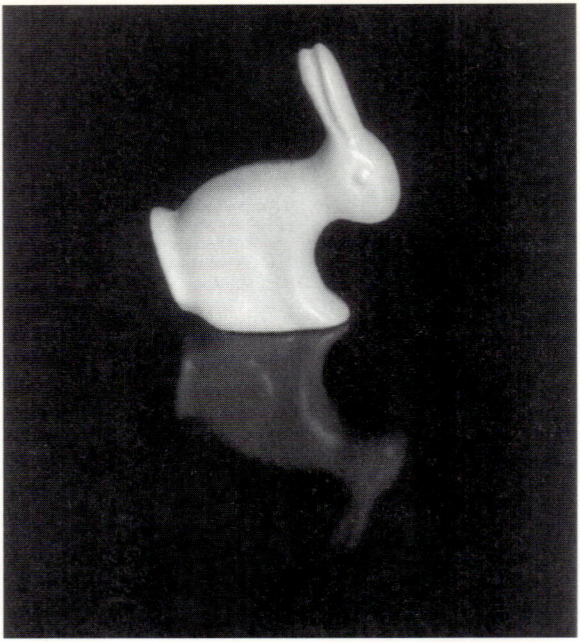

10.8 Das Entenkaninchen erfordert einen noch größeren Sprung zwischen unterschiedlichen perzeptuellen Objekthypothesen-Wahrnehmungen. (Wenn die Figur um 90 ° gedreht wird, wird eine der beiden Figuren der anderen vorgezogen, weil sie wahrscheinlicher wird.)

nicht. Hier ist die Antwort – die Wahrnehmung – niemals eindeutig. Es gibt verschiedene Typen von doppeldeutigen Figuren – die Wahrnehmung wechselt zwischen unterschiedlichen Formen, Tiefen und Objekten. Die wohl bekannteste doppeldeutige Figur ist der Necker-Würfel.

Beim Necker-Würfel gibt es keinen Hinweis, der anzeigt, welche Fläche die Vorder- bzw. die Rückseite ist. Das Sehen hält sich Alternativen offen, schwankt zwischen annähernd gleich wahrscheinlichen Hypothesen. So sehen wir ein Hin- und Herspringen zwischen zwei gleich wahrscheinlichen Würfeln, während unterschiedliche Tiefenhypothesen getestet werden. Dabei bleibt unklar, warum es nur diese beiden Tiefenhypothesen sind, die getestet und gesehen werden. Einige bekannte Täuschungen, bei denen sich das Objekt verändert, sind in den Abbildungen 10.7 und 10.8 dargestellt.

Doppeldeutigkeiten können für die Wahrnehmungsforschung außerordentlich nützlich sein, da sich die Wahrnehmung ändert, obwohl der Input via Augen unverändert bleibt – so können wir sehen,

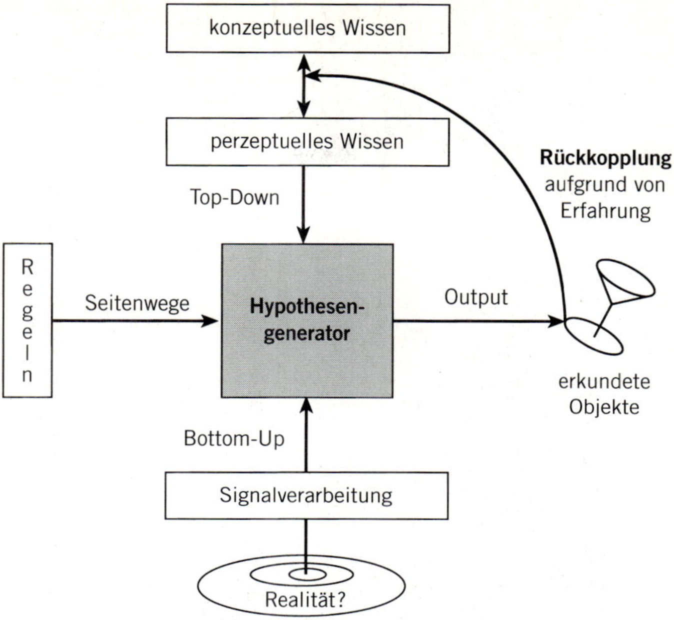

10.9 Die «Inputs» (Eingangssignale) und «Outputs» (Ausgangssignale) beim Sehen. Dies ist eine – nicht zu buchstäblich zu nehmende – Darstellung, wie Bottom-Up-Signale von den Augen, Top-Down-Wissen und das, was wir die «Seitenweg»-Regeln der Wahrnehmung nennen (wie die Gestaltgesetze der Organisation und Perspektive), miteinander verknüpft sein könnten. Dieses Schema wird in Kapitel 11 «Spekulationen» weiter ausgeführt; dort wird versucht, Täuschungen zu klassifizieren.

was «innen» vor sich geht. Insbesondere erlauben uns visuelle Doppeldeutigkeiten, die Effekte der Bottom-Up-Signale von den Augen von Top-Down-Wissen und -Annahmen zu trennen (Abb. 10.9). Das ist eine sehr wichtige Unterscheidung. Die relative Bedeutung dieser Signale wird kontrovers diskutiert. Je größer der Top-Down-Beitrag, desto weniger «direkt» ist die Wahrnehmung. Das sind schlechte Neuigkeiten für die Empiriker, die nach Sicherheit für den Sehvorgang suchen, aber gute Neuigkeiten für diejenigen, die sich Wahrnehmung als intelligenten und kreativen Prozess vorstellen, der effektiven Gebrauch von den begrenzten verfügbaren Daten macht, um das zu repräsentieren, was sich in der Außenwelt befinden könnte.

Eine wunderbare Demonstration wurde von dem österreichischen Physiker Ernst Mach (1838–1916) entwickelt, der sich sehr für die visuelle Wahrnehmung interessierte und wertvolle Beiträge leistete. Es ist

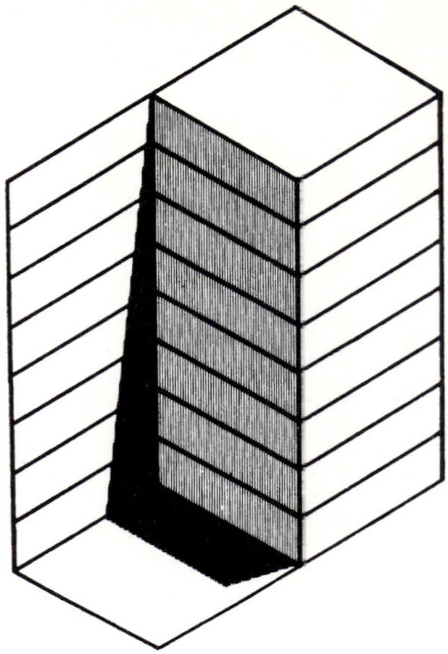

10.10 Die Mach-Ecke (oder -Karte). Ein Schatten (bzw. ein aufgemalter Schatten) auf einer in dieser Form geknickten Karte verändert jedes Mal seine Helligkeit oder Dunkelheit, wenn die Tiefenwahrnehmung der Ecke umspringt. Wenn sie «innen» ist, erscheint sie heller als «außen». Das liegt daran, dass die Ecke dann, wenn sie als Schatten gesehen wird (wahrscheinlicher, wenn sie «innen» ist), optisch «zurückgenommen» wird, weil Schatten keine wichtigen Objekte sind.

die Mach-Ecke, auch Mach-Karte genannt (Abb. 10.10). Sie liefert einen Beleg dafür, dass Top-Down-Wissen und -Annahmen die Bottom-Up-Signalisierung der Helligkeit beeinflussen. Allgemein lässt sich daraus der Schluss ziehen, dass alle Rohdaten noch aufbereitet werden.

Das Hohlgesicht

Es gibt eine allgemeine Regel oder eine visuelle Annahme, dass Objekte eher konvex als konkav («hohl») sind. Wenn wir daher mit *einem* Auge in das Innere einer Schachtel blicken, wird die Tiefenwahrnehmung im Allgemeinen umgeschaltet, sodass das Innere wie die Außenseite aussieht – obwohl man doch weiß, dass man ins Innere blickt. Wenn man die Schachtel in der Hand hält und langsam dreht, kann man aufgrund der Bewegungsumkehr bizarre Effekte erleben. (Faszinierende Variationen dieses Themas sind von dem Illusionisten Gerry Anders entwickelt worden.)

Die eindrucksvollste Demonstration, dass Wahrscheinlichkeiten bestimmter Objekte eine wichtige Rolle spielen, liefert das *Hohlgesicht*, zum Beispiel eine Maske, die ein normales Gesicht auf der Außenseite trägt und innen hohl ist. (So etwas bekommt man in Scherzartikelgeschäften.) Wenn man die Innenseite der Maske mit beiden Augen bei normalem Licht betrachtet, erscheint sie aus einer Entfernung von etwa einem Meter wie ein normales Gesicht mit vorspringender Nase, obwohl sie hohl ist. Dreht man die Maske dann langsam, durchläuft sie eine Reihe von erstaunlichen Verwandlungen und «klappt um», wenn die hohle Rückseite bzw. die konvexe Vorderseite erscheint, ähnlich wie ein Drahtwürfel, bei dem die Vorder- zur Rückseite wird und vice versa, obgleich der Effekt beim Hohlgesicht viel dramatischer ist (Abb. 10.11; siehe auch Tafel XX).

Dahinter verbirgt sich eine wichtige Information: Top-Down-Objektwissen kann Bottom-Up-Signale dominieren.

Je realistischer und typischer das Gesicht ist, desto besser funktioniert die Täuschung – und die Hohlseite bleibt scheinbar normal, bis man mit dem Kopf so nahe herangeht, dass man fast «mit der Nase draufstößt». Auf dem Kopf stehend funktioniert das Hohlgesicht nicht so gut, weil es nun ein weniger typisches Gesicht ist. Es lohnt sich, diese einfachen Experimente einmal selbst durchzuführen. Man muss sie sehen, um sie zu glauben.

Verzerrungen

Scheinbar einfache Empfindungen, selbst Helligkeit, lassen sich verzerren. Abbildung 5.2 ist ein gutes Beispiel. Längen können verzerrt und eine Gerade kann verbogen werden, sodass man kaum glauben kann, dass sie tatsächlich gerade ist. Praktisch jeder sieht diese Verzerrungen gleichermaßen. Viele wurden von Physikern und Astronomen im 19. Jahrhundert entdeckt, als sie haarfeine Linien für die Okulare optischer Instrumente entwickelten – um ihre Messgenauigkeit zu verbessern! Mehrere dieser Verzerrungen tragen die Namen renommierter deutscher Optiker und Physiker, denen es darum ging, Beobachtungsfehler zu vermeiden, die aber Unsterblichkeit erlangten, weil diese Täuschungen heute ihren Namen tragen.

Verzerrungen haben mehrere Ursachen, und es kann schwierig

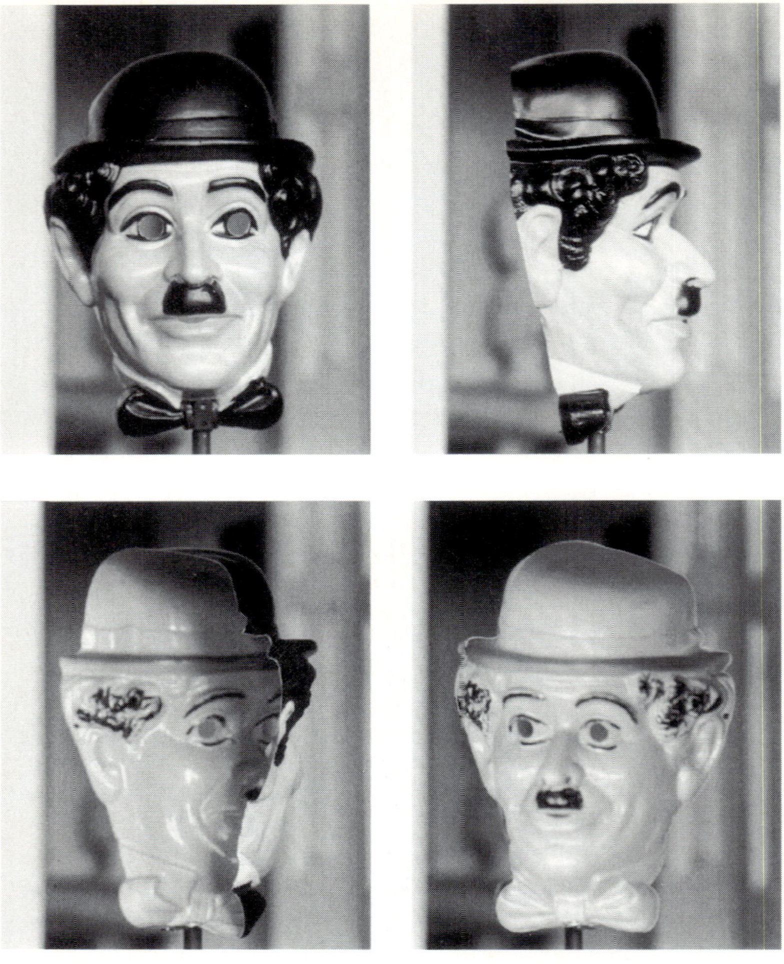

10.11 Hohlmasken. Obwohl dies eine Hohlmaske ist, erscheint sie wie ein normales Gesicht mit einer vorstehenden Nase, weil ein Hohlgesicht so unwahrscheinlich ist. Wenn man die Maske dreht, scheint sie sich in die falsche Richtung zu drehen, denn die Bewegungsparallaxe wird falsch interpretiert. Wenn man die Maske mit beiden Augen betrachtet, funktioniert dies bis zu einer Entfernung von etwa 1 m; dann dominiert die (Bottom-Up-)Stereoinformation über das (Top-Down-)Wissen von Gesichtern. Auch wenn man weiß, dass das Gesicht hohl ist, funktioniert die Täuschung noch. (Die relative Stärke von Bottom-Up-Signalen und Top-Down-Wissen lässt sich durch Messen der Sichtentfernung abschätzen, in der es zum Umschalten kommt.)

sein, festzustellen, ob der Ursprung einer Verzerrung physiologischer oder kognitiver Natur ist. Eine Möglichkeit, dies herauszufinden, besteht darin, festzustellen, was die Täuschung aufhebt. Wir glauben aus mehreren Gründen, dass die Verzerrung bei der *Kaffeehauswand*-Täuschung auf eine Störung retinaler Signale bei der Wiedergabe von Kanten zurückgeht – eine einfache physiologische Ursache.

Die Kaffeehauswand-Täuschung

Sie wurde in einem Café in Bristol an den Wandkacheln aus dem 19. Jahrhundert entdeckt – daher der Name. Die langen Keile, die in Abbildung 10.12 vorgetäuscht werden, widersprechen auf den ersten Blick der Annahme, dass Verzerrungstäuschungen auf ungeeigneter Größenskalierung beruhen, die von Tiefenkriterien, wie Perspektive, vermittelt wird – denn hier gibt es keine Perspektive oder andere Tiefenkriterien. Spricht dieses Beispiel also gegen die Theorie – oder handelt es sich um eine andere Art von Illusion? Das zeigt, wie wichtig es ist, Phänomene zu klassifizieren. Ohne Klassifikation wissen wir nicht, wie wir Befunde verwenden oder sammeln sollen, welche Hypothesen bestätigen oder widerlegen.

Anhand von Modellen der Kaffeehauswand, in die viele Variablen eingeführt werden können, hat sich herausgestellt, dass eine ganze Reihe gesetzmäßiger Phänomene hinter dieser Täuschung steht.

Wir sollten vorausschicken, dass die langen vorgetäuschten Keile nicht auf Fehler in der horizontalen Ausrichtung der «Kacheln» zurückgehen (was sehr langweilig wäre). Wenn alternierende Reihen um eine halbe Kachelbreite gegeneinander verschoben werden, kehrt sich die Richtung der Keile um. Nur das und nichts anderes kehrt sie um.

Wie sich herausgestellt hat, folgt diese Täuschung strikt ganz bestimmten Gesetzmäßigkeiten (siehe Kasten S. 259).

Die Kaffeehauswand ignoriert anscheinend ein Grundmerkmal der Symmetrie, das Curie-Prinzip. Der französische Physiker Pierre Curie (1859–1906) stellte fest, dass *Symmetrie keine Asymmetrie produzieren kann*. Diese Figur ist jedoch in kleinem Maßstab symmetrisch (da jeder Bereich der verschobenen Kacheln genauso aussieht wie jeder andere Bereich), dennoch führt sie in großem Maßstab zu einer Asymmetrie. Was geht da vor sich?

Wie sich herausgestellt hat, handelt es sich um zwei Prozesse. Der erste spielt sich in kleinem Maßstab ab: Wo es einen Helligkeitskontrast

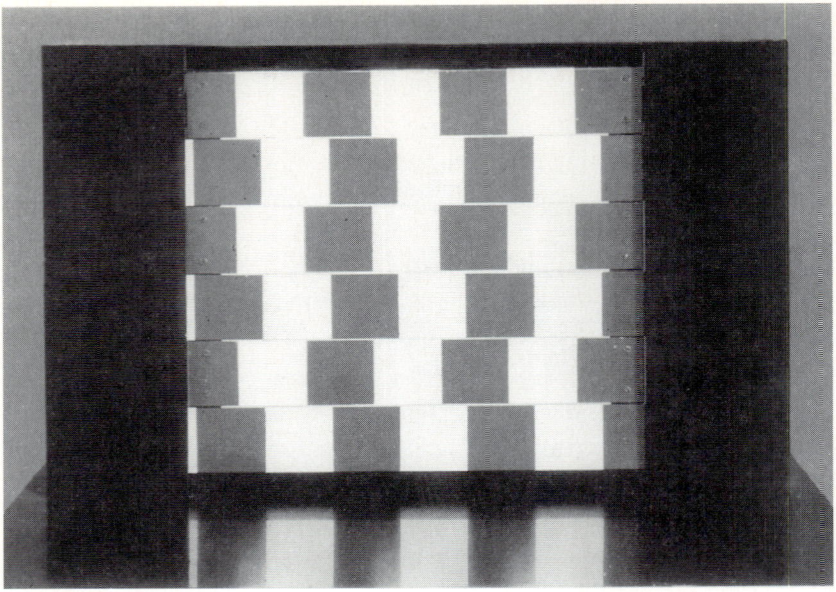

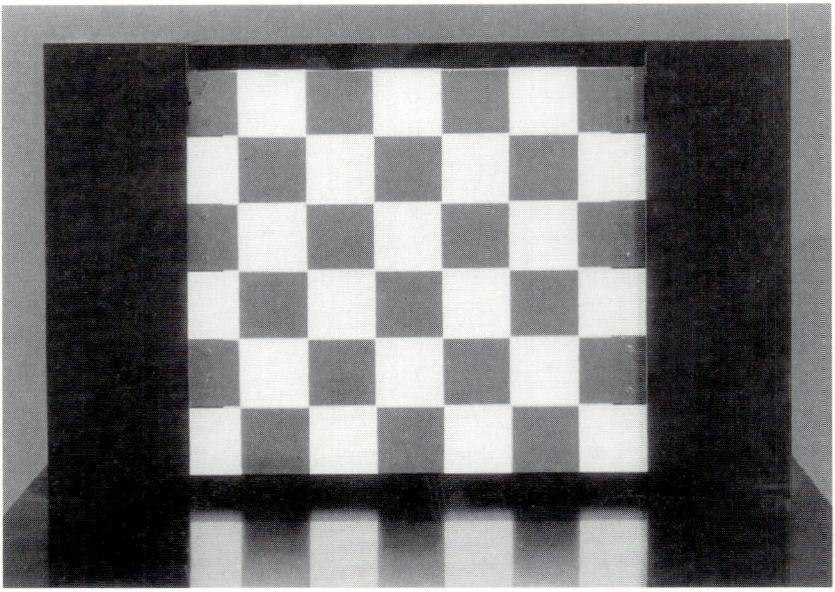

10.12 Die Kaffeehauswand-Täuschung weist große systematische Verzerrungen – die langen Keile – auf, doch es gibt keine Perspektive, lediglich parallele Linien und Linien, die im rechten Winkel zueinander stehen. Was kann also diese massiven Verzerrungen hervorrufen?

Gesetze der Kaffeehauswand-Verzerrung

Die Keile kehren sich um, wenn alternierende Kachelreihen um eine halbe Kachelbreite gegeneinander verschoben werden.

Die Verzerrung verschwindet, wenn:

- der «Mörtel» *heller* als die hellen «Kacheln» oder dunkler als die dunklen «Kacheln» ist,
- der «Mörtelstrich» breit ist – und dem Auge unter einem Sehwinkel von mehr als 10 Bogenminuten erscheint,
- die Kacheln verschiedenfarbig (beispielsweise rot und grün), aber von gleicher *Helligkeit* (Isoluminanz) sind.

über die neutrale Mörtelgrenze hinüber gibt, bewegt sich die Hälfte der dunklen und der hellen Kacheln aufeinander zu – sie bilden kleinmaßstäbliche Keile, wo es eine lokale Asymmetrie gibt. Das Auge integriert diese kleinen Keile zu den langen Keilen, die wir sehen.

Perspektivische Täuschungen

Bekannte Verzerrungstäuschungen wie in Abbildung 10.13 sind etwas ganz anderes. Sie gehorchen anderen Gesetzen, und sie werden unter ganz anderen Bedingungen aufgehoben. Es handelt sich in allen Fällen um perspektivische Zeichnungen typischer Szenen oder Objekte. (Hier verrate ich mich, weil ich von «perspektivischen» Täuschungen rede, aber stimmt das überhaupt?)

Physiker und Physiologen, Psychologen und Philosophen haben seit mehr als hundert Jahren versucht, diese verzerrenden Täuschungen zu erklären. Gegenwärtig wird dieses Thema kontrovers diskutiert, doch ich glaube, wir können eine Erklärung für diese Verzerrungen entwickeln, die Licht auf die Natur der Objektwahrnehmung wirft. Aber lassen Sie uns zunächst verschiedene Theorien anschauen, die in diesem Zusammenhang vorgeschlagen worden sind. Sie spiegeln unterschiedliche Ansichten über das Wesen der Wahrnehmung selbst wider und sind bemerkenswert vielfältig.

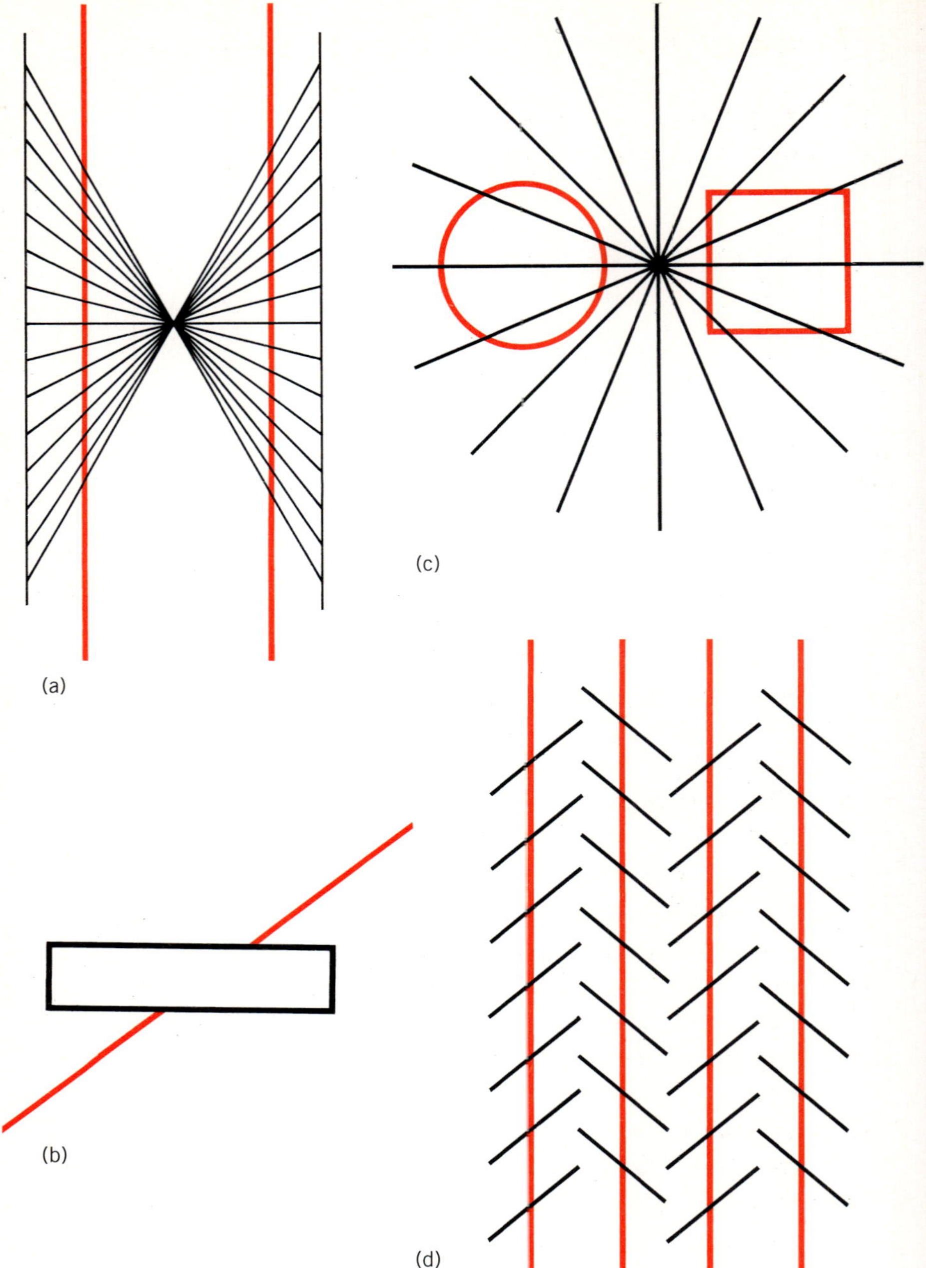

10.13 Vier «perspektivische» Täuschungen. (a) Hering, (b) Poggendorff, (c) Orbison (zwei kombiniert), (d) Zöllner.

Theorien über «perspektivische» Verzerrungen

Die Prägnanztheorie oder die Theorie von der «guten Gestalt»

Der Prägnanzgedanke ist für die Wahrnehmungstheorie der deutschen Gestaltpsychologen von großer Bedeutung. Prägnant heißt knapp, treffend, ohne viel Beiwerk. Die Täuschungen sollen danach auf Prägnanzmerkmale zurückzuführen sein, welche die Entfernung von Dingen, die nicht zueinander gehörig scheinen, vergrößern bzw. von Dingen, die zusammenzugehören scheinen, verkleinern.

Die Bedeutung des Prägnanzgedankens ist zweifelhaft. Sicherlich werden zufällige und regelmäßige Anordnungen von Punkten in verschiedener Weise gruppiert. Manche werden daher als zu einer bestimmten Struktur gehörig aufgefasst, andere verworfen oder zu neuen Mustern organisiert (Abb. 1.1), aber offenbar verändert kein Punkt infolge einer solchen Gruppierung seine *Position*, obgleich dies doch wohl für die Gültigkeit dieser Theorie der optisch-geometrischen Täuschungen unverzichtbar wäre.

Empathietheorien

Diese Theorie wurde von Theodor Lipps vertreten und gründet sich auf die Vorstellungen des amerikanischen Psychologen R. H. Woodworth. Dabei wird angenommen, dass sich der Beobachter beim Betrachten mit Teilen der Figur (z. B. mit den Pfeilern eines Gebäudes) identifiziert und dadurch emotional angesprochen wird, was sich auf den Sehvorgang ähnlich verzerrend auswirken soll, wie eine Gemütsbewegung ein intellektuelles Urteil verzerren kann. Bei der Pfeiltäuschung (Abb. 10.16), so wurde argumentiert, würden uns die nach außen gerichteten Spitzen eine Ausdehnung nahe legen, die dann auch gesehen wird.

Es ist wahr, dass eine sehr dicke Säule unter einem schlanken Gesims eines Gebäudes plump wirkt, und vielleicht bilden wir uns ein – wie Herkules, der die Last des Himmels von Atlas' Schultern nahm, bevor er ihn in Stein verwandelte –, die Funktion einer Säule zu erfüllen. Die Karyatiden griechischer Tempel (Abb. 10.14) verkörpern diesen Gedanken in der Architektur. Aber obgleich für die Ästhetik von unmittelbarer Bedeutung, kann er für eine Theorie der optischen Täuschungen kaum ernst genommen werden. Die Pfeilfigur z. B. täuscht uns ganz unabhängig von unserer Laune. Sie tut dies auch noch, wenn eine anfängliche emotionale Regung längst in Langeweile übergegangen wäre. Es mag Wahrnehmungseffekte durch starke emotionale Erregung geben, doch die Täuschungsfiguren scheinen geradezu jedes emotionalen Inhalts beraubt – mit Ausnahme für ebenjene Personen, die sie zu erklären versuchen! Doch im Ernst: Diese Täuschungen sind praktisch bei allen Beobachtern identisch, obwohl Emotionen generell unterschiedlich sind und zudem von Zeit zu Zeit wechseln.

Augenablenkungstheorien

Nach dieser Theorie veranlassen die Merkmale, die die Täuschung hervorrufen, die Augen, an die «falsche Stelle» zu schauen. Bei der Pfeiltäuschung (Müller-Lyer-Täuschung) soll der Blick durch die Pfeilköpfe *über* die Linien *hinaus* gelockt werden, wodurch ihre Länge falsch eingeschätzt wird. Eine gegensätzliche Theorie nimmt an, dass unser Blick *zwischen* die Linien geführt wird. Beides kann jedoch nicht stimmen. Das Bild der Pfeile lässt sich auf der Netzhaut fixieren, indem man es optisch stabilisiert (3.16), oder einfacher (wie sich der Leser leicht überzeugen kann) durch Erzeugen eines Nachbilds der Figur mit einem Blitzlicht. Die Augenbewegungen können das Bild dann nicht verschieben, aber die Täuschungen treten weiterhin unvermindert auf.

Überdies weist die Verzerrung für das Pfeilfigurenpaar in entgegengesetzte Richtungen, aber die Augen können sich unmöglich zur gleichen Zeit in verschiedene Richtungen bewegen.

Die Theorie über die Augenablenkung wird manchmal in anderer Form dargestellt, vielleicht, um diese Schwierigkeit zu vermeiden. Dabei sollen nicht *tatsächliche* Augenbewegungen, sondern die *Tendenz* zu Augenbewegungen die Täuschungen verursachen. Aber da sich die Augen zur gleichen Zeit nicht in verschiedene Richtungen bewegen können, ist dies vermutlich auch für Tendenzen oder Inten-

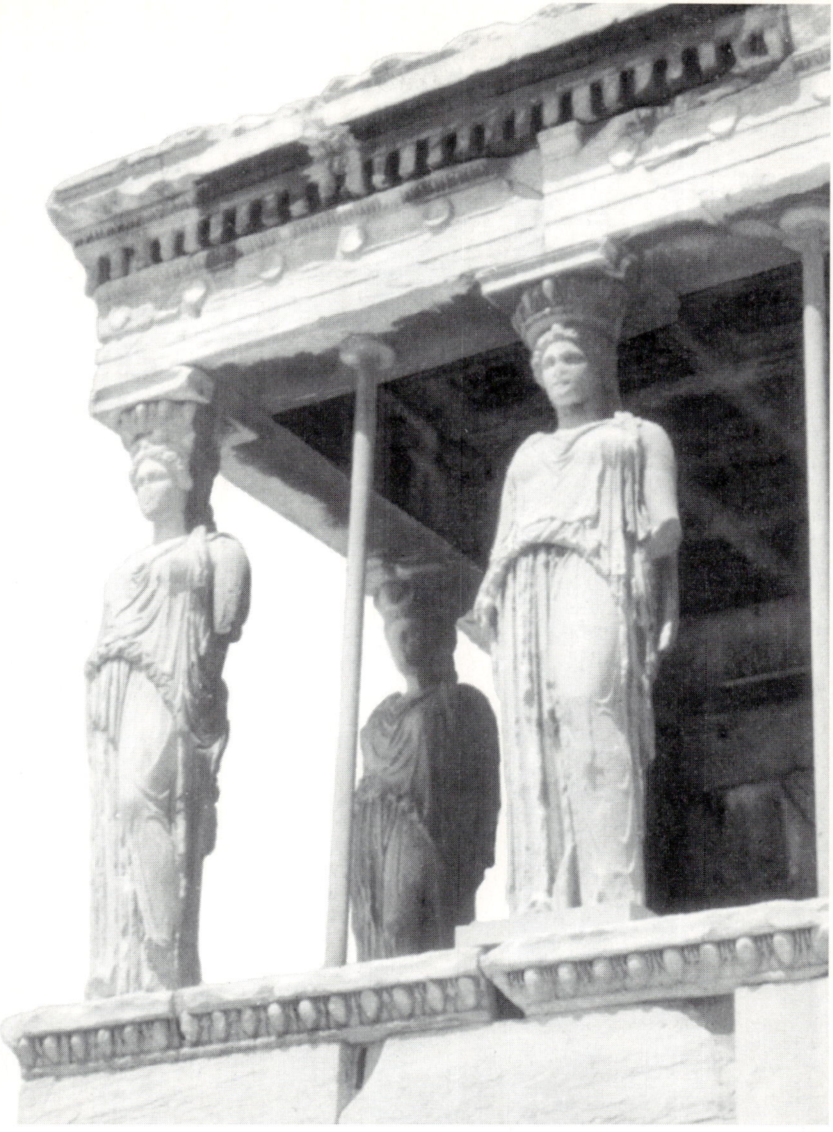

10.14 Manns genug für den Job? Vielleicht identifizieren wir uns selbst mit Säulen, sodass es ein spezifisches menschliches Größenmaß für das Tragen dieser Last gibt. Ist das die Grundlage für täuschende Verzerrungen? (Die Karyatiden des Erechtheion, Athen, 421–405 v. Chr., entworfen von Mnesikles.)

tionen, die Augen zu bewegen, unmöglich. Es gibt keinerlei Belege für die Augenablenkungstheorien, wohl aber vieles, was dagegen spricht.

Unschärfetheorien

Bei der Pfeiltäuschung wäre zu erwarten, dass die Figur mit den nach außen gehenden Spitzen zu lang und die mit nach innen gerichteten Spitzen zu kurz erscheint, wenn die Sehschärfe zu gering wäre, um die Ecken deutlich zu erkennen – oder optisch aufzulösen. Dies lässt sich zeigen, wenn man ein Stück Pauspapier über die Figur legt. Man stellt dann eine geringe Änderung der Längen fest. Der Effekt ist jedoch bei weitem zu gering, um die Müller-Lyer-Täuschung zu erklären. Außerdem würde sie die anderen Täuschungen nicht erklären, daher ist diese Theorie zumindest in meinen Augen kein ernsthafter Kandidat. Einige Forscher haben jedoch ähnliche Vorstellungen entwickelt, die allgemein unter der Bezeichnung «optische Filter mit niedriger Ortsfrequenz» laufen: Die Verzerrungen bleiben jedoch bestehen, wenn die Komponenten mit niedriger Ortsfrequenz aus den Figuren entfernt werden. Ich weise diese Art von Theorie für diese Figuren zurück, doch laterale retinale Inhibition (Hemmung) spielt bei einigen Figuren, die wie die Kaffeehauswand-Täuschung (Abb. 10.12) von Helligkeitsunterschieden abhängen, sicherlich eine wichtige Rolle.

Merkmalsdetektoren-Theorien

Könnte es sein, dass diese Figuren die von Hubel und Wiesel entdeckten Orientierungsdetektoren (Abb. 4.7) stören? Wir können in dieser Hinsicht zwei Theorien entwickeln:

1. Die Merkmalsdetektoren vergrößern spitze Winkel und verkleinern stumpfe Winkel. Diese Verallgemeinerung wurde von Helmholtz vorgeschlagen und ist seitdem erneut ins Spiel gebracht worden, doch es gibt keine physiologischen Belege für eine derartige physiologische Ursache.

2. Es gibt interaktive Effekte zwischen Orientierungs- oder Winkeldetektoren, vielleicht ähnlich wie die interaktive laterale Inhibition in den Netzhäuten.

Es mag unwahrscheinlich erscheinen, dass die Anfangsstadien der Musterdetektion derart «schlecht entworfen» sein könnten, doch wie Colin Blakemore im Hinblick auf die retinale Interaktion betont hat, könnte es sein, dass es sich um unausweichliche Nebeneffekte der gewöhnlich nützlichen *lateralen Inhibition* handelt. Diese Interaktion zwischen Zapfen führt dazu, dass ein stark stimulierter Zapfen die Aktivität benachbarter Zellen hemmt, was zu einer Art Kontrastverschärfung beim Signalisieren von verschwommenen Kanten führt. Nach Blakemores These führen konvergierende Linien zu einer einseitigen lateralen Inhibition und verschieben dadurch die neuronal signalisierten Gipfel, sodass es zu Verzerrungen kommt. Gegen dies als einen Haupteffekt spricht die Tatsache, dass Verzerrungen auch dann noch auftreten, wenn die Figuren zwar Farbkontraste, aber keine Helligkeitskontraste (Isolumineszenz oder Äquilumineszenz) aufweisen, obwohl angenommen wird, dass laterale Inhibition nur dann funktioniert, wenn es Lumineszenzunterschiede gibt. Überdies treten die Verzerrungen auch dann noch auf, wenn jedem Auge mit der Julesz-Technik (Tafel XIX) unterschiedliche Teile angeboten und via stereoskopischer Verschmelzung kombiniert werden. In diesem Fall kann die laterale Inhibition kein retinales Phänomen sein.

Einige optische Täuschungen haben ihren Ursprung in der Retina – vor dem Gehirn oder dem Geist. Mittels der von Bela Julesz mit Zufallspunktmustern entwickelten Technik kann man Bilder zwischen den Augen teilen, um zu ermitteln, ob eine Verzerrungsillusion ihren Ursprung in den Netzhäuten hat oder sich erst weiter oben im Gehirn manifestiert, nachdem die Signale von den beiden Augen kombiniert worden sind. Falls die Figur nur dann sichtbar ist, wenn die Augen ihre Signale kombinieren, muss die Verzerrung vom Gehirn ausgehen, nicht von den Augen.

Das schließt *kortikale* Interaktionen nicht aus; sie sind weiterhin möglich. Es gibt jedoch offenbar bessere Alternativen. Das führt uns zu ganz anderen kognitiven Thesen:

Perspektiventheorien

Der Hauptgedanke dieser Theorien ist, dass die Täuschungsfiguren Tiefe durch Perspektive suggerieren und diese Tiefensuggestion Größenänderungen hervorruft.

Man betrachte die Täuschungsfiguren, von denen wir ausgegangen sind (Abb. 10.13). Jede von ihnen stimmt ohne weiteres mit typischen perspektivischen Ansichten von Objekten im dreidimensionalen Raum überein. Die Täuschungsbilder können als flache Projektionen eines dreidimensionalen Raumes interpretiert werden.

Überdies gilt für diese Täuschungsbilder, dass diejenigen Teile, die *entfernte* Gegenstände darstellen, *vergrößert* sind. Das ist ein viel versprechender Startpunkt. Er lässt sofort den Rückschluss zu, dass diese Phänomene kognitiver statt einfach physiologischer Natur sind, dass sie mit Regeln und Wissen verknüpft sind statt mit Störungen physiologischer Funktionen von Auge und Gehirn.

Das Phänomen einer dargestellten Entfernung, die Ausdehnung hervorruft, ist bei der Ponzo-Figur (Abb. 10.15) am deutlichsten. Die konvergierenden Geraden sind in typischer Weise tiefenperspektiv: Wenn man das obere Rechteck weiter weg platziert, erscheint es irgendwie vergrößert.

Die wohl berühmteste Verzerrungstäuschung ist die bereits erwähnte Pfeiltäuschung von Müller-Lyer (Abb. 10.16). Dabei handelt es sich um typische perspektivische Zeichnungen von Ecken. Der Pfeil mit den nach außen gerichteten Spitzen könnte eine zweidimensionale Projektion der inneren Ecke eines Raums, der Pfeil mit den nach innen gerichteten Spitzen die äußere Ecke einer Schachtel oder eines Gebäudes repräsentieren (Abb. 10.17).

Diese Täuschungsbilder sind typische perspektivische Ansichten von Szenen oder Objekten. (Es soll jedoch betont werden, dass sie in all diesen Fällen auch Zeichnungen von etwas ganz anderem, wenn auch Untypischem, darstellen *könnten.* Denn jedes Netzhautbild ist unendlich vieldeutig, auch wenn im Allgemeinen nur eine Interpretation gesehen wird.)

Warum sollte perspektivische Tiefe in Bildern Verzerrungen hervorrufen? Die traditionelle Perspektiventheorie besagt einfach, dass diese Bilder Tiefe «suggerieren» und dass, sofern man dieser Suggestion folgt, die meisten entfernten Komponenten größer erscheinen. Aber

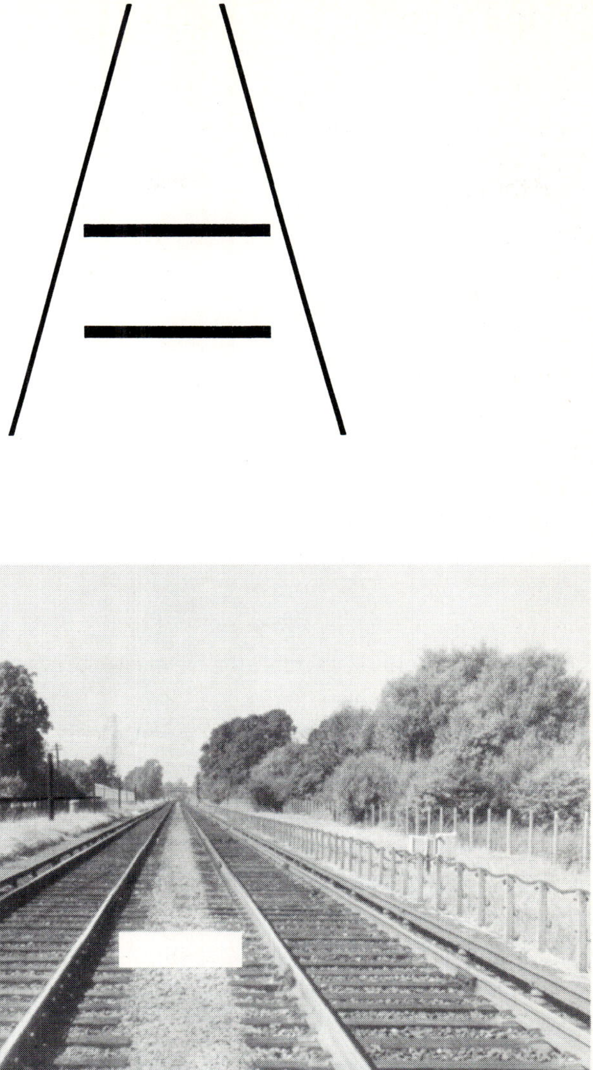

10.15 Die Ponzo- oder Schienentäuschung, eine einfache perspektivische Figur. Das obere Rechteck, das als weiter entfernt dargestellt ist, erscheint vergrößert.

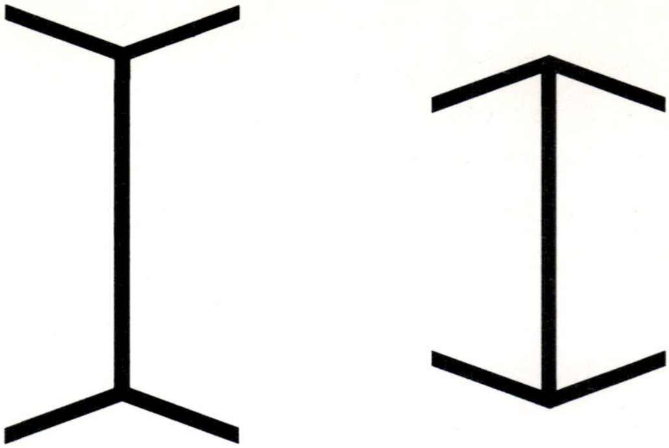

10.16 Die Müller-Lyer- oder Pfeiltäuschung. Die Linie mit den nach außen gerichteten Pfeilspitzen sieht beträchtlich länger aus als die gleich lange Linie mit den nach innen gerichteten Spitzen. Diese Täuschung ist experimentell eingehender untersucht worden als jede andere, vielleicht weil sie einfach, klar und leicht zu messen ist.

warum sollte eine «Suggestion von Entfernung» eine Änderung in der scheinbaren Größe hervorrufen? Ferner, warum sollte die Suggestion einer größeren Entfernung eine Größen*zunahme* hervorrufen, wo doch entfernte Objekte normalerweise bei zunehmender Entfernung *kleiner* gesehen werden, da sie kleinere Netzhautbilder ergeben? Die traditionelle Perspektiventheorie kann keinen *Modus Operandi* für die Verzerrungen liefern, und die von ihr vorhergesagten Größenänderungen zielen genau in die falsche Richtung.

Obgleich die Vorhersagen der Perspektiventheorie also in die falsche Richtung weisen, ist sie weit nützlicher als Vorhersagen, die gar keine Beziehungen zu den Tatsachen aufweisen. Wir wollen versuchen, eine Theorie der Täuschungen zu entwickeln, die die Perspektivensuggestion berücksichtigt, aber zu korrekten Aussagen führt. Es lohnt sich, hierfür etwas Zeit aufzuwenden, denn gerade durch das Aufzeigen von Beziehungen zwischen verschiedenen Phänomenen gelangen wir zu einem allgemeineren Verständnis von Wahrnehmung.

Es gibt einen Wahrnehmungsprozess, der solche Verzerrungen hervorrufen kann – die Größenkonstanz. Sie ist Ausdruck der Tendenz des Wahrnehmungssystems, von der Sehdistanz abhängige Veränderungen der Netzhautbilder weitgehend zu kompensieren, sodass die Dinge mit zunehmender Entfernung keineswegs so stark schrumpfen, wie ihr Bild auf der Netzhaut kleiner wird (Abb. 10.18). Man betrachte beispielsweise die Zuhörer in einem Theater. Die Gesichter scheinen alle dieselbe Größe zu haben, obwohl die Netzhautbilder der entfernteren weitaus kleiner sind als die näheren.

Es handelt sich um einen bemerkenswerten und faszinierenden Vorgang, den wir unter bestimmten Umständen an uns selbst beobachten können. Wenn er versagt, kommt es anstelle einer Stabilisierung zu einer ganzen Reihe von optischen Verzerrungen, wie im Kasten beschrieben:

Sind Ihre Hände gleich groß?

Man halte eine Hand eine Armlänge und die andere halb so weit vor sich und vergleiche sie. Sie erscheinen in fast gleicher Größe, obgleich das Netzhautbild der weiter entfernten Hand nur die halbe (lineare) Größe der näheren Hand hat. Hält man aber die nähere Hand so, dass sie die weiter entfernte *verdeckt*, dann erscheinen beide Hände sehr unterschiedlich groß. Die Überlappung «dominiert» über die Größenkonstanz und zeigt, wie die Wahrnehmung ohne diese aussähe.

Es lohnt sich, dieses kleine Experiment durchzuführen. Man kann dasselbe mit unbekannten Objekten, wie Stiften unterschiedlicher Länge, probieren. Größenkonstanz hängt nicht vom Wissen um die Größe von Objekten ab.

Die Größenkonstanz wurde von René Descartes (Abb. 10.19) 1637 in seiner *Dioptrique* beschrieben:

> Ich brauche abschließend nichts Besonderes über die Art zu sagen, wie wir Größe und Form der Gegenstände sehen. Sie wird vollständig dadurch bestimmt, wie wir die Entfernung und Stellung ihrer Teile sehen. Ihre Größe wird entsprechend unserem Wissen oder unserer Meinung von ihrer Entfernung unter Berücksichtigung der Bildgröße beurteilt, die sie auf die Rückseite des Auges werfen. Es ist nicht die absolute Größe der Bilder, die wichtig ist. Diese sind natürlich in der Nähe [flächenmäßig] 100 Mal größer, wenn die Objekte uns sehr nahe sind, als wenn sie 10 Mal weiter weg sind. Aber trotzdem sehen wir die Objekte nicht 100 Mal größer. Im Gegenteil, sie erscheinen in fast gleicher Größe, zumindest solange wir nicht durch eine zu große Entfernung irregeführt werden.

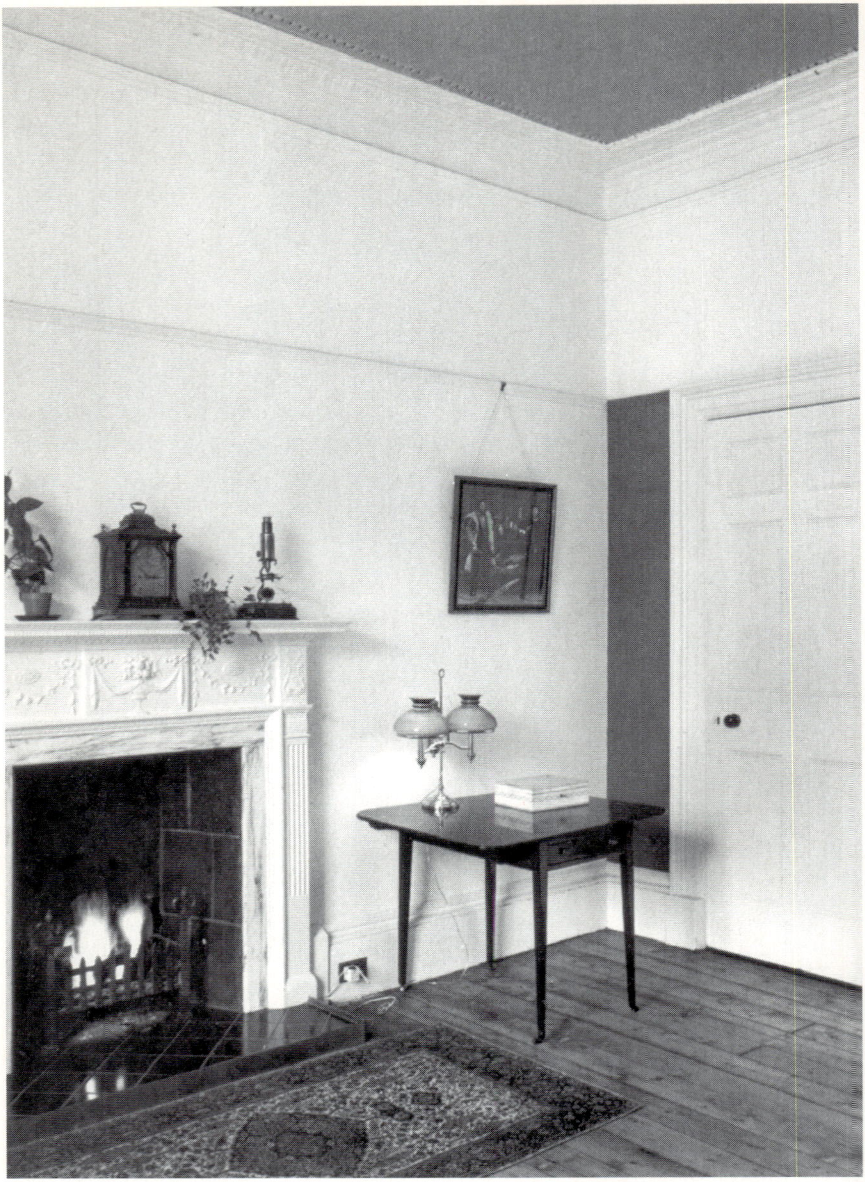

10.17 Die Müller-Lyer-Figuren lassen sich als flache, dreidimensionale Zeichnungen von Ecken ansehen.

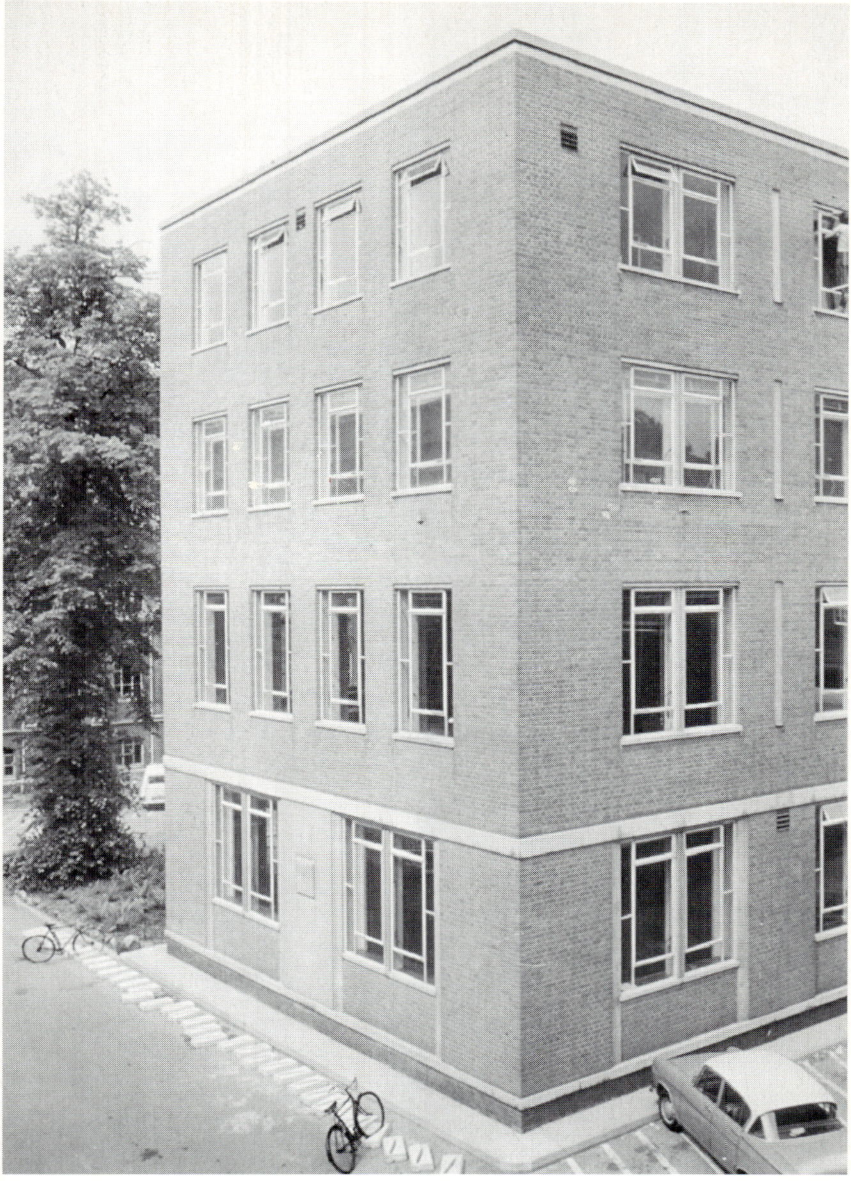

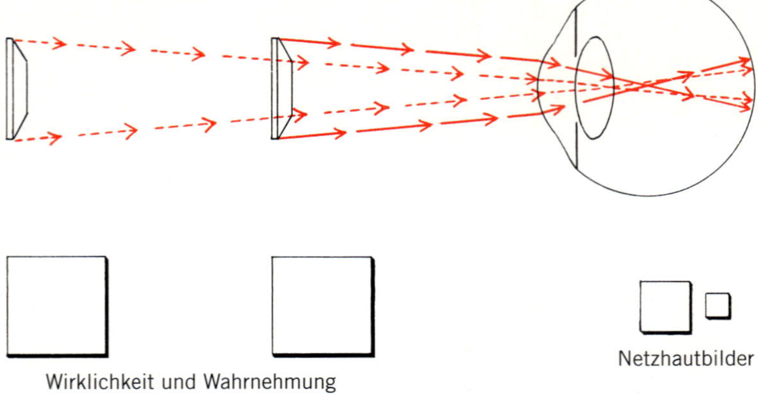

10.18 Skalierung der Größenkonstanz. Das Netzhautbild eines Objekts wird bei jeder Verdopplung der Objektdistanz um die Hälfte kleiner. Aber das Objekt *scheint* nicht im selben Maße zu schrumpfen. Das Gehirn kompensiert die Bildverkleinerung infolge der zunehmenden Entfernung durch einen Prozess, den wir Größenskalierung nennen.

Eine klarere Darstellung der Größenkonstanz findet man auch bei keinem späteren Psychologen, obgleich Descartes die Bedeutung des Wissens um Größe oder Form von Objekten deutlich überbetont. Er fährt fort und beschreibt das, was wir heute Formkonstanz nennen:

> Ebenso hängt unsere Beurteilung der Form deutlich von unserem Wissen oder von der Meinung ab, die wir von der Stellung der verschiedenen Teile der Gegenstände zueinander haben. Sie stimmen daher oft nicht mit den Bildern im Auge überein, denn diese Bilder enthalten Ovale und Rhomben, wenn wir Kreise und Quadrate sehen.

Seltsamerweise ist dieser Gedanke erst vor recht kurzer Zeit wieder aufgegriffen worden, vermutlich deshalb, weil er nicht zu den vorherrschenden Ideen in der Physiologie und Philosophie passte.

Die Fähigkeit des Wahrnehmungssystems, Entfernungsänderungen zu kompensieren, wurde in den dreißiger Jahren des 20. Jahrhunderts von dem englischen Psychologen Robert Thouless eingehend untersucht. Thouless maß Größen- und Formkonstanz unter verschiedenen Bedingungen und für verschiedene Menschentypen, wobei er eine ganz

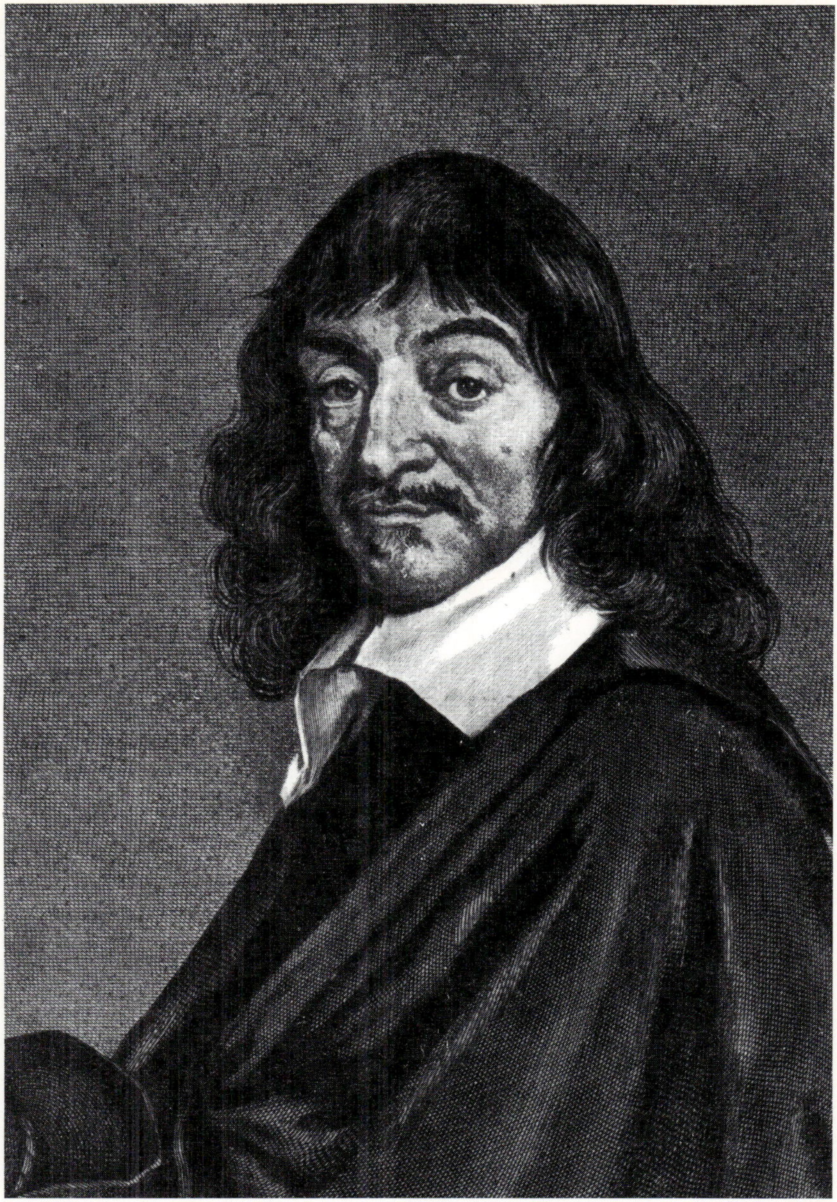

10.19 René Descartes (1596–1650) war der vielleicht einflussreichste moderne Philosoph. Es ist heute schwierig, sich dem von ihm konzipierten Dualismus von Geist und Materie zu entziehen, der fast alle modernen Gedankengänge in der Psychologie durchdringt. Er beschrieb das perzeptuelle Phänomen der Größen- und Formenkonstanz, lange bevor sie experimentell untersucht wurde.

einfache Apparatur – nur Lineale und Pappstücke – benutzte. Um die Größenkonstanz zu messen, stellte er ein Pappquadrat – das anders als beispielsweise eine Hand jede beliebige Größe haben kann – in einer bestimmten Entfernung vom Beobachter auf. Näher zum Beobachter platzierte er eine Reihe verschieden großer Quadrate. Die Versuchsperson sollte dann nur dasjenige Quadrat aus der Quadratserie auswählen, das ihr so groß wie das weiter entfernte erschien. Aus den wirklichen Größen ließ sich das Ausmaß der Größenkonstanz anschließend leicht berechnen. Thouless fand, dass seine Versuchspersonen gewöhnlich eine Quadratgröße wählten, die ungefähr der wirklichen Größe des weiter entfernten Quadrates entsprach, obgleich die Netzhautbilder ganz verschieden groß waren. Die Konstanz war gewöhnlich für ziemlich nahe Gegenstände fast vollkommen, versagte aber bei weiter entfernten Objekten, die wie Spielzeug aussehen können.

Thouless maß auch die Formkonstanz. Er schnitt dazu eine Reihe von Pappellipsen von verschiedener Exzentrizität aus. Die Versuchspersonen sollten dann feststellen, welche dieser Pappscheiben mit einem geneigten Pappkreis übereinstimmten. Auch hierbei zeigte sich, dass die Konstanz in Abhängigkeit von den verfügbaren Tiefenkriterien annähernd vollkommen war. Thouless' «phänomenologische Regression auf das reale Objekt» könnte so interpretiert werden, dass wir über irgendein *anderes* Wissen von der Objektrealität verfügen. Diese Formulierung wird inzwischen nicht mehr benutzt. Es hat ernsthafte Verwirrung um Konstanz als visuellen *Prozess* bzw. Konstanz als *Ergebnis* visueller Prozesse gegeben. Daher ist der Terminus «Größen-Skalierung» (oder «Größen-Entfernungs-Skalierung») für den Prozess, der die Größenkonstanz produziert, nützlich, und wir können auch von «Formkonstanz» durch Skalierung sprechen.

Es ist möglich, die Eichung des Größenkonstanzmechanismus an uns selbst zu beobachten, und zwar mit einer einfachen Demonstration des so genannten Emmert'schen Gesetzes für Nachbilder (siehe Kasten).

Offenbar sehen wir also Veränderungen des Größenskalierungssystems, das gewöhnlich Veränderungen der Netzhautbilder mit der Objektentfernung *kompensiert*. Für jedes Objekt gibt es nur eine einzige korrekte wahrgenommene Größe. Diese ist normalerweise gegeben, wenn die Entfernung korrekt wahrgenommen wird. Kann es passieren, dass die Skalierung *falsch* vorgenommen wird, sodass es zu täuschen-

Das Emmert'sche Gesetz

Zuerst erzeugt man ein klares Nachbild, indem man ein helles Licht fixiert (gut geeignet hierfür ist ein Fotoblitzlicht). Dann betrachte man eine entfernte Leinwand. Das Nachbild wird nun auf der Leinwand gesehen. Anschließend betrachte man eine näher liegende Leinwand. Das Nachbild erscheint nun entsprechend näher – und sieht kleiner aus. Hält man den Hintergrund in der Hand (wie ein Buch), so vergrößert sich das Nachbild, wenn sich die Hand fortbewegt, und schrumpft, wenn sich die Hand zum Auge hinbewegt, obwohl das Nachbild auf der Netzhaut seine Größe natürlich nicht ändert. Wir sehen daher, wie sich die *Skalierung* des Gehirns verändert, wenn sich die Entfernung des Hintergrundes verändert. Das Nachbild verdoppelt seine Größe mit jeder Entfernungsverdopplung des Hintergrundes (beinahe). Diese Beziehung ist als Emmert'sches Gesetz bekannt. Es ist typisch für die psychologische Projektion von Netzhautbildern in die Außenwelt.

den Verzerrungen kommt? Ist das der Schlüssel zu einer adäquaten Theorie der täuschenden perspektivischen Verzerrungen?

Die Theorie von der nicht adäquaten Skalierung des Größenkonstanzsystems

Es ist einfacher, eine Theorie aufzustellen, als sie zu beweisen oder zumindest zu zeigen, dass sie die beste aller vorhandenen Vorschläge ist. Wenn diese Verzerrungen stets mit Entfernung in Beziehung stehen, könnte man vermuten, dass die Perspektive die Größenskalierung festlegt – und zu Fehlern bei der wahrgenommenen Größe führt, wenn die Entfernung falsch eingeschätzt wird. Das hört sich vernünftig an, doch es gibt eine Schwierigkeit, die die Entwicklung einer Theorie auf der Basis dieser Argumentation lange Jahre blockiert hat. Das Problem liegt darin, dass die Täuschungsfiguren in der Regel *flach* erscheinen. Wenn die Größenkonstanz stets der wahrgenommenen Tiefe gehorcht (wie im Emmert'schen Gesetz für Nachbilder), dann stimmt mit dieser Darstellungsweise eindeutig irgendetwas nicht, oder es fehlt etwas. Wir wollen annehmen, dass diese Sichtweise im Wesentlichen korrekt, aber unvollständig ist. Können wir sie vervollständigen?

Es ist nicht schwer, die Ursache zu entdecken, warum die Täuschungsfiguren trotz ihrer perspektivischen Tiefenkriterien stets flach erscheinen: Wenn sie auf Papier mit normaler Oberflächenstruktur abgebildet sind, gibt es visuelle Hinweise dafür, dass sie tatsächlich flach sind. Alle perspektivischen Bilder weisen ein kurioses Tiefenparadoxon auf: Mit ihrer Perspektive und anderen Tiefenkriterien repräsentieren sie Tiefe, doch als *Objekte* sind die Bilder *tatsächlich* flach, und ihre Oberflächentextur liefert uns Hinweise, dass sie flach sind.

Wir können diese Hinweise jedoch beseitigen, indem wir die Oberfläche unsichtbar machen. Das kann man zum Beispiel dadurch erreichen, dass man mit Leuchtfarbe malt oder zeichnet. Unter weichem ultraviolettem Licht beginnen die Zeichnungen zu leuchten. Dann erscheinen die Täuschungsfiguren (bzw. jedwede perspektivische Zeichnung) in plastischer Tiefe. Es lohnt sich wirklich, das einmal selbst auszuprobieren.

Streng genommen gibt es nur eine Position, von der aus ein perspektivisches Bild den Augen die korrekte Perspektive vermittelt. Wir verfügen über eine gewisse Fehlertoleranz, doch die Täuschungsfiguren sind oft mit stark übertriebener Perspektive gezeichnet – und erfordern, streng genommen, eine unmöglich kleine Sichtdistanz. Damit Leuchtfiguren eine realistische Tiefenwahrnehmung von der Ponzo-Figur oder den Müller-Lyer-Figuren vermitteln, sollte man moderate Winkel benutzen und sie aus der annähernd richtigen Entfernung ansehen. (Die Tiefe von texturlosen Leuchtfiguren lässt sich einem Publikum eindrucksvoll demonstrieren.)

Wir können die Schwierigkeit, dass Verzerrungen auftreten, obwohl die Figuren flach erscheinen, überwinden, wenn wir annehmen, dass die Perspektive (oder andere Tiefenkriterien) die Konstanzskalierung *direkt* festlegt.

Dieser Vorschlag enthält nichts Implausibles, und doch ignoriert er eine bis vor kurzem gültige Annahme von der Konstanz – dass sie stets aus der *wahrgenommenen* Tiefe folgt. Das galt als unumstößliche Tatsache; W.H. Ittleson zitiert zur Unterstützung fünf bekannte Forscher, die über dieses Problem gearbeitet haben, und stellt kategorisch fest: «Die Größenkonstanz, darin herrscht allgemein Übereinstimmung, ist abhängig von einer genauen Entfernungsschätzung.» Wir vermuten jedoch, dass die Skalierung – obwohl sie tatsächlich aus der wahrgenommenen Entfernung folgen kann, wie die Demonstration von Emmerts Gesetz mit den Nachbildern zeigt – auch direkt durch Tiefenkriterien, einschließlich Perspektive, erfolgen kann. Dies erleben wir, wenn perzipierte Tiefe durch die Hintergrundtextur des Papiers konterkariert wird. Daher sollten wir erwarten, dass Verzerrungen auftreten, wenn die Entfernung falsch wahrgenommen wird – beispielsweise, wenn es irreführende Tiefenkriterien gibt. An dieser Stelle sei angemerkt, dass Tiefenkriterien nicht gleichzeitig für die flache Oberfläche der Bilder und für die Szenen oder Objekte, die sie repräsentieren, gültig sein können. Bilder sind ihrem Wesen nach paradox, weil sie Tiefe suggerieren, aber flach sind; daher kann es kaum verwundern, dass es zu Verzerrungen kommt.

Deshalb postulieren wir, dass es zwei Arten von Skalierung gibt: *«nach oben» (upwards)* aufgrund von Tiefenmerkmalen und *«nach unten» (downwards)* aufgrund der gesehenen Tiefe.

Wie können wir die Auswirkung von Signalen, die von den Augen «nach oben» gesandt werden, von «nach unten» gerichtetem perzeptuellen Wissen oder Annahmen unterscheiden? Dazu können wir uns das Phänomen der Doppeldeutigkeit zunutze machen.

Wie sich Bottom-Up-Effekte mittels doppeldeutiger Figuren von Top-Down-Effekten trennen lassen

Perzeptuelle Doppeldeutigkeiten lassen sich gut als experimenteller Trick nutzen, um herauszufinden, was durch Hinweise, die im Netzhautbild präsent sind, nach oben signalisiert wird, und was nach unten gerichtete Beiträge von Vorwissen und Annahmen sind. Das funktioniert, weil sich die Wahrnehmung bei Doppeldeutigkeiten verändert, obwohl der Reizinput konstant bleibt – so lassen sich Top-Down-Effekte aufzeigen.

Mit einem gezeichneten Necker-Würfel, der wechselnde Tiefenwahrnehmungen hervorruft, lassen sich wichtige Phänomene demonstrieren (Abb. 10.6). Besser noch ist ein wirklich dreidimensionaler Drahtwürfel. (Diese Phänomene sieht man am deutlichsten, wenn der Würfel mit Leuchtfarbe angestrichen ist, sodass er im Dunkeln leuchtet; es ist jedoch nicht zwingend.)

Wie das gezeichnete Modell ruft das Drahtwürfelskelett wechselnde

Tiefenwahrnehmungen hervor, aber es richtet sich auch plötzlich auf einer Ecke auf und dreht sich mit jeder Bewegung des Betrachters (mit doppelter Geschwindigkeit) mit und verändert seine Form. Diese Phänomene verdienen es, dass man sich Zeit für sie nimmt und darüber nachdenkt, denn sie können uns eine Menge über die Organisation des Sehens lehren: von unten nach oben (Bottom-Up), von oben nach unten (Top-Down) und nach unserer Hypothese auch «seitwärts».

Wenn der Drahtwürfel eine Tiefenumkehr gezeigt hat, bewegt er sich *mit* statt wie gewöhnlich *gegen* jede Bewegung des Beobachters, denn wenn Vorder- und Rückseite ihren Platz vertauschen, wird die Bewegungsparallaxe nah und fern falsch zugeordnet (siehe Kapitel 6). Uns interessiert hier jedoch die Formveränderung. Beachten Sie: Wenn der Würfel normal und nicht umgekehrt gesehen wird, erscheinen seine Vorder- und seine Rückseite gleich groß und alle Winkel als rechte Winkel. Das ist erstaunlich, weil es bei einem isolierten Drahtwürfel keine Tiefenkriterien gibt, um die Größenkonstanz einzustellen. Das zeigt, dass die Konstanzskalierung hier ohne Bottom-Up-Tiefenkriterien operiert. Wenn sich die Tiefenwahrnehmung umkehrt, sieht die nun scheinbare Rückseite zu groß aus, und die Winkel sind keine rechten Winkel mehr. Das Gebilde sieht nicht länger wie ein Würfel aus, sondern wie ein Pyramidenstumpf; dabei wird die scheinbar nähere Fläche kleiner als die scheinbar entferntere gesehen: Die Größenkonstanz arbeitet jetzt rückwärts. Dieser Effekt ist wichtig. Er zeigt, dass die Konstanzskalierung *von oben nach unten* – aufgrund der scheinbaren und nicht der wirklichen Tiefe – eingestellt werden kann (Abb. 10.20; Tabelle 10.1).

10.20 Visuelle Wahrnehmung von Drahtwürfeln

Objektwahrnehmung, ein Auge

Der Drahtwürfel sieht wie ein Würfel aus. Obwohl die Rückseite im Auge ein kleineres Bild ergibt, sieht sie *nicht* kleiner aus. Alle Winkel erscheinen rechtwinklig (obwohl sie es in der Projektion des Auges nicht sind, denn die Projektion im Auge ist eine *perspektivische Projektion*). Wenn der Würfel (wie der Necker-Würfel) eine Tiefenumkehr zeigt, *sieht er nicht länger wie ein Würfel aus.* Die scheinbare Rückseite wirkt zu groß, die Vorderseite zu klein. Das Gebilde sieht wie ein Pyramidenstumpf aus. Diese Formveränderung beim Umklappen ist äußerst eindrucksvoll und tritt jedes Mal bei allen Beobachtern ein.
Was der Betrachter sieht:

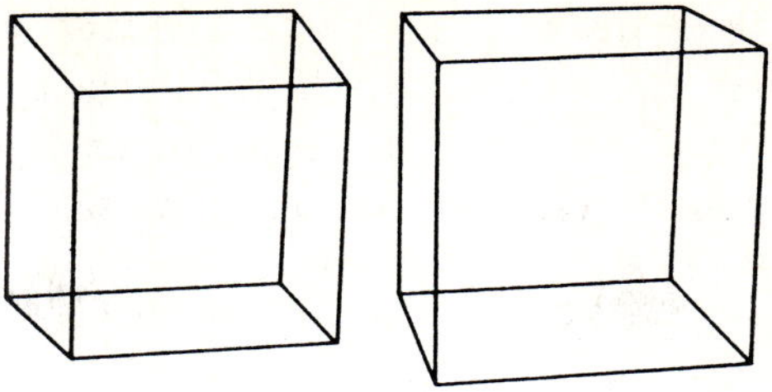

(a)

Bildwahrnehmung, perspektivische Projektion

Der Würfel, den man als perspektivische Projektion auf einem Schirm sieht, wirkt verzerrt. Eine Seite sieht kleiner als die gegenüberliegende Seite aus. Die kleinere Seite wird als Rückseite des Würfels, aber gleichzeitig in derselben Entfernung wie die größere (Vorder-)Seite auf dem Schirm liegend gesehen. Die Tiefe ist in diesem Fall paradox, denn die Figur ist gleichzeitig ein Würfel und eine flache Strichfigur. Wenn die Figur umklappt, verändert sie ihre Form nicht, wie es der Drahtwürfel bei direkter Betrachtung tut.
Was der Betrachter sieht:

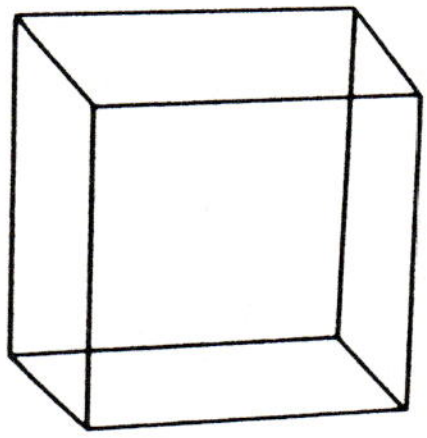

(b)

Zero-perspektivische Objektwahrnehmung

In diesem Fall ersetzen wir den Drahtwürfel durch einen Pyramidenstumpf. Er wird von der kleineren Seite aus betrachtet, und zwar aus einer Entfernung, in der das *Netzhautbild* der näher gelegenen Seite genauso groß ist wie das der weiter entfernten Seite. Das geschieht dadurch, dass die Vorderseite die Rückseite genau abdeckt. Anschließend wird das Objekt ein wenig gedreht, um zu vermeiden, dass die Rückseite von der Vorderseite verdeckt wird. Die Figur wird mit *einem* Auge betrachtet. Sie sieht nicht wie ein Würfel aus. Die weiter entfernte Seite erscheint größer als die nähere Seite. Wenn die Figur umklappt, sieht die *scheinbar* weiter entfernte Seite noch immer größer als die *scheinbar* nähere Seite aus. So erscheint das Gebilde wie ein Pyramidenstumpf. Die weiter entfernte Seite, welche es auch sein mag, erscheint immer als die größere, wenn die scheinbare Tiefe umklappt.
Was der Betrachter sieht:

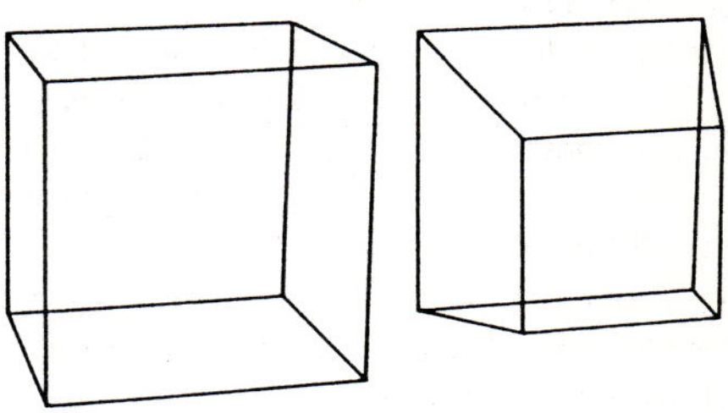

(c)

Bildwahrnehmung

Das ist die Zeichnung eines Necker-Würfels. Keine Seite ist perspektivisch als Vorder- oder Rückseite zu erkennen. Beide sehen gleich groß aus, und beim Umklappen findet wegen der Textur der «Papiertiefe» keine Größenveränderung statt. Die Tiefe ist paradox.
Was der Betrachter sieht:

(d)

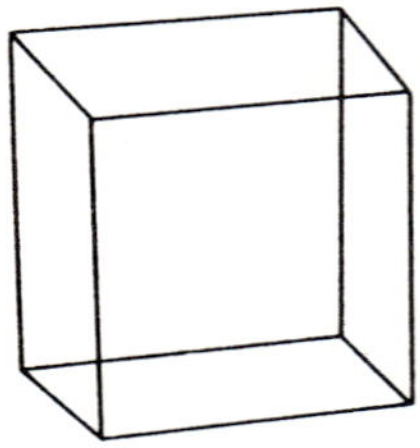

Stereoperspektivische Objektwahrnehmung

In diesem Fall wird der Drahtwürfel mit *beiden* Augen betrachtet. Er sieht wie ein Würfel aus; alle Seiten erscheinen gleich lang, die Winkel rechtwinklig, auch wenn wie bei der monokularen Ansicht das Bild der Rückseite physikalisch kleiner ist als das Bild der Vorderseite. Nur selten kommt es zu einer Tiefenumkehr. Wenn doch, sieht das Ergebnis seltsam und nicht ganz real aus. Wir werden auf diesen Effekt später noch zurückkommen. Wenn es zu einer Tiefenumkehr kommt, erscheint das Gebilde verzerrt und nicht länger wie ein Würfel. Wie bei der monokularen Sicht wirkt die scheinbare Rückseite zu groß.
Was der Betrachter sieht:

(e)

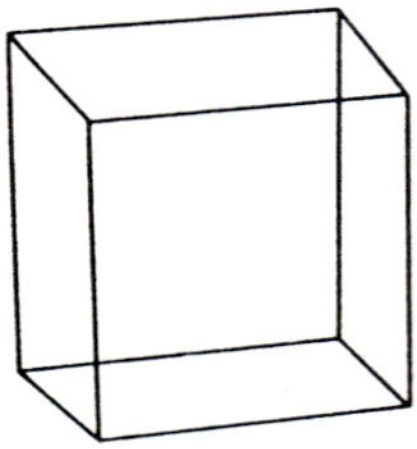

Stereoperspektivische Bildwahrnehmung

Wir sehen das Bild als dreidimensional, und es wirkt unglaublich real. Es kann sogar unmöglich sein, es von demselben Objekt (dem Drahtwürfel) in direkter Sicht zu unterscheiden. Das Bild sieht wie ein echter, unverzerrter Würfel aus. Wenn es zum Umklappen kommt (was selten ist), erscheint der Stereobildwürfel verzerrt, wie es auch beim direkten Sehen des umgeklappten Würfelobjekts der Fall ist. Beim «Umklappen» sieht der Stereobildwürfel größer aus, wenn er sich hinter dem Schirm befindet – das heißt, wenn er scheinbar weiter vom Betrachter entfernt ist, wie nach dem Emmert'schen Gesetz zu erwarten.
Was der Betrachter sieht:

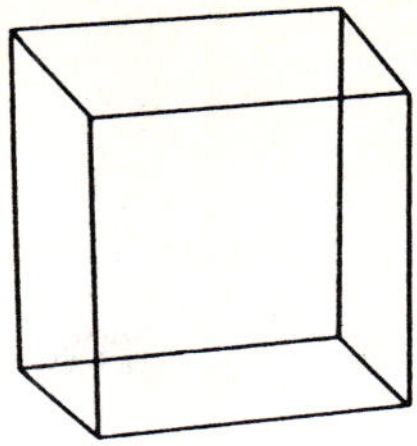

(f)

Stereo-zero-perspektivische Objektwahrnehmung

Wieder betrachten wir unseren Pyramidenstumpf, diesmal aber mit *beiden* Augen. Er sieht ganz korrekt wie ein Pyramidenstumpf aus. Die näher gelegene Seite erscheint kleiner als die weiter entfernte, wie es physikalisch der Fall ist, obwohl beide Seiten im Auge ein gleich großes Bild erzeugen. Wenn die Tiefenwahrnehmung umklappt (selten), sieht die scheinbare Rückseite zu groß aus.

Was der Betrachter sieht:

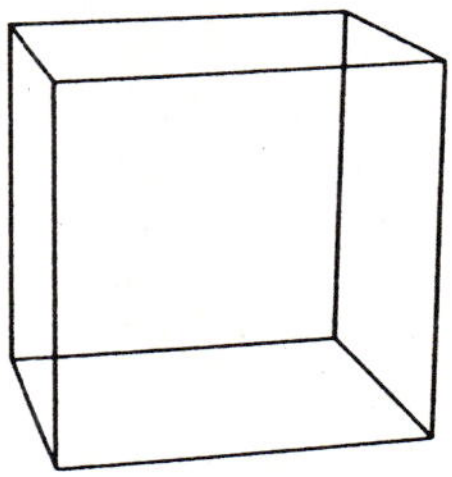

(g)

Stereo-zero-perspektivische Bildwahrnehmung

Vorder- und Rückseite sind physikalisch auf dem Schirm gleich groß, die scheinbare Rückseite sieht größer aus. Wenn die Tiefenwahrnehmung umklappt (selten), sieht die scheinbare Rückseite ebenfalls größer aus, aber wenn es dazu kommt, wirkt das Gebilde seltsam irreal.

Was der Betrachter sieht:

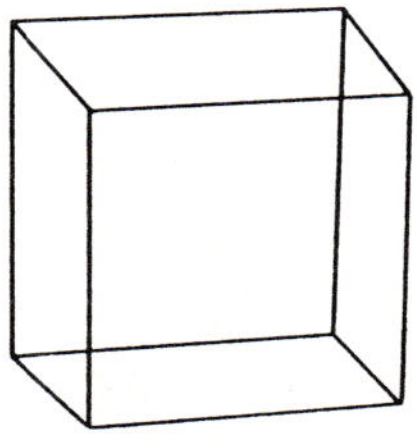

(h)

Wir haben bereits gesehen, dass Skalierung aufgrund von Tiefenkriterien, wie konvergierende perspektivische Linien, von unten nach oben (Bottom-Up) eingestellt werden *kann* (Abb. 10.13). Demnach kann die Skalierung aufwärts von Netzhautsignalen oder abwärts von Vorwissen oder Annahmen festgelegt werden. Diese Prozesse müssen sehr verschieden sein. Sie lassen sich voneinander trennen, indem man sich das Phänomen der Doppeldeutigkeit zunutze macht.

Manchmal können Bottom-Up- und Top-Down-Prozesse gleichzeitig an der Skalierung beteiligt sein. Ein interessantes Beispiel dafür ist die Mondillusion – der Mond sieht größer als gewöhnlich aus, wenn er niedrig am Horizont steht, obwohl er dem Auge eines erdgebundenen Beobachters stets unter demselben Winkel (0,5°) erscheint.

Tabelle 10.1 Bedingungen, unter denen es zu Verzerrungen kommt (ja) bzw. nicht kommt (nein)

Bei korrekter Tiefenwahrnehmung				
	mono-perspektivisch	mono-zero-perspektivisch	stereo-perspektivisch	stereo-zero-perspektivisch
Objekt	nein	ja	nein	nein
Bild	nein? (paradox)	ja? (paradox)	nein	ja

Bei perzeptueller Umkehr der Tiefenwahrnehmung				
	mono-perspektivisch	mono-zero-perspektivisch	stereo-perspektivisch	stereo-zero-perspektivisch
Objekt	ja	ja	ja (selten)	ja (selten)
Bild	ja? (paradox)	ja? (paradox)	nein (selten)	ja (selten)

Die Mondillusion

Der Mond wirkt auch dann größer, wenn er hoch am Himmel, aber über einer Bergkette steht. Es ist nicht die Höhe, sondern vielmehr die Umgebung, die seine scheinbare Größe beeinflusst. Der griechische Astronom Ptolemäus dachte, der Mond wirke größer, weil er weiter entfernt erscheint (was wir heute als Emmert'sches Gesetz bezeichnen), doch anders als beim Emmert'schen Gesetz sieht er gleichzeitig *näher* und größer aus.

Wir könnten diese Täuschung mit Verzerrungen wie der Ponzo-Täuschung vergleichen, wo Objekte aufgrund von perspektivischen oder anderen Tiefeninformationen als *größer* klassifiziert werden, wenn eine größere Entfernung signalisiert wird, obwohl sie nicht weiter entfernt erscheinen, weil die Figur auf einem Hintergrund mit Textur steht. Die Mondtäuschung fällt jedoch nicht in dieselbe Kategorie, denn in diesem Fall gibt es keinen strukturierten Hintergrund (Himmel), der eine Veränderung der scheinbaren Entfernung verhindern könnte. Was vermutlich geschieht, ist ziemlich kompliziert: Die umgebenden perspektivischen und anderen Tiefenhinweise legen die Größe des Mondes fest (Bottom-Up), sodass er größer wirkt. Da der Himmel keine Textur aufweist, erscheint der Mond, weil er größer aussieht, auch näher. (Das lässt sich mit Leuchtscheiben oder -ballons in einem dunklen Raum demonstrieren.) Die Mondillusion wird wie die Ponzo-Täuschung von oben unten nach oben eingeleitet. Aber das wirft eine interessante Frage auf: Warum sieht der Mond immer gleich groß aus, wenn er hoch am Himmel steht – und warum weist er gerade diese Größe auf? Er könnte aufgrund dieses Netzhautbildes ohne Kontext *jede* beliebige Größe haben und sich in *jeder* beliebigen Entfernung befinden. Es scheint, als unternehme das visuelle System Grundannahmen, die in Ermangelung von Skalierungsinformationen akzeptiert werden (ähnlich wie bei einem Schreibprogramm, das ohne spezifische Programminstruktionen eine Zeilenlänge vorgibt). Wir wissen über dieses Phänomen beim Sehen bisher nur sehr wenig. Es könnte sich um ein wichtiges Prinzip handeln.

Verzerrungen durch fehlende Perspektive

Es ist wichtig, sich klar zu machen, dass es beim *Fehlen* von perspektivischen Hinweisen zu Verzerrungen kommen kann – wenn Tiefe durch andere Hinweise angezeigt oder aus dem Wissen um die Objekte im Bild abgeleitet wird. Bei technischen Zeichnungen kann das störend sein (wenn Perspektive absichtlich vermieden wird, um Dimensionen in isometrischen Proportionen zu zeigen), denn sie sehen dann seltsam

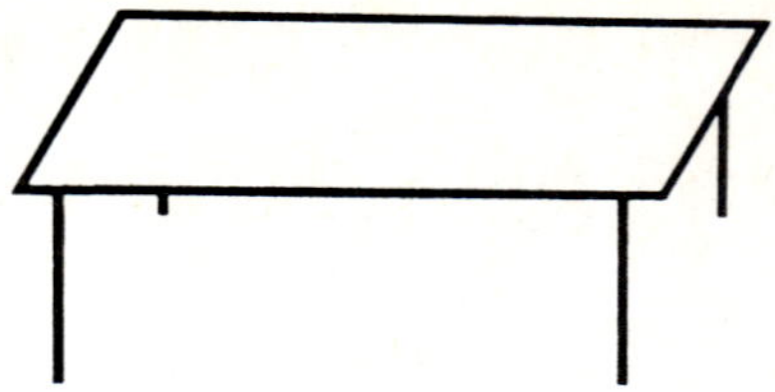

10.21 Eine Top-Down-Verzerrung. Wenn diese Skizze als Tisch gesehen wird, der schräg im Raum steht, sieht die hinten liegende Kante zu lang aus, und die Seiten wirken nicht parallel, wenn sie es auch in Wirklichkeit sind. Das liegt an dem Größenkonstanzmechanismus, der, von der angenommenen Tiefe ausgehend, von oben nach unten arbeitet.

verzerrt aus. Der Effekt lässt sich anhand dieser einfachen, perspektivelosen Zeichnung eines Tisches demonstrieren (Abb. 10.21).

Wir vermuten daher, dass es zwei Arten von Skalierung gibt: aufwärts aufgrund von Tiefen*kriterien* und abwärts aufgrund der vorherrschenden Tiefen*hypothese*.

Messung von Verzerrung und Tiefe

Optische Verzerrungen lassen sich auf verschiedene Weisen messen: Man bringt die verzerrte Wahrnehmung mit einem (unverzerrten) Lineal in Übereinstimmung (Abb. 10.22), man annulliert sie mit einer gleich großen, entgegengesetzten Verzerrung, oder man verlängert, verbiegt oder verkürzt die Figur, bis sie unverzerrt erscheint.

Es ist möglich, die scheinbare Tiefe, die durch perspektivische oder andere Tiefenmerkmale gegeben ist, mit einer Technik zu messen, die ein objektives Maß für die scheinbare Tiefe ergibt (Abb. 10.23).

Wenn die Figur perspektivische oder andere Tiefenmerkmale besitzt, dann stellt der Betrachter die Lichtmarkierung nicht auf die wirkliche Entfernung, sondern auf die scheinbare Entfernung des betreffenden Bildteils ein, so wie er es sieht. Für Menschen mit normaler binokularer Tiefenwahrnehmung ist dies eine einfache Aufgabe. Sie ergibt ein gutes Maß für die scheinbare Tiefe. Auf diese Weise lassen sich die Sehwelten von Betrachtern in drei Dimensionen im physikalischen Raum aufzeichnen.

Diese Technik zeigt, dass die Täuschungsfiguren tatsächlich ent-

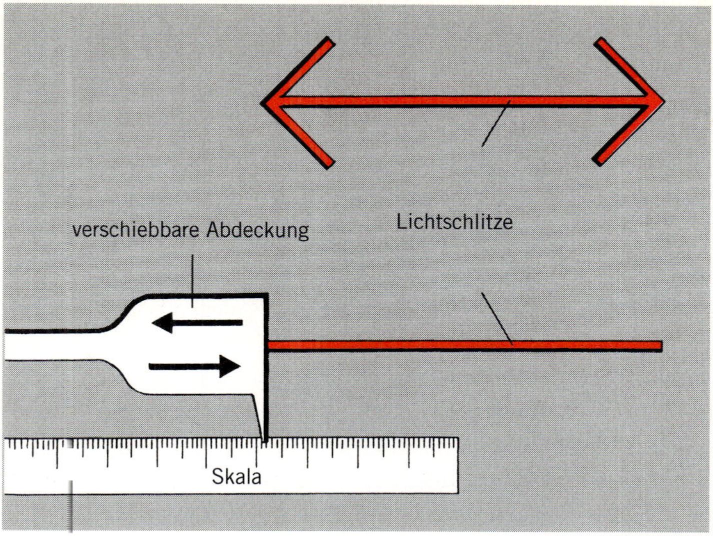

10.22 Messung von Längenverzerrungen. Der Betrachter sieht eine einzelne Müller-Lyer-Figur und eine Vergleichslinie, die so einzustellen ist, dass sie ebenso lang wie der Schaft der Täuschungsfigur ist. Auf diese Weise lässt sich die Längenverzerrung direkt messen (Rückansicht der Apparatur).

sprechend ihrer perspektivischen Merkmale in der Tiefe gesehen werden – wenn die Tiefe nicht durch die Textur der Bildebene konterkariert wird. Wie sich herausgestellt hat, korreliert eine zunehmende *Distanz* von Merkmalen hoch mit einer scheinbaren *Ausdehnung* der perspektivischen Täuschungsfiguren. So haben wir diese täuschenden Verzerrungen direkt mit perspektivischer Tiefe in Verbindung gebracht.

Dieses Ergebnis, die enge Verknüpfung der scheinbaren Tiefe mit diesen Verzerrungen, ist interessant, aber kaum ein Beweis dafür, dass perspektivische Tiefenmerkmale diese scheinbare Ausdehnung hervorrufen. Können wir uns einen direkteren Versuch überlegen, um zwischen Verzerrungen, die auf fehlerhafte *Signale* in den visuellen Kanälen zurückgehen, und Verzerrungen, die auf fehlerhafte *Information* (wie Perspektive) zurückgehen, zu unterscheiden? Das lässt sich möglicherweise mit Hilfe eines Experiments bewerkstelligen, das vom Autor zusammen mit John Harris durchgeführt wurde: Dabei verschwanden die Verzerrungen, wenn die Sichtbedingungen für die ebenen Figuren den normalen Bedingungen für das Sehen äquivalenter Objekte im dreidimensionalen Raum entsprachen.

Verschwinden von Täuschungen

Wenn die Verzerrungen dieser Figuren auf ungeeignete Konstanzskalierung zurückgehen, dann sollten sie nicht länger auftreten, wenn all die Merkmale, die in die Skalierung einfließen, *geeignet* sind. Um geeignete Bedingungen zu schaffen, müssen wir sicherstellen, dass die Perspektive der Figuren für die Augen genau dieselbe ist wie beim direkten Sehen eines Objektes (beispielsweise, was Ecken oder zurückweichende parallele Linien angeht). Weiterhin müssen wir sicherstellen, dass die Figur in der richtigen Tiefe gesehen wird – so, als ob sie ein Objekt wäre, obwohl sie doch ein flaches Bild ist. Betrachten Sie die Müller-Lyer-Figur (Abb. 10.16): Dabei handelt es sich um eine ebene perspektivische Projektion von Ecken. Wir bauen nun dreidimensionale Modellecken aus Draht und projizieren sie in der richtigen Perspektive, indem wir ihre Schatten mit einer kleinen hellen Lichtquelle auf einen Schirm werfen (Tafel XVII). Wenn wir diese Projektion mit den Augen im selben Abstand wie die Lichtquelle zum Objekt betrachten, ist die Perspektive der Netzhautbilder genau richtig – sie ist genau so, als ob das Objekt direkt gesehen würde. Aber das Bild erscheint noch immer flach. Um die korrekte dreidimensionale Wahrnehmung zu erreichen, fügen wir eine zweite, Schatten werfende Lichtquelle hinzu, deren horizontale Entfernung von der ersten Lichtquelle genau der Entfernung zwischen den Augen des Betrachters entspricht. Schließlich ist das Experiment so angelegt, dass ein Auge eine der perspektivischen Schattenprojektionen sieht, während das andere Auge durch gekreuzte Polarisationsfilter nur die andere Projektion sieht. Diese beiden Projektionen werden vom Gehirn kombiniert, sodass eine dreidimensionale Projektion entsteht, die exakt der einen realen Ecke entspricht, obwohl die Figur flach auf dem Schirm liegt.

In dieser Situation ist keinerlei Verzerrung zu beobachten. Sie fehlt völlig, obwohl das visuelle System dem Gehirn dieselben Winkel signalisiert wie bei der gewöhnlichen Täuschungsfigur, die flach und verzerrt erscheint. Wie kann die Täuschung dann auf Verzerrungen von (Bottom-Up-)Signalen der visuellen Kanäle zurückgehen? Das Experiment belegt offenbar eindeutig, dass diese Verzerrungen von Tiefenkriterien hervorgerufen werden, wenn diese hinsichtlich der Tiefe des

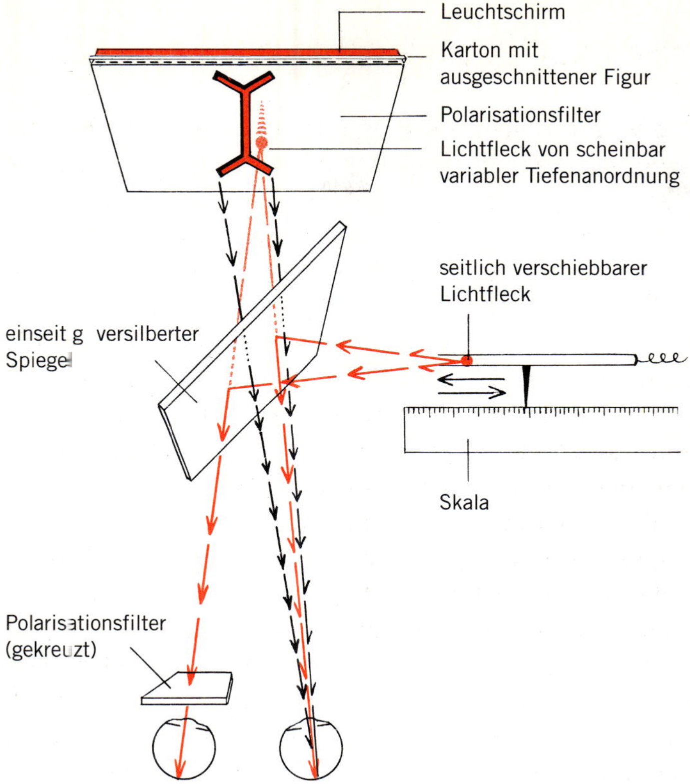

10.23 Wie lässt sich die scheinbare (subjektive) Tiefenwahrnehmung messen? Mit der «Büchse der Pandora»! Die flache Figur wird von hinten beleuchtet, um Textureffekte zu vermeiden, die eine paradoxe Tiefe ergeben könnten. Die Figur wird nur von einem, beispielsweise dem rechten, Auge gesehen, das andere Auge wird von einem gekreuzten Polarisationsfilter abgedeckt. Eine kleine einstellbare Bezugsmarke (Lichtpunkt) wird durch Reflexion von einem einseitig versilberten Spiegel oder einer Plexiglasscheibe in die Figur projiziert. Die Bezugsmarke wird mit *beiden* Augen gesehen und kann vom Betrachter auf die scheinbare Entfernung eines jeden beliebigen Bildteils eingestellt werden. Auf diese Weise dient binokulares Sehen dazu, monokulare Tiefe zu messen. (Das lässt sich mit einem Computerbild bewerkstelligen.)

Objekts irreführend sind und Entfernungen inkorrekt wahrgenommen werden. Die erste Art von Fehler geht auf inkorrekte Skalierung «nach oben» aufgrund von Tiefenkriterien zurück, die zweite auf inkorrekte Skalierung «nach unten» aufgrund der wahrgenommenen Tiefe. Das ist in Abbildung 10.24 und 10.25 zu sehen.

Wie sich herausgestellt hat, verschwinden alle perspektivischen

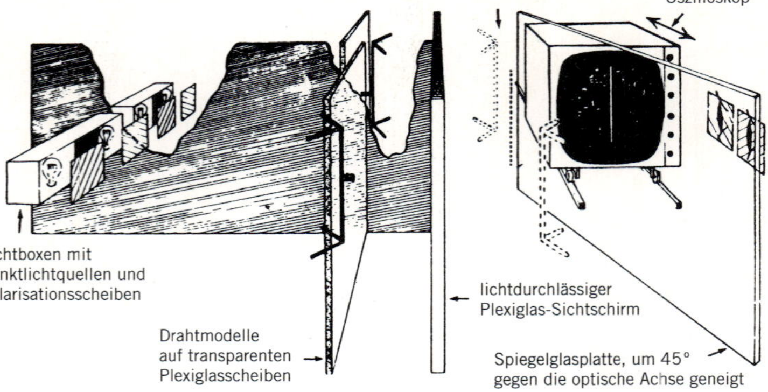

10.24 Versuchsanordnung, um die Müller-Lyer-Täuschung verschwinden zu lassen. Horizontal getrennte kleine Lichtquellen projizieren dreidimensionale Schatten von Drahtecken. Der Abstand der Lichtquellen, der zu Disparation führt, und die Sichtdistanz (korrekt bei 40 cm) können variiert werden.

Täuschungen, wenn sie in passender Tiefe präsentiert werden. Das einfachste Beispiel dafür bietet die Poggendorff-Täuschung.

Ähnliche Täuschungen wie beim Sehen findet man auch beim Tastsinn. Für die von uns vertretene Theorie stellt das ein gewisses Problem dar. John Frisby hat Belege dafür geliefert, dass Leute mit einem lebhaften visuellen Vorstellungsvermögen stärkeren Berührungstäuschungen unterliegen als üblich. Möglicherweise wird Berührungsinformation in Einklang mit der visuellen Verarbeitung und mit visuellen «Modellen» der Welt interpretiert. Auf irgendeine noch unbekannte Weise treten die Sinne in Wechselwirkung und kombinieren ihre Information, um uns eine allgemeine konsistente Objektwahrnehmung zu ermöglichen.

Paradoxa

Die erste unmögliche Figur wurde vermutlich von dem schwedischen Künstler Oscar Reutersvärd im Jahre 1934 entwickelt. Das wohl bekannteste visuelle Paradox ist das «unmögliche Dreieck», das der englische Genetiker Lionel Penrose und sein Neffe, der Astronom Roger

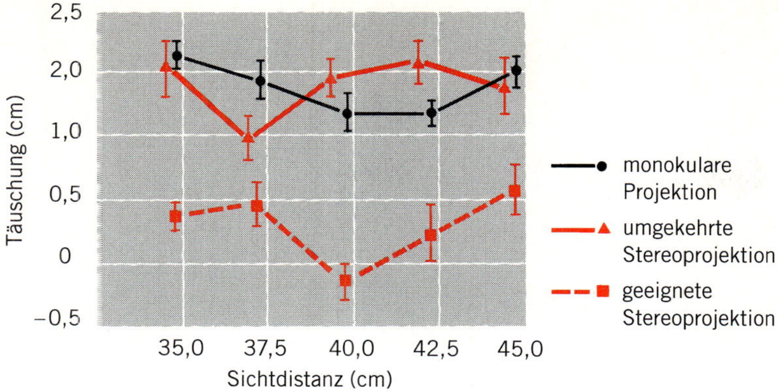

10.25 Ergebnisse, die mit der Versuchsanordnung zum Verschwindenlassen der Müller-Lyer-Täuschungen gewonnen wurden. Die Müller-Lyer-Täuschung verschwindet vollständig, wenn Perspektive und Tiefe richtig gewählt werden. (Das ist dann der Fall, wenn die Sichtdistanz 40 cm beträgt – dieselbe Distanz wie die Entfernung der Drahtmodellecken von den Punktlichtquellen – und sie einen Augenabstand weit voneinander entfernt angebracht sind.) (Gregory und Harris 1975)

Penrose, im Jahre 1958 entworfen haben. 1967 habe ich ein dreidimensionales Modell, das unmöglich erscheint, in meiner *Royal Institution Christmas Lecture* gezeigt (veröffentlicht 1970 in *The intelligent eye*). Das beweist, dass ein normales, nicht angemaltes Objekt unmöglich erscheinen kann (Abb. 10.26). Und dieser Effekt basiert nicht auf künstlichen Kombinationen visueller Hinweise, auch wenn der Blickwinkel kritisch ist.

Aus einem anderen Blickwinkel erscheint die Figur keineswegs unmöglich (Abb. 10.27).

Die Schwierigkeit beruht auf einer starken visuellen Regel: Wenn sich Teile von Objekten *berühren*, neigt man dazu, sie in derselben *Entfernung* zu sehen – obwohl sie sich durchaus in ganz anderer Entfernung befinden könnten. (Binäre Sterne, die scheinbar nahe beieinander stehen, können Lichtjahre weit voneinander getrennt sein.) Wenn irgendeine Ecke des unmöglichen Dreiecks verdeckt ist, erscheint es verblüffenderweise völlig plausibel (Abb. 10.28).

Das zeigt, wie das Befolgen einer Regel, die von einer falschen Annahme ausgeht, zu einem Paradoxon führen kann. Dies trifft für konzeptuelle wie für perzeptuelle Hypothesen zu.

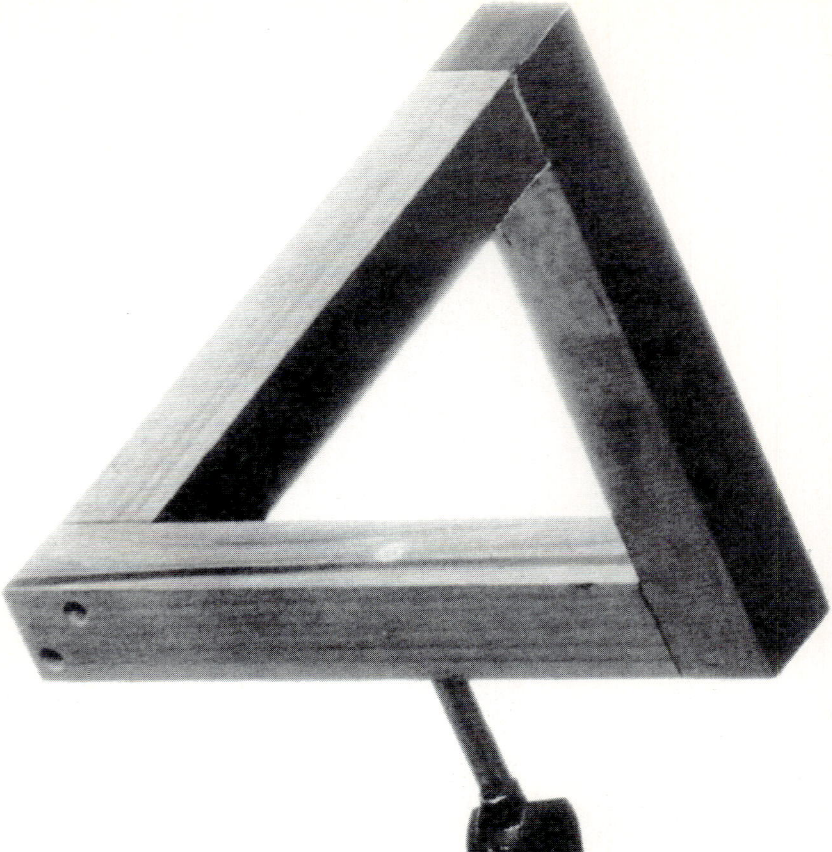

10.26 Unmögliches Objekt aus Holz. Aus einer kritischen Position gesehen, aus der auch die Aufnahme gemacht wurde, erscheint es unmöglich.

Fiktionen

Das Sehen kann zur Fiktion werden – alle Betrachter sehen unter normalen Sichtbedingungen täuschende Umrisse und Flächen. Das bekannteste Beispiel ist das «fiktive Dreieck» des italienischen Künstlers und Psychologen Gaetano Kanizsa (1974) (Abb.10.29).

Eine frühere, wenn auch weniger eindrucksvolle fiktive Figur wurde bereits 1904 von F. Schumann vorgestellt (Abb. 10.30).

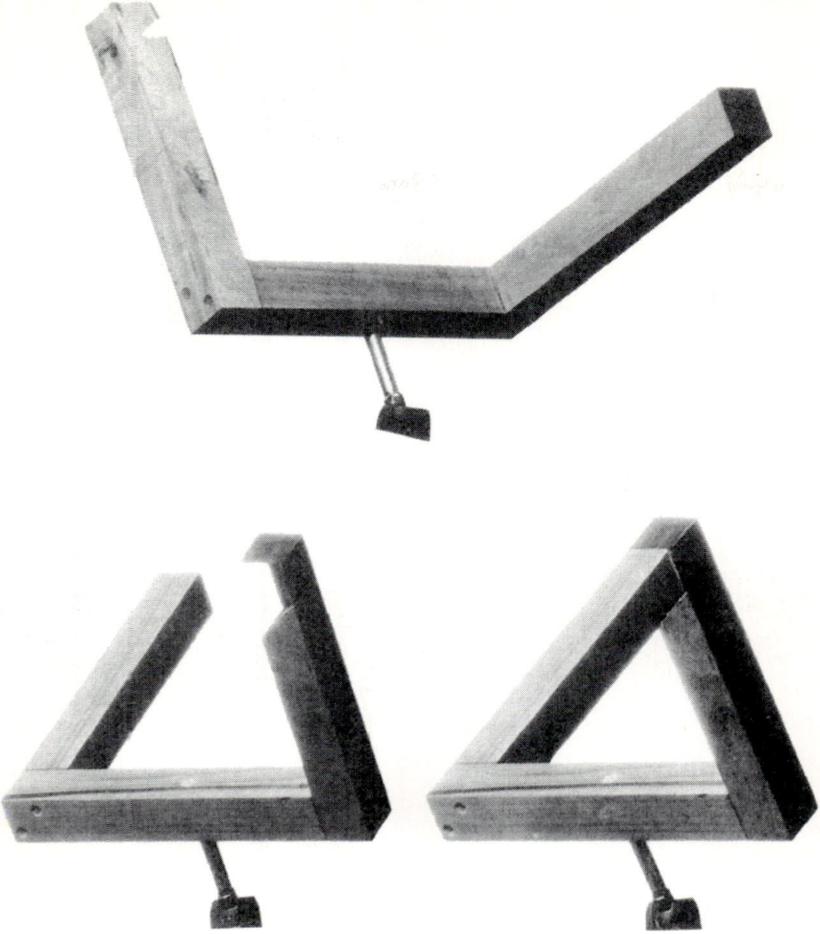

10.27 Ein unmögliches Objekt – als möglich gesehen. Dasselbe Holzmodell, aus verschiedenen Positionen aufgenommen. Es sieht nicht länger unmöglich aus. Aber obwohl das Rätsel damit gelöst ist, kann man Abbildung 10.28 immer noch nicht als möglich *sehen*!

Hier ein weiteres Beispiel in Abbildung 10.31, das mehr Top-Down-Wissen nutzt. Obwohl Schatten zu Objekten gehören und deshalb optisch Teile von Objekten sind, sind sie perzeptorisch ziemlich eigenständig und werden nur sehr selten mit Objekten verwechselt. Schatten sind als visuelle Hinweise so stark, dass sie auch in Abwesenheit von Objekten deren Wahrnehmung hervorrufen können. Das wird beim Schriftbild in Abbildung 10.31 deutlich. Wir sehen deutlich Buchstaben

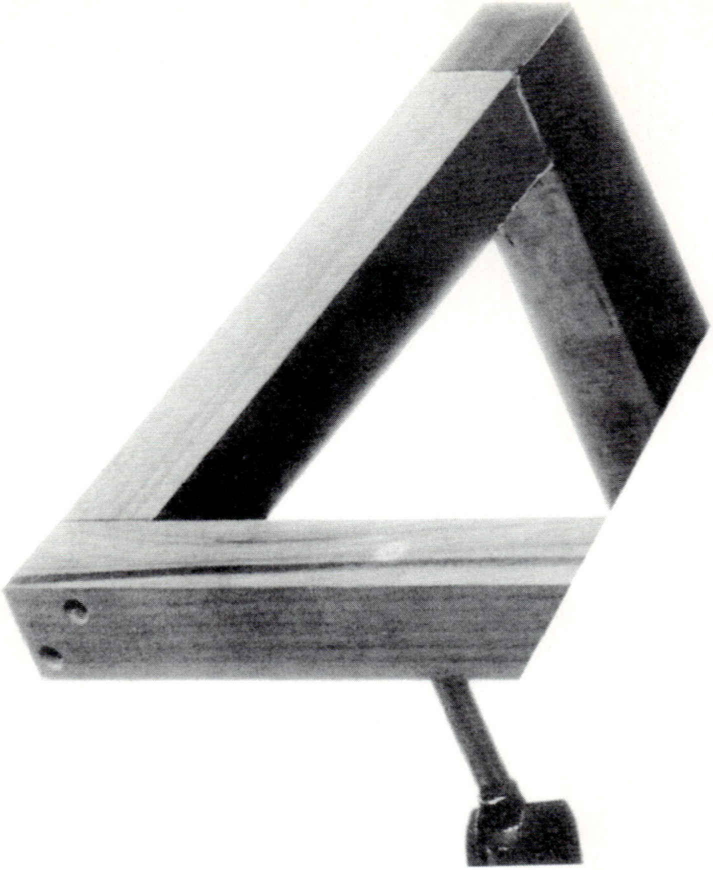

10.28 Das unmögliche Dreieck mit einer abgedeckten Ecke erscheint durchaus möglich, ganz unabhängig davon, welche Ecke nicht sichtbar ist.

vor uns, tatsächlich handelt es sich lediglich um die Schatten imaginärer Buchstaben.

Mit Hilfe einer einfachen Figur ähnlich wie der von Kanizsa (Abb. 10.32) fanden John Harris und der Autor, dass die fiktiven Flächen nur dann gesehen werden, wenn sie perzeptorisch *vor* der induzierten Figur liegen. Wenn sie durch Stereopsis nach hinten verlagert werden, verschwinden sie. Das beweist, dass sie visuelle *Postulate* sind, die die Lücken erklären sollen und von ebendiesen Lücken suggeriert werden. Daher ist Überlappung ein wichtiger Hinweis auf Tiefe, und sie wird auch dann postuliert, wenn ein näheres verdecken-

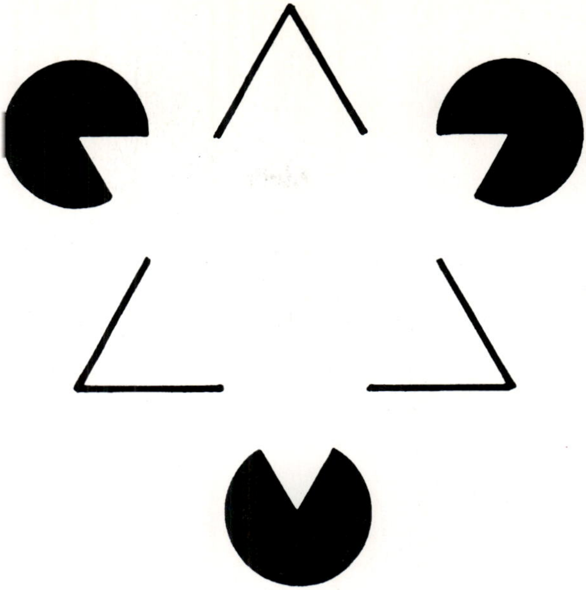

10.29 Das «fiktive» Dreieck von Kanizsa. Das Dreieck, das heller als der Hintergrund erscheint, ist physikalisch nicht vorhanden.

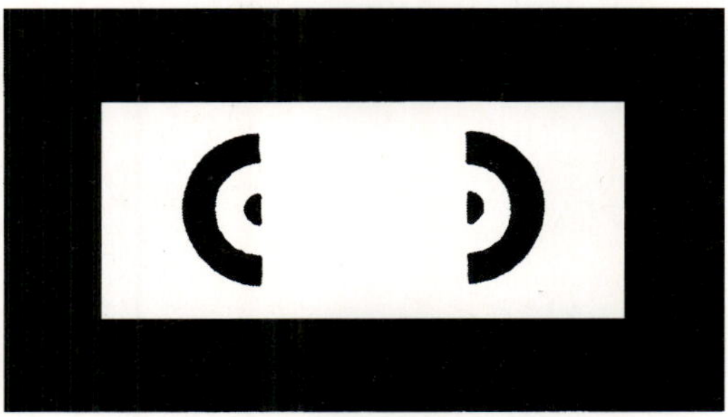

10.30 Schumanns visuelle «Fiktion» wurde bereits 1904 gezeigt, aber seltsamerweise ignoriert, bis Kanizsa seine dramatischeren Beispiele vorstellte.

des Objekt höchstwahrscheinlich flach ist, obwohl es gar nicht präsent ist.

Wir sehen also, dass ein überraschendes *Fehlen* von Stimulation als *Daten* für die Wahrnehmung dienen kann. Ähnlich werden die illusorischen Buchstaben in Abbildung 10.31 aufgrund der Schatten postuliert. Selbst einfache Wahrnehmungen, wie Umrisse und Flächen, können

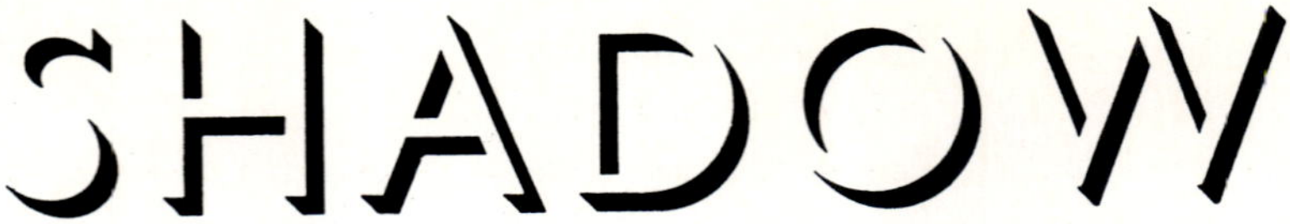

10.31 Buchstaben? Es handelt sich lediglich um Schatten, aber wir sehen die Objekte, die diese Formen als Schatten werfen würden. Das Gehirn erfindet fehlende Objekte aufgrund gewöhnlich zuverlässiger Hinweise.

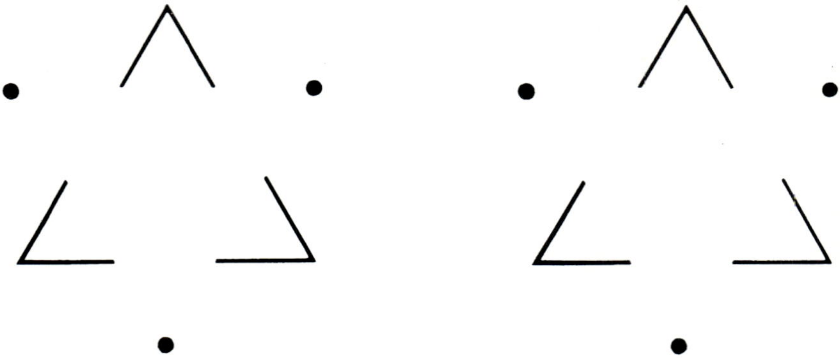

10.32 Zerstörung der täuschenden Fläche durch Stereopsis. Wenn das Bildpaar in einem Stereoskop gesehen wird, treten die Punkte hinter die Linien zurück. Dann verschwinden die täuschende Fläche und die täuschenden Konturen. (Sie müssen im Vordergrund liegen, um die Lücken plausibel zu machen.)

«kognitive» Ursprünge haben, wenn diese wahrscheinlich auch nicht auf einer sehr hohen Verarbeitungsebene angesiedelt sind. Spezifisches *Objekt*wissen ist offenbar nicht in der Lage, fehlende Teile – wie eine fehlende Nase – zu schaffen und scheint daher mittels recht einfacher Regeln auf niedriger Ebene zu operieren.

Diese Darstellung ist nicht allgemein akzeptiert. Einige Forscher nehmen an, dass diese Effekte Kontrasteffekte sind oder aufgrund neuronaler Interaktionen, wie lateraler Inhibition, entstehen. Die Frage ist, ob diese täuschenden Konturen direkt durch *Reize* erzeugt werden oder wesentlich indirekter durch die überraschende Abwesenheit von Reizen, die ihrerseits Information übermittelt.

Es ist interessant, dass fiktive Konturen, die in einem Stereoskop präsentiert und von den beiden Augen kombiniert werden, wie echte Umrisse oder Linien zu einer dreidimensionalen Tiefenwahrnehmung führen können. Derartige Experimente sind wichtig, um festzustellen, was «physiologisch» und was «kognitiv» ist. Diese Unterscheidung, obwohl schwer zu treffen, zieht sich durch die ganze Psychologie und auch durch die medizinische Praxis. Bei schwierigen klinischen Entscheidungen kann es hilfreich sein, diese Fragen zu klären.

Das war eine schwierige Reise. Nicht jeder wird die eingeschlagene Route akzeptieren oder die Schlussfolgerung bei der Ankunft am Ziel teilen. Hier zeigt sich die kontroverse Natur der Wissenschaft – wie sie ist und sein sollte, wenn sie lebendig und aufregend bleiben soll. Wir wollen diese schwierigen Fragen in Kapitel 11 eingehender diskutieren und uns dabei auf Spekulationen einlassen, die sich am Rande unseres Verständnisses von Auge und Gehirn bewegen. Und schließlich wollen wir versuchen, die wunderbaren außerordentlichen Täuschungsphänomene zu klassifizieren.

11 Spekulationen

Wir haben kaum etwas darüber gesagt, wie Emotionen das Sehen beeinflussen könnten, abgesehen von der Empathietheorie der Verzerrung, die wir zugunsten ganz anderer Vorstellungen aufgegeben haben. Vielleicht sollten wir Lord Macbeth einmal zuhören:

> Ist das ein Dolch, was ich vor mir erblicke,
> Der Griff mir zugekehrt? Komm, lass dich packen –
> Ich fass' dich nicht, und doch seh' ich dich immer.
> Bist du, Unglücksgebild, so fühlbar nicht
> Der Hand, gleich wie dem Auge? Oder bist du nur
> Ein Dolch der Einbildung, ein nichtig Blendwerk,
> Das aus dem heißgequälten Hirn erwächst?
> Mein Auge ward der Narr der andern Sinn,
> Oder mehr als alle wert – Ich seh' dich stets,
> Und dir an Griff und Klinge Tropfen Bluts,
> Was erst nicht war. – Es ist nicht wirklich da:
> Es ist die blut'ge Arbeit, die mein Auge
> So in die Lehre nimmt.

Emotionen können die Wahrnehmung beeinflussen, wenn auch nicht systematisch (wie die im vorigen Kapitel diskutierten Täuschungen). Auf der anderen Seite können Wahrnehmungen das Gefühl beeinflussen – darauf beruht die Macht der Kunst. Einige Dinge sehen wunderschön aus, andere hässlich. Aber nach all den Theorien, die aufgestellt worden sind, haben wir noch immer kaum Vorstellung davon, warum das so sein sollte. Die Antwort muss tief im Dunkel der menschlichen Erfahrung verborgen liegen – sie gründet sich zweifellos auf vormenschliche Dramen, bei denen es um Erfolge und Misserfolge im Überlebenskampf ging. Denn vermutlich finden wir Blumen und sonnige Tage wunderbar, weil sie Millionen Jahre hindurch das Leben bereicherten. Daher fühlen wir uns mit Blüten besuchenden Insekten im Einklang, aber kaum mit den Geschöpfen der Nacht. Unser Symbolgebrauch hat diese uralten Reaktionen außerordentlich erweitert; daher rufen «stellvertretende» Bilder, Wörter und Klänge uralte Emotionen hervor, die mit unserem Überleben und unserer Vermehrung verknüpft sind.

Man hat vermutet, dass Emotionen Empfindungen von *körperlichen Anpassungen* an Gefahrensituationen, Liebessituationen etc. sind. Diese Theorie ist als James-Lange-Theorie bekannt und geht auf den amerikanischen Psychologen William James (1842–1910) und den schwedischen Physiologen C. G. Lange (1834–1900) zurück. Sie postulierten, dass nicht Emotionen zu körperlichen Veränderungen führen, sondern vielmehr körperliche Veränderungen zu Emotionen. Beispielsweise ruft ein Adrenalinstoß für die Kampf- oder Flucht-Reaktion in einer gefährlichen Situation die Empfindung «Angst» hervor. Demnach sind Gefühle Wahrnehmungen von körperlichen Reaktionen auf Situationen, auf die der menschliche Körper vor Jahrtausenden reagiert hat. Obgleich dies möglicherweise nicht alle Feinheiten der Gefühle erklärt, scheint es die biologische Basis der Emotionen zu sein.

Dieser Darstellung zufolge sind Emotionen intime Wahrnehmungen körperlicher Veränderungen, doch ihre Bedeutung hängt sehr stark von sozialen Situationen und der Art und Weise ab, wie sie wahrgenommen werden. Charles Darwin vermutete, dass die roten Wangen und der rote Hals beim Erröten ein öffentliches Signal sind, dass das Individuum eine soziale Regel verletzt hat und man ihm nicht trauen kann. Das Erröten macht dies offensichtlich, während das Gefühl der Verwirrung, das damit einhergeht, es erschwert, eine plausible Entschuldigung zu formulieren. Nur Menschen können erröten, und Erröten tritt beim Kind erst dann auf, wenn es soziale Wertungen für «gutes» und «schlechtes» Verhalten verinnerlicht hat.

Was auch immer ihr Ursprung gewesen sein mag, Emotionen sind eng mit Bedeutung verknüpft. Ein immer wiederkehrendes Thema in diesem Buch ist die wichtige Rolle, die Bedeutung für die Wahrnehmung spielt – und umgekehrt die wichtige Rolle, die eine hoch entwickelte Wahrnehmung für das Erfassen von Bedeutung spielt. Das reicht von relativ bedeutungslosen *Mustern* bis zum Erkennen der potenziellen Möglichkeiten von *Objekten*. Die Objektbedeutung wird auf Bilder übertragen, obwohl abgebildete Objekte machtlos sind – sie können weder verletzen noch belohnen – und wir nichts anderes als passive Betrachter einer abgebildeten Welt sind. Ursprünglich sind Objekte dadurch definiert, was sie mit uns und wir mit ihnen tun können. Gleichgültig, wie ein Tisch aussieht, er ist ein Objekt, auf das man Dinge stellen kann, und ein Stuhl dient dazu, sich darauf zu setzen. Gewisse Erwartungen müssen erfüllt werden. Wenn ein Buch auf einen vermeintlichen Tisch gelegt würde, der dann wegschmölze, kämen wir zu dem Schluss, es sei wohl doch kein Tisch oder irgendein Objekt gewesen, und wir würden das Gesehene vielleicht als Halluzination oder als Traum abtun. In diesem Zusammenhang sind Spiegelbilder interessant, denn obgleich Objekte gesehen werden, sind sie im Raum verschoben und vom Verhalten abgetrennt. Alle *Abbildungen* von Objekten sind räumlich und zeitlich transponiert.

Obwohl sich die sensorischen Dimensionen von Gesichtssinn, Tastsinn, Geruchssinn usw. stark unterscheiden, akzeptieren wir ohne Zögern, dass sie alle zur selben Welt der Objekte gehören. Und eindeutig beschränkt sich unser Wissen um Objekte nicht auf sensorische Erfahrungen. Wir wissen etwas über Magnetismus, obwohl wir ihn nicht spüren können, und über Atome, obwohl sie unsichtbar sind. Ein wesentliches Potenzial der Wissenschaft liegt darin, Wissen weit über die sensorische Wahrnehmung hinaus auszudehnen – und damit oft zu verändern, wie wir sehen.

Es ist nicht schwer zu erraten, warum das «intelligente Auge» Hypothesen schafft, die über die visuelle Information hinausgehen, da Verhalten nicht nur daraufhin ausgerichtet werden kann, was perzipiert wird, sondern auch daraufhin, was verborgen ist, und das, was in nächster Zukunft geschehen wird. Der Reichtum perzeptueller Hypothesen (Wahrnehmungen) bringt immense Überlebensvorteile mit sich und macht darüber hinaus die Welt und ihre Täuschungen perzeptuell und konzeptuell interessant.

Wenn es dem Gehirn nicht gelänge, Lücken zu füllen und auf begrenzte sensorische Information hin eine Wette zu riskieren, würde jedes Verhalten ohne direkt relevante sensorische Daten zum Erliegen kommen. Für die Bereitschaft, über die vorliegende sensorische Information hinauszugehen – mit Hilfe vorhersagender Hypothesen zu sehen und zu leben –, zahlen wir mit einer Reihe von Wahrnehmungstäuschungen, die von unserer Wahrnehmungsintelligenz erzeugt werden. Intelligenz ist gefährlich, aber Dummheit ist noch viel schlimmer! Ein Mangel an Intelligenz ist deshalb schlimmer, weil er Möglichkeiten einschränkt. Wir könnten sagen, dass unsere perzeptuelle Intelligenz das Computer-Sprichwort «Abfall rein – Abfall raus» in «Abfall rein – *Sinn* raus» verwandelt. Aber offensichtlich ist dieses System keineswegs unfehlbar, denn viele Täuschungen und Irrtümer entstehen, wenn wir uns bemühen, in unseren Empfindungen einen Sinn zu finden.

Gehen wir daran, unsere allzu komplizierte Diskussion über erstaunliche Illusionsphänomene auf den Punkt zu bringen – indem wir versuchen, diese Phänomene zu klassifizieren. Warum sollten wir uns diese zusätzliche Mühe aufbürden? Klassifizierung ist für jede Wissenschaft außerordentlich wichtig. Mendelejews Periodensystem der Elemente brachte Sinn in die Chemie; seine Lücken zeigten, wo man nach neuen Elementen Ausschau halten sollte. Die Klassifizierung von Arten in der Biologie und von Sterntypen in der Astronomie führte zum Verständnis ihrer Evolution. Anhand von Klassifikationen lassen sich häufig nützliche von irreführenden Informationen trennen. Klassifikationen strukturieren das vorhandene Wissen und können zu neuen Beobachtungen und Experimenten anregen.

Noch grundsätzlicher: Man benötigt zumindest implizite Klassen, um per *Induktion* aus Beispielen generalisiertes Wissen abzuleiten. Explizit definierte Klassen sind ebenso wichtig für die *Deduktion* – um bestimmte Schlussfolgerungen mit Hilfe formaler Regeln aus Verallgemeinerungen abzuleiten.

Das einfachste tierische Lernen erfolgt induktiv, dazu gehören Pawlow'sche Konditionierungen – wie einen Signalton mit Futter zu assoziieren. Zweifellos ist das der Grund, warum ein Großteil des Lernens langsam erfolgt: Es müssen mit Hilfe vieler Beispiele relevante Assoziationen entdeckt werden. Regeln für Deduktion sind relativ neu; sie wurden von Aristoteles für seine Syllogismen formuliert.

Möglicherweise kann dieser Versuch, außergewöhnliche visuelle Phänomene zu klassifizieren, dabei helfen, die «unnatürliche» Wissenschaft der Wahrnehmungstäuschungen zu strukturieren. Ihre Lücken und Grenzen könnten zu Beobachtungen und Experimenten anregen, die zu einem besseren Verständnis des Sehprozesses beitragen. Daher wollen wir nun zum Schluss versuchen, Wahrnehmungstäuschungen zu klassifizieren.

Einordnen von Wahrnehmungstäuschungen

Klassifikationen ändern sich mit der Verlagerung des theoretischen Verständnisses oder wissenschaftlicher Meinungen. Ein fast zu offensichtliches biologisches Beispiel ist das der Wale. Diese Tiere, die wie riesige Fische aussehen, wurden schließlich als Säuger klassifiziert, weil sie Luftatmer sind, lebende Junge zur Welt bringen, sie säugen usw. Das Aussehen («Walfisch») muss hinter der Notwendigkeit einer systematischen Zuordnung (Klassifizierung) zurückstehen. Wenn mehr Unterscheidungen benötigt werden, werden detailliertere Klassen entwickelt, und es entstehen Fachbegriffe, die zwar nützlich für Experten, aber ein Hindernis für die Allgemeinverständlichkeit darstellen können. Das gilt besonders dann, wenn die Kriterien, die über die Zuordnung zu bestimmten Klassen entscheiden, nicht einfach auf dem Äußeren basieren. In unserem Fall sollte der Versuch einer Klassifizierung unser Verständnis deutlicher machen, und er könnte entscheidende Tests anregen, um zu entscheiden, wie man Wahrnehmungsphänomene einordnen könnte.

Die Erscheinungen lassen sich gut in vier Klassen einordnen, die wir *Doppeldeutigkeiten, Verzerrungen, Paradoxa* und *Fiktionen* genannt haben. (In der englischen Linguistik werden Sprachfehlleistungen mit denselben Begriffen belegt. Das ist möglicherweise kein Zufall. Vielleicht entwickelte sich die menschliche Sprache aus vormenschlichen, auf Wahrnehmung beruhenden Klassifizierungen von Objekten und Handlungen. Diese Vorstellung könnte erklären, warum alle natürlichen Sprachen eine ähnliche Grundstruktur aufweisen. Experten wie Noam Chomsky und Steven Pinker betonen dies, auch wenn eine solche angeborene universelle Grammatik kontrovers diskutiert wird.)

Wir beginnen mit der physikalischen Welt: Sie ist die Quelle der Signale, die von den Sinnen wahrgenommen werden. Die erste Quelle für visuelle Täuschungen liegt in Störungen des Lichts, bevor es das Auge erreicht. Diese Täuschungen könnten wir als *physikalische* Täuschungen bezeichnen. Ob eine Illusion entsteht, hängt allerdings davon ab, ob der Wahrnehmende die optischen Störungen korrigiert oder nicht.

Sensorische Signale werden von einer Vielzahl paralleler neuronaler Kanäle – für Umrisse, Bewegung, Farbe, Stereosehen und so weiter – weitergegeben und von speziellen Gehirnmodulen verarbeitet (Kapitel 4). Störungen der physiologischen Kanäle oder der zerebralen Verarbeitungsmodule können *physiologische* Täuschungen hervorrufen.

Die Signale werden auf zwei Weisen «gelesen», um nützliche Daten zu liefern: mittels allgemeiner *Regeln* und mittels Objekt*wissen*. Die Anwendung von Regeln und Wissen kann man als «kognitiv» bezeichnen. Werden Regeln oder Wissen falsch angewandt, kommt es zu Täuschungen, die keine «Fehler» der Physiologie sind. Obwohl die Physiologie stets beteiligt ist, ist sie also nicht immer für Täuschungen und Irrtümer verantwortlich. Das, was zählt, ist das, was die Physiologie tut – und ob es geeignet ist.

Wir können die Signale von den Sinnen als «Bottom-Up» und die Anwendung von Wissen (das in geeigneter oder ungeeigneter Weise eingesetzt werden kann) als «Top-Down» bezeichnen. An dieser Stelle möchte ich «Seitenwege» für Regeln einrichten. (Das ist in einer groben Analogie etwa so, als ob man Floppy-Disk-Programme «auf Seitenwegen» in einen Computer eingebe, auch wenn wir nicht annehmen, dass das Gehirn ein digitaler Computer ist. Vielmehr gehen wir davon aus, dass es sich beim Gehirn um analoge Module neuronaler Netze handelt.)

Wir haben angedeutet, dass die wesentlichen Sprachstrukturen möglicherweise aus uralten, prähumanen Klassifikationen von Objekten und Handlungen hervorgegangen sind, denn es ist erstaunlich, dass die Bezeichnungen, die sich für verschiedene Arten von Täuschungen anbieten, im Englischen dieselben sind wie für sprachliche Fehler: Doppeldeutigkeiten, Verzerrungen, Paradoxa und Fiktionen (Tabelle 11 1).

Wir haben auch vier grundlegende kausale Klassen von Täuschungen gefunden: *physikalisch, physiologisch, Wissen* und *Regeln.* Lassen Sie uns eine Klassifizierung – in Bezug auf Erscheinung und Ursachentypen – versuchen, die helfen könnte, die Phänomene besser zu verstehen und neue Beobachtungen und Experimente zu entwickeln.

Die Ursache von *physikalischen* optischen Täuschungen liegt vorm Erreichen der Augen. Derartige Täuschungen sagen uns nichts über Physiologie oder Kognition – abgesehen von der Tatsache, dass ihnen nicht durch kognitive visuelle Prozesse, Kontrollen oder Verstehen der Situation entgegengewirkt wird. Der Mangel an Kontrolle ist vermutlich dadurch bedingt, dass die Wahrnehmung außerordentlich schnell

Tabelle 11.1 Vergleich zwischen sprachlichen Fehlern und visuellen Täuschungen

	sprachliche Fehler	visuelle Täuschungen	
Doppeldeutigkeiten	*People like us.* (Leute wie wir / Die Leute mögen uns)	Ente – Kaninchen (Abb. 10.8)	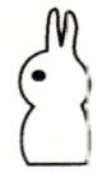
Verzerrung	*Er ist um Meilen größer als John.*	Müller-Lyer (Abb. 10.16)	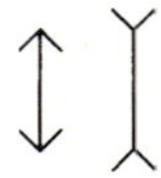
Paradox	*Sie ist eine dunkelhaarige Blondine.*	unmögliche Objekte (Abb. 10.26)	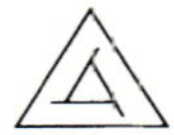
Fiktion	*Sie leben in einem Spiegel.*	Kanizsa-Dreieck (Abb. 10.29)	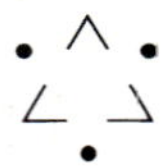

arbeiten muss, um in Echtzeit von Nutzen zu sein. (Beispielsweise löst das Wissen um Reflexion Spiegeltäuschungen nicht auf.)

Im Allgemeinen können wir von außergewöhnlichen Phänomenen sagen, dass *physiologische* Täuschungen uns etwas über das *Gehirn* sagen, *kognitive* Täuschungen hingegen etwas über den *Geist*. (Das gilt, wenn wir unter «Geist» das Wissen, die Hypothesen bildenden Regeln und die Intelligenz des Gehirns verstehen.)

Täuschungsklassen

Tabelle 11.2 zeigt eine vorläufige Klassifikation außerordentlicher visueller Phänomene anhand der besprochenen Begriffe. Es geht dabei um den Versuch, zu entscheiden, wie diese Phänomene richtig eingeordnet werden könnten. Wie können wir zu einer objektiveren Entscheidung kommen? Wir brauchen mehr explizite entscheidende Tests, um diese außergewöhnlichen Phänomene zu klassifizieren. Ich

Tabelle 11.2 Klassifizierung von außergewöhnlichen Phänomenen

	Doppeldeutigkeiten	**Verzerrungen**	**Paradoxa**	**Fiktionen**
Physikalischer Input	Nebel, verwirrende Schatten	Stock im Wasser (Raum), Stroboskop (Geschwindigkeit)	Spiegel (sich selbst am falschen Ort doppelt sehen)	Regenbogen, Moiré-Muster
Physiologische Signale	retinaler Wettbewerb	Kaffeehauswand; Anpassungen an Länge, Neigung, Krümmung	Bewegungs-Nacheffekte (bewegen sich, aber weder Orts- noch Größenveränderung – dann, wenn neuronale Känale nicht übereinstimmen)	Nachbilder; Migräne-Muster
Top-Down-Wissen	Ente – Kaninchen, Vase – Gesichter, Necker-Würfel	Größen-Gewichts-Täuschung (kleine Objekte fühlen sich schwerer als größere an)	Bilder (Objekte in Farbmustern sehen)	Gesichter im Feuer; Tintenkleckse
Seitenwegs-Regeln	Figur – Hintergrund	Müller-Lyer, Ponzo, Orbison, Poggendorff (Perspektive führt zu einer ungeeigneten Größenskalierung)	unmögliches Dreieck, Escher-Bilder	Kanizsa-Dreieck; Auffüllen blinder Flecken und Skotome

hoffe, dass ich diese Gedanken in einem späteren, stärker fachwissenschaftlich ausgerichteten Buch über Täuschungen weiterentwickeln kann.

Ein Entwurf für den Geist

Wenn wir diese verschiedenen Vorstellungen miteinander verknüpfen, kommen wir zu einem Schema wie in Abbildung 11.1 dargestellt (eine Weiterentwicklung des Schemas in Abbildung 10.9).

Perzeptuelle Hirnsysteme sind nicht immer mit der denkenden Großhirnrinde «einer Meinung». Daher ist der Mond für den physikalisch gebildeten Cortex rund 400 000 km weit entfernt, doch dem visuellen Gehirn erscheint er nur ein paar hundert Meter weit weg. Obwohl wir die Entfernung intellektuell kennen, bleibt das visuelle Gehirn uninformiert, und so sehen wir den Mond weiterhin fast greifbar nah. Dieser tiefe Graben zwischen Konzeption und Perzeption ist beunruhigend, hat aber zweifellos vieles in Wissenschaft und Kunst inspiriert.

Trotz vieler Experimente – darunter Strattons Erfahrung mit Umkehrbrillen (Abb. 8.1), Helds und Heins Kätzchen (Abb. 8.2) und die Wiederherstellung des Sehvermögens bei blind geborenen bzw. früh erblindeten Erwachsenen (siehe Kap. 8) – wissen wir noch immer wenig darüber, wie perzeptuelles Lernen arbeitet; Beziehungen zwischen perzeptuellem und konzeptuellem Lernen sind jedoch offensichtlich wichtig für die Erziehung. Mit Objekten in Wechselwirkung zu treten – zu spielen – entwickelt die perzeptuellen und konzeptuellen Fähigkeiten. Daher kann Naturwissenschaft zum Anfassen Kindern beim «Begreifen» helfen sowie perzeptuelles und konzeptuelles Lernen auf das gesamte Erwachsenenleben ausdehnen. Abbildung 11.1 zeigt die Rückkopplung, die das Manipulieren von Objekten mit sich bringt und die zur Entwicklung von perzeptuellem und konzeptuellem Wissen führt. Ein großer Teil unserer normalen praktischen Erfahrung von Kindheit an ist jedoch irreführend, wenn es darum geht, Physik zu verstehen (sie lässt uns eher in aristotelischen Begriffen denken). So muss beispielsweise auf Spielzeugautos (und echte Autos) ständig eine Kraft einwirken, damit sie in Bewegung bleiben, denn die Reibung «verunreinigt» und verschleiert die Erkenntnisse der Galilei'schen Physik

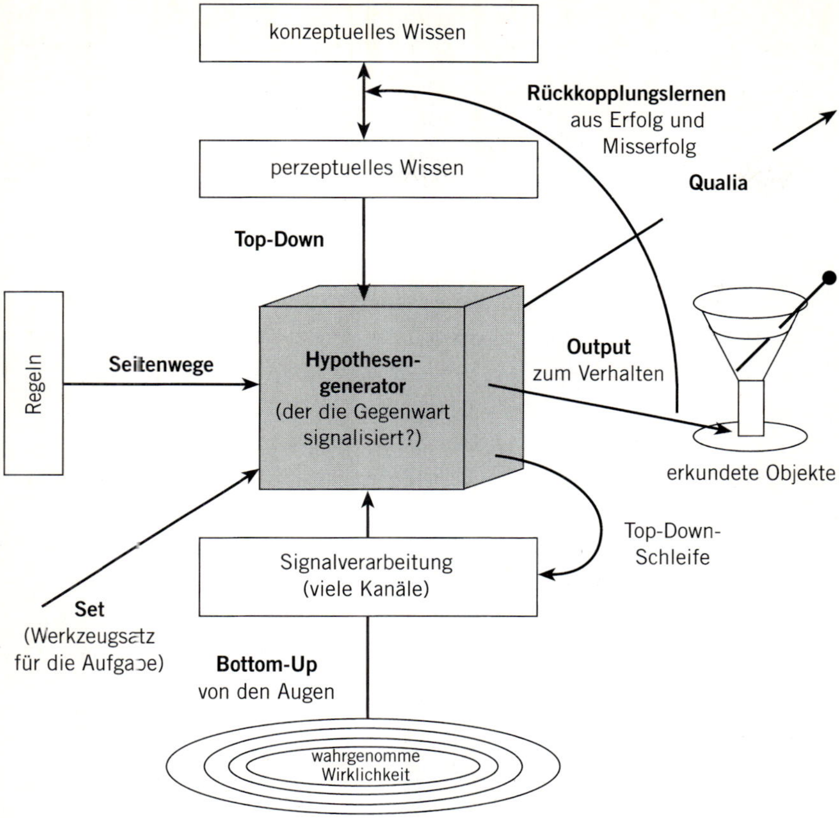

11.1 Spekulativer Geist-Entwurf für den Sehprozess. Bottom-Up-Signale von den Augen und anderen Sinnen werden mittels Objektwissen (Top-Down) und allgemeinen Regeln (Seitenwege) physiologisch verarbeitet und kognitiv interpretiert oder «gelesen». Die allgemeinen Regeln (wie Perspektive und Gestaltgesetze der Organisation) bilden die Syntax; das Objektwissen eine implizite Semantik. Rückkopplungen, die auf Erfolgen bzw. Misserfolgen von Handlungen basieren, könnten das Wissen korrigieren und weiterentwickeln. (Daher die Bedeutung von praktischem Lernen.) Es wird angenommen, dass sensorische Signale in Echtzeit die Gegenwart signalisieren – möglicherweise mit Hilfe von *Qualia*, von Empfindungen.

und der Newton'schen Bewegungsgesetze. Naturwissenschaft zum Anfassen sollte es ermöglichen, grundlegende Gesetze der Physik so «rein» wie möglich zu erfahren und Wahrnehmung mit konzeptuellem Verständnis zu verknüpfen. Für Babys sollte reibungsfreies Spielzeug entwickelt werden!

Die Behavioristen der zwanziger Jahre des 20. Jahrhunderts versuchten, das Bewusstsein zu leugnen. Die meisten der in diesem Buch diskutierten Phänomene finden in unserem Bewusstsein statt. Obwohl der Behaviorismus heute eine tote Doktrin ist, ist Verhalten selbst – auch als Output visueller Wahrnehmung – natürlich außerordentlich wichtig. Es würde wenig Sinn machen zu sehen, wenn wir nicht entsprechend dem Gesehenen handeln könnten. Überraschend ist, wie viel mehr in der Wahrnehmung steckt, als sich im Verhalten widerspiegelt; das gilt auch für das Bewundern von Schönheit in Natur und Kunst.

Heute ist das Interesse an der Verknüpfung von Sehprozessen und Handlungen neu erwacht. Mortimer Mishkin gehörte zu denjenigen, die zwei kortikale Sehbahnen postulierten: eine ventrale (occipitotemporal, verbindet den striären Cortex mit prästrären Regionen und weiter mit dem inferotemporalen Cortex), die andere dorsal (verbindet die prästriären Regionen mit dem hinteren Bereich des Scheitellappens). Unterbrechungen der ventralen («absteigenden») Bahn zerstören die Objekterkennung, Unterbrechungen der dorsalen Bahn von den Augen («Bottom-Up») stören das räumliche Sehen; es kommt u. a. zu Fehlern bei Handlungen, in denen die Position von Objekten eine Rolle spielt.

Dies ist mit der Unterscheidung zwischen dem «Sehen, was» und dem «Sehen, wo» verbunden. Hirnschädigungen können die eine Funktion schädigen, ohne die andere zu beeinträchtigen. Diese Gehirnschaltkreise sind möglicherweise auch mit impliziertem und expliziertem Wissen (was mit Ausnahme vom Sprachbereich schwierig zu definieren ist) verbunden und vielleicht mit dem, was bewusst und was unbewusst ist, verknüpft.

In den kürzlich erschienenen Büchern von David Milner und Mark Goodale (1995) bzw. Marc Jeannerod (1997) steht viel Interessantes über die bewusst-visuelle Bahn und die Verhaltens-Handlungs-Bahn; beide Bücher lassen für die Zukunft spannende Enthüllungen über die Beziehung zwischen Geist und Gehirn erwarten. Das Schema «visuelle Ein- und Ausgänge» (Abb. 11.1) in diesem Buch stellt keinen Versuch dar, anatomische Gehirnsysteme wiederzugeben; es ist recht abstrakt und soll keine Gehirnanatomie oder -physiologie widerspiegeln. Um anatomische Strukturen via Gehirnabbildungen mittels PET-Scans mit kognitiven Funktionen zu verknüpfen und überdies tiefere theoretische Einblicke in die Funktionsweise des Gehirns zu gewinnen, ist weitere Forschung erforderlich. Denn wir müssen wissen, welche Funktionen beteiligt sind, um sie zu erkennen oder zu lokalisieren.

Belege, die für die Existenz von zwei visuellen Systemen sprechen, stammen von dem überraschenden Befund, dass einige Verzerrungstäuschungen größer *gesehen* werden, als sie sich im *Verhalten* niederschlagen. So sehen die beiden inneren Kreise bei der Titchener-Täuschung (Abb. 8.9) unterschiedlich groß aus; doch die Öffnungsweite von Daumen und Zeigefinger beim Greifen bleibt von der visuellen Täuschung, die durch die unterschiedliche Größe der äußeren Kreise hervorgerufen wird, unberührt. Diese Trennung zwischen Sehen und Handeln hat Implikationen für die Interpretation von Beobachtungen bei Kindern und Tieren, wenn Sprache nicht verfügbar ist. Sie macht es noch schwieriger, aus ihrem Verhalten zu schließen, was Kinder und Tiere sehen.

Lassen Sie uns mit ein paar Überlegungen zum Thema Bewusstsein schließen.

Was ist Bewusstsein?

Bewusste Erfahrungen – Empfindungen wie die Farbe Rot, Kälte, Schmerz usw. – stellen unser direktestes Wissen dar und sind doch völlig mysteriös. Religionen und die meisten Philosophien gehen davon aus, dass das Bewusstsein vom Gehirn, welches als Empfänger externer Übertragungen angesehen wird, getrennt ist. Die vorherrschende Sicht in den Neurowissenschaften ist ganz anders: Es wird angenommen, dass die Strukturen und Funktionen des Gehirns Geist und Bewusstsein erzeugen. Francis Crick nennt das die «erstaunliche Hypothese». Historisch erstaunlich und auf Ablehnung stoßend ist nun das, was die meisten von uns glauben. Mitte des 18. Jahrhunderts wurde der französische Arzt und Philosoph Julien Offray de La Mettrie wegen genau dieser Auffassung, die er in seinem Buch *L'homme machine* (1748) kundtat, verbannt und gezwungen, Heim und Arbeit in Paris zu verlassen, doch heute ist dies die allgemeine Auffassung, zumindest in den Neurowissenschaften.

Eine Schwierigkeit besteht darin, dass sich Empfindungen von allem Physikalischen zu unterscheiden scheinen. Es ist schwer vorstellbar, wie die physiologische Aktivität von Gehirnzellen Empfindungen – heute oft als *Qualia* bezeichnet – wie Rot oder Schmerz produzieren kann. Die Lücke zwischen Physiologie und Empfindung erscheint einfach zu groß, um sie durch intuitive Vorstellungskraft oder experimentelle Wissenschaft zu schließen. Doch (beinahe *per definitionem*) widersprechen die größten Entdeckungen unserer Intuition. Aus diesem Grund ist es riskant, den sprichwörtlichen gesunden Menschenverstand auf die Wissenschaft anzuwenden; zweifellos kann die Wissenschaft dadurch furchteinflößend werden.

Es lohnt, darauf hinzuweisen, dass es überraschende Lücken in der Physik gibt – beispielsweise das Ergebnis von Michael Faradays Experiment aus dem Jahre 1831: Er konnte Elektrizität erzeugen, indem er einen Magneten durch eine Drahtspule bewegte. Elektrizität scheint etwas ganz anderes zu sein, als Magneten oder Drahtspulen zu bewegen. Hier entwickelt die Wissenschaft allmählich verbindende Konzepte, daher ist diese Lücke fast geschlossen. Noch verwunderlicher ist die Zeitlosigkeit physikalischer Gleichungen – und doch wissen wir, dass wir auf einem unumkehrbaren Zeitstrahl leben.

Trotz jahrhundertelangem Nachdenken und Experimentieren sind wir mit dem Lückenfüllen noch nicht so weit, dass wir das physische Gehirn mit dem mentalen Bewusstsein korrelieren könnten. Wir wissen noch immer wenig darüber, welche Gehirnfunktionen von Bedeutung sind. Fast schlimmer ist, dass wir nicht wissen, wie wir Bewusstsein bei anderen Tieren (besonders bei Tieren mit ganz anderem Aussehen und Verhalten) oder einem Roboter erkennen können. Hier besteht die große Schwierigkeit darin, dass wir nicht wissen, wie sich Bewusstsein – wenn überhaupt – im Verhalten ausdrückt.

Hier sind drei schwierige Fragen zum Thema Bewusstsein:

1. Wie können physikalische Strukturen und Prozesse des Gehirns ein Zur-Kenntnis-Nehmen erzeugen – Empfindungen oder *Qualia*?

2. Haben *Qualia* kausale Wirkungen auf Gehirnzustände oder Verhalten? (In diesem Fall könnten Physik und Physiologie nicht adäquat sein, um den Sehvorgang zu erklären.)

3. Wenn *Qualia* Wirkungen haben – was machen sie dann?

Ein Dilemma ist: Wenn Bewusstsein kausal *ist*, müssen wir es in die Darstellung des Verhaltens miteinbeziehen; wenn es *nicht* kausal und daher nutzlos ist – warum hat es sich dann durch natürliche Selektion entwickelt? Es ist sehr schwer zu sehen, wie Empfindungen – *Qualia* –

in die Wissenschaften hineinpassen, wenn sie keine kausalen Konsequenzen haben und daher nicht «von außen» erkannt werden können. Ein interessanter, kontrovers diskutierter Gedankengang ist Roger Penroses Vorschlag, die in gewisser Weise mentalen Merkmale der Quantenphysik auszuweiten, um die Lücke zu verkleinern. Wenn Bewusstsein auf der Ebene von Elementarteilchen und physikalischen Prozessen stattfindet, warum ist dann nicht sämtliche Materie – Tische und Stühle – bewusst? Penrose verweist auf gewisse sehr kleine biologische Strukturen, so genannte Mikrotubuli, die speziell am Bewusstsein beteiligt sein sollen, aber dann müssen wir uns fragen, warum (angenommen, es sei so) Amöben kein Bewusstsein haben. Kurz gesagt – was ist so Besonderes am Gehirn? Es ist interessant, dass unser Bewusstsein von Narkosemitteln ausgeschaltet werden kann. Wenn wir mehr darüber wüssten, wie Anästhetika wirken, könnten sie uns vielleicht gemeinsam mit Gehirnscan-Experimenten einige Schlüsselhinweise liefern.

Die Möglichkeit, dass neue Techniken zur Registrierung der Gehirnaktivität (PET und NMR) grundlegende Antworten liefern könnten, ist faszinierend. Zumindest könnten sie zeigen, wo im Gehirn die bewusstseinserzeugende Aktivität lokalisiert ist, und darüber hinaus, welche Regionen aktiv sind, und zwar nicht nur aufgrund sensorischer Stimulation, sondern gemäß kognitiven Operationen. Es gibt inzwischen Kriterien, die es erlauben, die physiologische Gehirnaktivität mit dem zu verknüpfen, was sie gerade kognitiv tut.

Bewusstsein ist sicherlich ein Phänomen, über das nachzudenken schwierig ist. Aber für den Physiker sind Materie und Kraft vielleicht genauso verwirrend, wenn auch auf andere Weise. Die Naturwissenschaften eignen sich gut dazu, Beziehungen zu beschreiben – aber sie sind machtlos, wenn es um etwas Einzigartiges geht. So ist die Frage «Was ist *Materie*?» vielleicht ebenso schwer zu beantworten wie die Frage «Was ist *Bewusstsein*?», weil es beiden an Analogien zu etwas anderem mangelt. Wie gut, dass Bewusstsein nicht das einzige Problem ist, das uns Kopfzerbrechen bereitet!

Sollen wir eine Vermutung darüber riskieren, was *Qualia* tun könnten? Ein zentrales Thema dieses Buches ist, dass Wahrnehmungen nur locker mit der Wirklichkeit verknüpft sind; sie sind Hypothesen mit Vorhersagecharakter und erhalten wichtige Beiträge vom Top-Down-Wissen und Seitenweg-Regeln, die sich aus Erfahrungen der Vergangenheit ableiten. Nun könnten wir uns einer Schwierigkeit gegenübersehen.

Hypothesen beziehen sich nicht speziell auf die *Gegenwart* – aber der *gegenwärtige Augenblick* ist fürs Überleben entscheidend. Dieses Problem tritt bei einfachen Reaktionen auf Reize – Reflexe und Tropismen – nicht auf, denn diese Reize stammen via *bottom-up* aus der Gegenwart. Mit der Entwicklung perzeptueller Hypothesen, die erst spät in der Evolution aufkamen, wurde sensorischer Input relativ gesehen weniger wichtig – weil er von gespeichertem Wissen und allgemeinen Regeln stark bereichert wird. Könnte es sein, dass die Reize ihre ursprüngliche Rolle, die Gegenwart zu signalisieren, beibehalten haben – den gegenwärtigen Augenblick aber nun durch *Qualia signalisieren*?

Es ist auffällig, dass das Sehen im Vergleich zum Kurzzeitgedächtnis und zur Vorstellungskraft reich an *Qualia* ist. Versuchen Sie einmal, etwas anzuschauen, dann die Augen zu schließen und es sich vorzustellen – der Unterschied ist wirklich frappierend. Die *Qualia* verblassen augenblicklich. Erinnerungen sind viel weniger *Qualia*-reich als Wahrnehmungen. Könnte das so sein, weil den Erinnerungen die sensorischen Signale fehlen – die notwendig sind, um den gegenwärtigen Augenblick zu signalisieren?

Eine Ausnahme bildet das emotionale Gedächtnis. Man kann noch im Nachhinein vor Scham erröten, wenn man sich an eine peinliche Situation erinnert. Wenn die James-Lange-Theorie der Emotion – wonach Emotionen Empfindungen körperlicher Reaktionen sind – zumindest teilweise korrekt ist, könnte es sein, dass erinnerte Gefühle *Qualia* auslösen, die auf die wahrgenommenen körperlichen Veränderungen zurückgehen. *Qualia* wie in lebhaften Träumen und bei schizophrenen Halluzinationen könnten dann auftreten, wenn dieses postulierte *Qualia* signalisierende System zur Identifizierung der Gegenwart zusammenbricht. Begreiflicherweise hat dies klinische Implikationen. Diese *Qualia*-Vorstellung ist spekulativ, aber wie schon die Schildkröte sagte: «Ich kann keinen Schritt vorwärts machen, ohne meinen Kopf aus dem Panzer zu strecken.»

Ein Roboter mit einer starken Top-Down-Komponente müsste seine Echtzeit-Inputs benutzen, um den gegenwärtigen Augenblick zu signalisieren, aber würde er *Qualia* benötigen? Sollten wir jemals dazu kommen, unsere Wahrnehmungsprozesse auf Maschinen zu übertragen, könnten dabei Bewusstseinsprobleme gelöst werden. Aber vielleicht müssen wir auch zunächst *Qualia*-Fragen beantworten, um bewusste Maschinen zu bauen. In der Zwischenzeit können wir wie in jeder Wissenschaft weiterhin ohne «ultimatives» Verstehen Phänomene erforschen und zu erklären versuchen. So arbeitet Wissenschaft, denn jede Erklärung hat ihre Grenzen.

Die Naturwissenschaften geben sich sehr viel Mühe, Fehler zu vermeiden. In unserem Fall suchen wir nach Fehlern und erforschen sie, um zu verstehen, wie wir sehen, und um darüber zu spekulieren, wie das Gehirn arbeitet. Die seltsamen und wunderbaren Fehler, die bei Wahrnehmungstäuschungen auftreten, sind keineswegs trivial. Es sind wahrhaft außerordentliche Phänomene, die in der Kunst eine entscheidende Rolle spielen und die einer der Hauptgründe für die experimentellen Methoden der Naturwissenschaften sind.

Danksagung und Bildnachweis

Mein Interesse an Wahrnehmungsphänomenen wurde von Professor Sir Frederic Bartlett, FRS, geweckt und von Professor O. L. Zangwill an der Universität Cambridge gestärkt.

Besonders danken möchte ich Dr. Stuart Anstis wie auch meinen anderen Kollegen und Studenten, die die Probleme dieses Buches mit mir diskutiert, auf Fehler hingewiesen und mir bei Experimenten geholfen haben. Auch vielen Menschen in den Vereinigten Staaten haben mich großzügig unterstützt, insbesondere H. L. Teuber, Warren McCulloch und F. Nowell Jones. Das Buch entstand größtenteils während eines Aufenthalts in Professor Jones' Abteilung an der University of California, Los Angeles.

Ich möchte auch Audrey Besterman und Mary Waldron danken, die den überwiegenden Teil der Diagramme gezeichnet haben, sowie dem Illustrations Research Service, London, der die Farbtafeln bereitgestellt hat.

Bildnachweis für die folgenden Illustrationen:

1.3 C. E. Osgood und Oxford University Press; **2.3** The British Museum; **2.5**, **Tafel VII** ((7.1)) The Royal Society; **2.5** The Bodleian Library; **3.1** G. L. Walls und *Cranbrook Institute of Science Bulletin*; **3.2** M. Rudwick; **3.3** V. B. Wigglesworth, Methuen & Co., Ltd, und John Wiley and Sons, Inc.; **3.4**, **3.5** R. L. Gregory, H. E. Ross, N. Moray und *Nature*; **3.9** neu gezeichnet aus J. G. Sivak (1976) *Vision Research*, Bd. 16, S. 531–34, copyright 1976 Elsevier Science Ltd., The Boulevard, Langford Lane, Kidlington 0X5 1GB, UK; **3.10** T. C. Ruch, J. F. Fulton und W. B. Saunders Co.; **Tafel III** R. M. Pritchard und *Quarterly Journal of Experimental Psychology*; **4.2** W. Penfield, T. Rasmussen und The Macmillan Co., New York; **4.4** The British Broadcasting Corporation; **4.7**, **4.8** D. H. Hubel, T. H. Wiesel und das *Journal of Physiology*; **5.4** H. K. Hartline und Academic Press, Inc.; **6.2**, **10.19** The Mansell Collection; **6.4** R. L. Gregory, O. L. Zangwill und *Quarterly Journal of Experimental Psychology*; **6.9** A. Michotte, Methuen & Co. Ltd. und Basic Books, Inc.; **Tafel IX** W. D. Wright und Henry Kimpton; **Tafel X** S. Hecht, C. Murchisson und Clark University Press; **8.4**, **8.5** K. U. und W. M. Smith und W. B. Smith und W. B. Saunders Co.; **Tafel XI** I. Kohler und Scientific American; **8.6** J. Allen Cash; **8.7**, **8.8** R. L. Gregory, J. G. Wallace und *Experimental Psychology* Society; **8.10** R. L. Franz und Scientific American, Aufnahme von

David Linton; **8.12** William Vandivert und Scientific American; **Tafel XV** John Freeman; **9.1** Bibliothèque de l'Institut de France; **Tafel XVI** mit freundlicher Genehmigung der Trustees of the National Gallery, London; **9.5** Drawings Collection, Royal Institute of British Architects; **9.8, 9.9, 9.10** Punch; **9.11** Eastern Daily Press, Norwich; **9.14, 10.15** Derrick Witty; **9.18** J. J. Gibson, Allen & Unwin Ltd. und Houghton Mifflin Company; **10.14** Rania Massourides.
R.L.G.

Literaturverzeichnis mit Kommentaren

Allgemeines

Lehrbücher

Barlow, H. B. und Mollon, J. (1982). *The senses.* Oxford University Press. [Richtet sich besonders an Medizinstudenten.]

Bruce, V., Green, P. R. und Georgeson, M. (1996). *Visual perception: physiology, psychology, and ecology,* 3. Aufl. LEA, London.

Frisby, J. P. (1979). *Seeing: illusion, brain, and mind.* Oxford University Press. [Ausgezeichnet, was rezeptorische Felder und Physiologie angeht.]

Gross, R. D. (1992). *Psychology: the science of mind and behaviour* (2. Aufl.). Hodder and Stoughton, London. [Umfassendes, gut geschriebenes allgemeines Lehrbuch.]

Howard, I. und Templeton, W. (1966). *Human spatial orientation.* Wiley, New York. [Ein Klassiker dieses im Allgemeinen unterrepräsentierten Gebietes.]

Hubel, D. H. (1988). *Eye, brain, and vision* (Scientific American Library). W. H. Freeman, New York (deutsch: Auge und Gehirn: Neurobiologie des Sehens; Heidelberg, Spektrum Akademischer Verlag, 1989). [Klar geschrieben und ausgezeichnet illustriert, von einem Nobelpreisträger, der zusammen mit Torsten Wiesel die kortikalen ‹Merkmalsdetektoren› entdeckte.]

Kaufman, L. (1974). *Sight and mind.* Oxford University Press.

Neisser, U. (1967). *Cognitive psychology.* Appleton-Century-Crofts, New York. [Ein Pionierwerk über dieses Thema.]

Pirenne, P. H. (1948). *Vision and the eye.* Chapman and Hall-Anglobooks, London. [Außerordentlich klare Darstellung über Photonen und Sehen.]

Rock, I. (1975). *An introduction to perception.* Collier MacMillan, New York.

Rock, I. (1983). *The logic of perception.* MIT Press, Cambridge, Mass.

Rock, I. (1984). *Perception* (Scientific American Library). W. H. Freeman, New York (deutsch: Wahrnehmung: Vom visuellen Reiz zum Sehen und Erkennen, Heidelberg, Spektrum Akademischer Verlag, 1985). [Der verstorbene Irvin Rock behandelt Sehen als «Problemlösung» und vertritt damit im Grunde dieselbe Helmholtz'sche Philosophie wie der Autor. Er war ein höchst einfallsreicher Experimentator.]

Sekuler, R. und Blake, R. (1994). *Perception* (3. Aufl.). McGraw Hill, New York. [Technische, auf Physik basierende Abhandlung.]

Woodworth, R. S. und Schlosberg, H. (1954). *Experimentalpsychology.* Holt, Rinehart and Winston, New York. [Ein klassisches, wenn heute auch etwas veraltetes allgemeines Lehrbuch.]

Historisches

Al-Haytham, Ibn (Alhazen) (ca. 1040). *Optics* (übers. A. I. Sabra, 1989. *The Optics of Ibn Al-Haytham*). The Warburg Institute, University of London. [Die erste Darstellung der linearen Fortpflanzung des Lichtes und die erste systematische Diskussion von Täuschungen als Phänomene.]

Boring, E. G (1942). *Sensation and perception in the history of experimental psychology.* Appleton-Century-Crofts, New York. [Ein Klassiker!]

Boring, E. G. (1950). *A history of experimental psychology.* Appleton-Century-Crofts, New York. [Ebenfalls ein Klassiker.]

Galton, F. (1883). *Inquiries into human-faculty.* Macmillan, London. [Galton war ein Pionier der statistischen Vermessung der menschlichen Anatomie und menschlicher Leistungen und diskutierte das mentale Vorstellungsvermögen.]

Gregory, R. L. (1981). *Mind in science.* Weidenfeld and Nicolson, London. [Verfolgt die Geschichte der Psychologie und der Physik bis zurück zu den Griechen. Technologie ist wichtig, um Vorstellungen zu entwickeln und zu testen.]

Helmholtz, H. von (1856–67). *Handbuch der physiologischen Optik.* L. Voss, Hamburg. 3. Aufl. (1909–1911). [Eine grundlegende und noch immer höchst lesenswerte Abhandlung über das Sehen.]

James, W. (1890). *Principles of psychology.* Holt, New York. [Klassische Darstellung der Psychologie. Noch immer wichtig.]

Lucretius (ca. 80 v. Chr.). *De rerum natura* (übers. von C. H. Sisson, 1976). Carcanet Press, Manchester. [Berühmtes Gedicht, das die griechische und die römische Wissenschaft skizziert, insbesondere den Atomismus.]

Mach, E. (1897). *Beiträge zur Analyse der Empfindung.* (*Analysis of sensation.* Dover, New York.) [Österreichischer Physiker, der intelligente Anmerkungen zu zahlreichen visuellen Phänomenen machte.]

Necker, L. A. (1832). Observations on some remarkable phenomena seen in Switzerland, and an optical phenomenon which occurs on viewing a crystal or geometrical solid. *Phil. Mag.*, 329–37. [Erster Bericht über «umklappende» Doppeldeutigkeiten, obwohl solche Phänomene wahrscheinlich schon viel früher bekannt waren, beispielsweise findet man sie auf römischen Fliesenentwürfen.]

Rubin, E. (1915). *Synsopplevede Figure* (übers. von S. M. Sherman, 1985). In: *Progress in psychobiology and physiological psychology*, Vol. II (Hrsg. J. M. Sprague und A. N. Epstein), S. 233–322. Academic Press, New York. [Erste Darstellung der Gesichts-Vasen-Doppeldeutigkeit.]

Schumann, F. (1900). Contributions to the analysis of visual perception – Erster Artikel: Some observations on the combination of visual impressions into units. In: *The perception of illusory contours* (1987) (Hrsg. S. Petry und G. E. Meyer), S. 21–34. Springer, New York. [Erstes Beispiel für täuschende Umrisse, auch wenn diese Künstler möglicherweise bereits viel früher bekannt waren.]

Warren, R. M. und Warren, R. P. (1968). *Helmholtz on perception*. John Wiley, New York. [Nützliche Kurzdarstellung von Helmholtz' großem Beitrag.]

Watson, J. B. (1930). *Behaviourism*. Norton, New York. [Klassische Darstellung des Versuchs, Bewusstsein zu leugnen – vielleicht, um die Psychologie «wissenschaftlicher» zu machen.]

Philosophisches

Berkeley, G. (1704). A *new theory of vision* (Everyman's Library). Dent, London. [Diese Artikel – darunter ‹*The three dialogues between Hylas and Philonous*› und ‹*A treatise concerning human knowledge*› –, in jungen Jahren mit Schwung und Stil geschrieben, erheben Fragen, die auch heute noch diskutiert werden.]

Boden, M. A. (1972). *Purposive explanation in psychology*. Harvard University Press.

Boden, M. A. (1988). *Computer models of mind*. Cambridge University Press. [Diese philosophische Abhandlung, von einem renommierten Psychologen geschrieben, spricht zentrale Fragen von Geist und Computer an.]

Churchland, P. (1988). *Matter and consciousness*. MIT Press, Cambridge, Mass. [Außerordentlich klare Darstellung schwieriger Ideen.]

Churchland, P. S. (1989). *Neurophilosophy: towards a unified science of the mind-brain*. MIT Press, Cambridge, Mass. [Eine ‹reduktionistische› Darstellung des auf dem Gehirn basierenden Geistes.]

Dennett D. (1991). *Consciousness explained*. Little, Brown, New York.

Descartes, R. (1637). *Discourse on method* (übers. von P. J. Olscamp, 1961). Bobbs-Merrill, Indianapolis. [Klassische Aussagen des Begründers des ‹Dualismus› – mit frühen wissenschaftlichen Erkenntnissen über Optik und Augen.]

Kuhn, T. (1962). *The structure of scientific revolutions*. Chicago University Press. [Wahrscheinlich die wichtigste moderne Darstellung der Wissenschaftsphilosophie. Betont die Bedeutung von Grundannahmen – Paradigmen – und ihrem Wandel.]

Ryle, G. (1949). *The concept of mind*. Hutchinson, London. [Klassische Oxford-Philosophie, kritische Analyse von Darstellungen des Geistes. Tendiert zum Behaviorismus.]

Wittgenstein, L. (1958). *Philosophical investigations* (2. Aufl.). Blackwell, Oxford. [Hauptwerk eines Genies. Besonders interessant, was visuelle Doppeldeutigkeiten angeht.]

1 Sehen

Barlow, H., Blakemore, C. und Weston-Smith, M. (Hrsg.) (1990). *Images and understanding*. Cambridge University Press.

Blakemore, C. (1988). *The mind machine*. BBC Publications, London.

Blakemore, C. und Greenfield, S. (1987). *Mindwaves*. Blackwell, Oxford.

Bruner, J. S. (1974). *Beyond the information given*. Allen and Unwin, New York. [Betont die Nutzung von Wissen bei der Wahrnehmung.]

Craik, K. J. W. (1943). *The nature of explanation*. Cambridge University Press. [Pionierdarstellung von Wahrnehmung als Repräsentation.]

Ellis, W. H. (1938). *Source book of Gestalt psychology*. Routledge and Kegan Paul, London.

Fodor, J. A. (1983). *The modularity of mind*. MIT / Bradford Books, Cambridge, Mass. [Neubewertung phrenologischer Konzepte.]

Gibson, J. J. (1950). *The perception of the visual world*. Houghton Mifflin, Boston.

Gibson, J. J. (1966). *The senses considered as perceptual systems*. Houghton Mifflin, Boston. [Klassische Darstellung von Gibsons ‹direkter› Deutung des Sehvorgangs.]

Gordon, I. E. (1997). *Theories of visual perception* (2. Aufl.). Wiley, New York.

Gregory, R. L. (1969). On how so little information controls so much behaviour. In: *Towards a theoretical biology:* 2. Sketches (Hrsg. C. H. Waddington), S. 236–46. Biological Sciences and Edinburgh University Press.

Gregory, R. L. (1970). *The intelligent eye*. Weidenfeld and Nicolson, London. [Legt die Philosophie des vorliegenden Buches dar, einschließlich Experimenten, die in diese Neuauflage aufgenommen sind.]

Gregory, R. L. (1974). Choosing a paradigm for perception. In: *Handbook of perception*. Vol. 1 (Hrsg. E. C. Cartarette und M. P. Freeman), Kapitel 3. Academic Press, New York. [Fordert alternative Paradigmen mit Testfragen heraus.]

Gregory, R. L. (1980). Perceptions as hypotheses. *Philosophical Transactions of the Royal Society*, B 290, 181–97. [Das ist das Zentralthema dieses Buches.]

Hebb, D. O. (1949). *The organization of behaviour*. Chapman and Hall / Wiley, London. [Pionierwerk über das Gehirn als interaktives Netz.]

Johnson-Laird, P. N. (1983). *Mental models*. Harvard University Press, Cambridge, Mass.

Kanizsa, G. (1979). *Essays on Gestalt perception*. Praeger, New York.

Koffka, K. (1935). *Principles of Gestalt psychology*. Harcourt Brace, New York.

Shannon, C. E. und Weaver, W. (1949). *The mathematical theory of communication*. University of Illinois Press, Urbana. [Grundlegende Darstellung der Informationstheorie.]

Watt, R. J. (1988). *Visual processessing: computational psychological, and cognitive research*. Lawrence Erlbaum, Hove. [Physikalisch-physiologische Darstellung.]

Winston, P. H. (1984). *Artificial intelligence*. Addison-Wesley, Reading, Mass.

2 Licht

Bragg, W. (1962). *Universe of light*. Bell Clarke, London.

Feynman, R. (1985). *QED: The strange theory of light and matter*. Princeton University Press.

Hecht, S., Sblaer, S. und Pirenne, M. H. (1942). Energy, quanta, and vision. *Journal of General Physiology*, 25, 819–40.

Jenkins, F. A. und White, H. E. (1957). *Fundamentals of optics* (3. Aufl.). McGraw Hill, New York.

Newton, I. (1730). *Opticks* (3. Aufl.). Dover Publications reprint 1952.

Ronchi, V. (1957). *Optics: the science of vision* (Übersetzung E. Rosen). New York University Press. Dover Publications reprint 1991.

Ronchi, V. (1970). *The nature of light*. Heinemann, London. (Übersetzung von *Storia della Luce*, 1939)

3 Das Auge

Campbell, F. W. und Whiteside, T. C. D. (1950). Induced pupillary oscillations. *British Journal of Ophthalmology*, 34, 180.

Dowling, J. E. (1987). *The retina – an approachable part of the brain*. Harvard University Press, Cambridge, Mass.

Gregory, R. L. (1986). See Naples and live: the scanning eye of Copilia. In: *Odd perceptions*. Routledge, London.

Gregory, R. L. und Ramachandran, V. S. (1991). Perceptual filling in of artificially induced scotomas in human vision. *Nature*, 350, 699–702. [Bringt experimentelle Belege dafür, dass das Auffüllen von Lücken ein aktiver Prozess ist und das Gehirn Regionen, die keine Information vermitteln, nicht einfach ignoriert.]

Gregory, R. L. und Zangwill, O. L. (1963). The origin of the autokinetic effect. *Quarterly Journal of Experimental Psychology*, 15, 4.

Grimes, I. (1996). Failure to detect changes in scenes across saccades. In: *Perception* (Hrsg. K. Akins) (Vancouver Studies in Cognitive Science, Vol. 5), S. 89–110. Oxford University Press.

Hammond, J. H. (1981). *The Camera obscura*. Adam Hilger, Bristol.

Harmon, L. D. (1974). The recognition of faces. In: *Image, object and illusion*. Readings from Scientific American, S. 101–12. W. H. Freeman, San Francisco.

Howard, I. P. und Rogers, B. J. (1995). *Binocular vision and stereopsis*. Oxford University Press.

Julesz, B. (1971). *Foundations of cyclopean perception*. Chicago University Press.

Land, M. F. (1984). Molluscs. In: *Photoreception and vision* (Hrsg. M. A. Ali), S. 699–725. Plenum, New York.

Ogle, K. N. (1950). *Researches in binocular vision*. Saunders, London.

Pirenne, M. H. (1948). *Vision and the eye*. Chapman and Hall, London.

Riggs, L. A., Ratliff, E. und Cornsweet, T. N. (1953). The disappearance of steadily fixated visual test objects. *Journal of the Optical Society of America*, 43, 459.

Wade, N. J. (1983). *Brezoster and Wheatstone on vision*. Academic Press, London.

Walls, G. L. (1963). *The vertebrate eye and its adaptive radiation*. Hafner, New York.

Wheatstone, C. (1838). Contributions to the physiology of vision, Part 1: On some remarkable and hitherto unobserved phenomena of binocular vision. *Philosophical Transactions of the Royal Society of London*, 128, 371–94.

Yarbus, A. (1967). *Eye movements and vision.* Plenum, New York.

4 Das Gehirn

Anstis, S. M. und Gregory, R. L. (1964). The after-effect of seen motion: The role of retinal stimulation and eye movements. *Quarterly Journal of Experimental Psychology*, 17, 173–174.

Biederman, I. (1987). Recognition-by-components: A theory of human image understanding. *Psychological Review*, 94,115–47. [Diese Darstellung unterscheidet sich etwas von David Marrs und basiert eher auf der menschlichen Wahrnehmung als auf KI.]

Biederman, I. und Cooper, E. E. (1991). Priming contour-deleted images: evidence for intermediate representations in visual object recognition. *Cognitive Psychology*, 23, 393–419.

Blakemore, C. (Hrsg.) (1990). *Vision: coding and efficiency*. Cambridge University Press.

Ewert, P. H. (1930). A study of the effect of inverted retinal stimulation upon spatially coordinated behaviour. *Genetic Psychology Monograph*, 8.

Gilbert, C. G. und Wiesel, T. (1992). Receptive field dynamics in adult primary visual cortex. *Nature*, 356, 150–152. [Die physiologische Basis des Auffüllens von Skotomen.]

Gross, C. G., Rochar-Miranda, G. E. und Bender, D. B. (1972). Visual properties of neurons in the inferotemporal cortex of the macaque. *Journal of Neurophysiology*, 36, 96–111.

Hubel, D. H. und Wiesel, T. N. (1959). Receptive fields of single neurons in the cat's striate cortex. *Journal of Physiology*, 148, 574–91.

Hubel, D. H. und Wiesel, T. N. (1962). Receptive fields, binocular interaction and functional architecture of the cat's visual cortex. *Journal of Physiology*, 166, 106–54.

Lettvin, J. Y., Maturana, H. R., McCulloch, W. S. und Pitts, W. H. (1959). What the frog's eye tells the frog's brain. *Proceedings of the Institute of Radio Engineers of New York*, 47, 1940–51.

Livingstone, M. S. und Hubel, D. H. (1984). Anatomy and physiology of a colour system in the primate visual cortex. *Journal of Neuroscience*, 4, 309–56.

Livingstone, M. S. und Hubel, D. H. (1987). Psychophysical evidence for separate channels for the perception of form, colour, movement and depth. *Journal of Neuroscience*, 7, 3416–68.

Lu, C. und Fender, D. W. (1972). The interaction of colour and luminance in stereoscopic vision. *Investigative Ophthalmology*; 11, 6, 482–89.

Marr, D. (1982). *Vision: A computational investigation into the human representation and processing of visual information*. W. H. Freeman, San Francisco.

Perrett, D. I., Rolls, E. T. und Caan, W. (1982). Visual neurons responsive to faces in the monkey temporal cortex. *Experimental Brain Research*, 47, 329–42.

Perrett, D. I., Harries, A. J., Benson, P. J., Chitt, M. und Mistlin, A. J. (1990). Three stages in the classification of body movements by visual neurones. In: *Images and understanding* (Hrsg. H. B. Barlow, C. Blakemore und M. Western-Smith), S. 94–108. Cambridge University Press.

Perrett, D. I., Benson, P. J., Hietanen, J. K., Oram, M. W. und Dittrich, W. H. (1995). When is a face not a face? In: *The artful eye* (Hrsg. R. L. Gregory, J. Harris, P. Heard und D. Rose), S. 95–124. Oxford University Press.

Rose, S. (1973). *The conscious brain*. Weidenfeld and Nicolson, London.

Shepard, R. N. und Cooper, L. A. (1983). *Mental images and their transformations*. MIT Press, Cambridge, Mass.

Shepard, R. N. und Metzler, F. (1971). Mental rotation of three-dimensional objects. *Cognitive Psychology*, 3, 701–703.

Stratton, G. M. (1897). Vision without inversion of the retinal image. Psycho*logical Review*, 4, 341–60 und 463–81.

Stroop, J. R. (1935). Studies of interference in serial verbal reactions. *Journal of Experimental Psychology*, 18, 643–62. [Der Stroop-Effekt besagt, dass Farbnamen, die in nicht-passenden Farben geschrieben sind, schlecht zu lesen sind.]

Thompson, P. (1980). Margaret Thatcher: A New Illusion. Perception, 9, S. 483.

Treisman, A. M. und Schmidt, H. (1982). Illusory conjunction in the perception of objects. *Cognitive Psychology*, 14, 107–141.

Wertheimer, M. (1938). Laws of organisation of perceptual forms. In: *Source book of Gestalt psychology* (Hrsg. W. H. Ellis), S. 71–88. Routledge and Kegan Paul, New York.

Winograd, Terry (1972). *Understanding natural language*. Edinburgh University Press, Edinburgh.

Young, J. Z. (1978). *Programs of the brain*. Oxford University Press.

Zeki, S. M. (1993). A *vision of the brain*. Blackwell, Oxford.

5 Helligkeit

Arden, G. B. und Wheale, R. A. (1954). Variations in the latent period of vision. *Proceedings of the Royal Society of London Series B*, 142, 258–67.

Barlow, H. B. (1956). Retinal noise and absolute thresholds. *Journal of the Optical Society of America*, 46, 634–639.

Hecht, S., Schlaer, S. und Pirenne, M. H. (1942). Energy quanta and vision. *Journal of General Physiology*, 25, 819–40.

Rushton, W. A. H. und Campbell, F. W. (1954). Measurement of rhodopsin in the human eye. *Nature*, 174, 1096–1097.

6 Bewegungssehen

Anstis, S. M. und Gregory, R. L. (1965). The after-effect of seen motion: the role of retinal stimulation and eye movements. *Quarterly Journal of Experimental Psychology*, 17, 173–174.

Anstis, S. M. und Ramachandran, V. S. (1995). At the edge of movement. In: *The artful eye* (Hrsg. R. L. Gregory, J. Harris, P. F. Heard und D. Rose), S. 232–48. Oxford University Press.

Braddick, O. J. (1980). Low-level and high-level processes of apparent motion. In: *The psychology of vision* (Hrsg. H. C. Longuet-Higgins und N. S. Sutherland), S. 137–51. The Royal Society of London.

Braddick, O. J. (1995). The many faces of motion perception. In: *The artful eye* (Hrsg. R. L. Gregory, J. Harris, P. Heard und D. Rose), S. 205–31. Oxford University Press.

Ceram (1965). *Archaeology of the cinema*. Thames & Hudson, London.

Duncker, K. (1938). Induced motion. In: *Source book of Gestalt psychology* (Hrsg. W. H. Ellis), 161–172. Routledge and Kegan Paul, London.

Gregory, R. L. und Zangwill, O. L. (1963). The origin of the auto-kinetic effect. *Quarterly Journal of Experimental Psychology*, 15, 252–61.

Johansson, G. (1973). Visual perception of biological motion and a model of its analysis. *Perception and Psychophysics*, 14, 201–211.

Johansson, G. (1975). Visual motion perception. *Scientific American*, 232, 66–89.

Miles, T. R. und Miles, E. (1963). *Perception and causality*. Methuen, London. [Über Michottes Experimente.]

Ramachandran, V. S. und Anstis, S. M. (1986). The perception of apparent motion. *Scientific American*, 254, 80–87.

Shopland, C. D. und Gregory, R. L. (1964). The effect of touch on a visually ambiguous three-dimensional figure. *Quarterly Journal of Experimental Psychology*, 16, 66–70.

Wohlemuth, A. (1911). On the after-effect of movement. *British Journal of Psychology Monograph*, I.

7 Farbensehen

Binney, R. C. (Hrsg.) (1961). *Colour vision*. Van Nostrand, Netherlands. [Enthält Thomas Youngs klassischen Artikel ‹*On the theory of light and colours*› wie auch diejenigen von Helmholtz.]

Gregory, R. L. (1977). Vision with isoluminant colour contrast: 1. A projection technique and observations. *Perception*, 6, 113–119.

Land, E. H. (1977). The retinex theory of colour vision. *Scientific American*, 237, 108–28.

Livingstone, M. S. und Hubel, D. H. (1988). Segregation of form, colour, movement and depth: Anatomy, physiology, and perception. *Science*, 240, 740–749.

MacAdarn, D. L. (1970). (Hrsg.) *Sources of colour science*. MIT Press, Cambridge, Mass.

Walsh, V. und Kulikowski, J. (1995). Seeing colour. In: *The artful eye* (Hrsg. R. L. Gregory, J. Harris, P. Heard und D. Rose), S. 268–78. Oxford University Press.

Zeki, S. M. (1990). Colour vision and functional specialization in the visual cortex. *Discussions in neuroscience*, Vol. 6. Elsevier, Amsterdam.

8 Sehen lernen

Anpassungen

Atkinson, J. (1995). Through the eyes of an infant. In: *The artful eye* (Hrsg. R. L. Gregory, J. Harris, P. Heard und D. Rose), S. 141–56. Oxford University Press.

Blakemore, C. und Cooper, G. C. (1970). Development of the brain depends on the visual environment. *Nature*, 228, 477–478.

Cartwright, B. A. und Collett, T. S. (1983). Landmark learning in bees: experiments and models. *Journal of Comparative Physiology*, 151, 521–43.

Ewert, P. H. (1930). A study of the effects of inverted retinal stimulation upon spatially co-ordinated behaviour. *Genetics and Psychology Monographs*, 7, 177–363.

Foley, J. P., Jr. (1940). An experimental investigation of the effect of prolonged inversion of the visual field in the rhesus monkey. *Journal of Genetics and Psychology*, 56, 21–55.

Gould, J. L. (1985). How bees remember flower shapes. *Science*, 227, 192–194.

Held, R. und Hein, A. (1963). Movement-produced stimulation in the development of visually guided behaviour. *Journal of Comparative and Physiological Psychology*, 56, 872–876.

Peterson, J. und Peterson, J. K. (1938). Does practice with inverting lenses make vision normal? *Psychological Monographs*, 50, 12.

Rock, I. (1973). *Orientation and form*. Academic Press, New York.

Slater, A. M., Mattock, A., Brown, E., Burnham, D. und Young, A. W. (1991). Visual processing of stimulus compounds in new-born babys. *Perception*, 20, 29–33.

Smith, K. U. und Smith, W. M. (1962). *Perception and motion: an analysis of space-structured behaviour*. Saunders, London.

Stratton, G. M. (1896). Some preliminary experiments on vision. *Psychological Reviews*, 3, 611.

Stratton, G. M. (1897). Vision without inversion of the retinal image. *Psychological Reviews*, 4, 341.

Blindheit und Wiederherstellung der Sehfähigkeit

Gregory, R. L. und Wallace, J. G. (1963). *Recovery from early blindness: a case study.* (Heffers, Cambridge). Reprint in: *Concepts and mechanisms of perception* (1974) (Hrsg. R. L. Gregory), S. 65–129. Duckworth, London.

Hull, J. M. (1991). *Touching the rock – an experience of blindness.* Pantheon, New York. [Persönlicher Bericht über das Erblinden.]

Riesen, A. H. (1947). The development of visual perception in man and chimpanzee. *Science*, 106, 107–108.

Senden, M. von (1960). *Space and sight* (Übers. P. Heath). Methuen / Free Press, London. [Historischer Bericht über die frühen Fälle von Linsenentfernung bei Erblindung aufgrund von Linsentrübung.]

Valvo, A. (1971). *Sight restoration and rehabilitation.* American Foundation for the Blind, New York.

Kinder und Jungtiere

Bower, T. G. R. (1972). Object perception in infants. *Perception*, 1, 15–30.

Bremner, J. G. (1994). *Infancy* (2. Aufl.). Blackwell, Oxford. [Solide allgemeine Darstellung.]

Bruner, J. S. und Kowslowaski, B. (1972). Visually pre-adapted constituents of manipulatory action. *Perception*, 1, 3–14.

Bryant, P. (1974). *Perception and understanding in young children.* Methuen, London.

Fantz, R. L. (1961). The origin of form perception. *Scientific American*, 204, 66–72.

Gibson, E. J. und Walk, R. D. (1960). The visual cliff. *Scientific American*, 202, 64–71.

Hess, E. H. (1956). Space perception in the chick. *Scientific American*, 195, 71.

Piaget, J. (1956). *The construction of reality in the child.* Routledge and Kegan Paul, London.

Piaget, J. (1956). *The child's conception of space.* Routledge and Kegan Paul, London.

Piaget, J. (1967). *The child's conception of the world.* Littlefield Adarns, Totowa, Nj.

Slater, M. und Bremner, G. (Hrsg.) (1989). *Infant development.* Lawrence Erlbaurn, Hillsdale (USA).

Stern, N. D. (1985). *The interpersonal world of the infant.* Basic Books, New York.

Vergessen

Luria, A. R. (1970). *Traumatic aphasia*. Mouton, The Hague.

Sacks, O. (1985). *The man who mistook his wife for a hat*. Duckworth, London (deutsch: Der Mann, der seine Frau mit einem Hut verwechselte, Rowohlt, Reinbek, 1990).

Shallice, T. (1991). *From neuropsychology to mental structure*. Cambridge, University Press.

Verny, T. (1981). *The secret life of the unborn child*. Sununit Books, New York.

9 Kunst und Wirklichkeit

Räumliches Sehen

Ames, A., Jr. (1951). Visual perception and the rotating trapezoid window. *Psychological Monographs* 7, 1–32.

Cantril, H. (Hrsg.) (1960). *The morning notes of Adelbert Ames, Jr.* Rutgers University Press, New Brunswick.

Ittelson, W. H. (1952). *The Ames demonstrations in perception*. Princeton University Press.

Die Repräsentation des Raumes

Gombrich, E. H. (1959). *Art and illusion*. Phaidon, London.

Helmholtz, H. von (1881). On the relation of optics to painting. In: *Popular lectures on scientific subjects* (2. Serie) (Übersetzung E. Atkinson). Longmans Green, New York.

Kemp, M. (1990). *The science of art: optical themes in Western art from Brunelleschi to Seurat*. Yale University Press.

White, J. (1967). *The birth and rebirth of pictorial space*. Faber and Faber, London.

10 Wahrnehmungstäuschungen

Physiologie

Carpenter, R. H. S. und Blakemore, C. (1973). Interactions between orientations in human vision. *Experimental Brain Research*, 18, 287–303.

Iversen, S. D. und Iversen, L. L. (1975). *Behavioural pharmacology*. Oxford University Press.

Oswald, L. (1962). *Sleeping and waking, physiology and psychology*. Elsevier, Amsterdam.

Penfield, W. und Roberts, L. (1959). *Speech and brain mechanisms*. Oxford University Press.

Kulturelle Effekte

Deregowski, J. B. (1973). Illusion and culture. In: *Illusion in nature and art* (Hrsg. R. L. Gregory und E. Gombrich), Duckworth, London.

Segall, M. H., Campbell, T. D. und Herskovitz, M. J. (1966). *The influence of culture on visual perception*. Bobbs Merrill, New York.

Illusionen

Bartlett, J. C. und Searcy, J. (1993). Inversion and configuration of faces. *Cognitive Psychology*, 25, 281–316.

Blakemore, C., Carpenter, R. H. S. und Georgeson, M. A. (1970). Lateral inhibition between orientation detectors in the human visual system. *Nature*, 228, 37–39.

Ernst, B. (1986). *Adventures with impossible figures*. Tarquin. Diss. (Norfolk, England).

Frisby, J. P. und Davies, I. R. L. (1970). Is the haptic Muller-Lyer a visual phenomenon? *Nature*, 231, 5303.

Gregory, R. L. (1963). Distortion of space as inappropriate constancy scaling. *Nature*, 199, 678–80. [Die erste Darlegung der Theorie der «ungeeigneten Größenkonstanz» im Zusammenhang mit kognitiven Verzerrungstäuschungen.]

Gregory, R. L. (1968). Perceptual illusions and brain models. *Proceedings of the Royal Society of London*, Series B, 171, 179–296.

Gregory, R. L. (1972). Cognitive contours. *Nature*, 238, 51–52. [Vermutet, dass illusorische Oberflächen visuelle «Postulate» zur Erklärung von Lücken sind.]

Gregory, R. L. (1995). Brain-created visual motion: An illusion? *Proceedings of the Royal Society of London*, Series B, 260, 167–168. [Erklärt das «Geflimmer» der Op-Art als Akkommodationsschwankungen.]

Gregory, R. L. und Gombrich, E. H. (Hrsg.) (1973). *Illusion in nature and art*. Duckworth, London.

Gregory, R. L. und Harris, J. P. (1974). Illusory contours and stereo depth. *Perception & Psychophysics*, vol. 15, 3, 411–16.

Gregory, R. L. und Harris, J. P. (1975). Illusion-destruction by appropriate scaling. *Perception*, 4, 203–20.

Gregory, R. L. und Heard, P. (1972). Border locking and the café wall illusion. *Perception*, 8, 365–80.

Hill, H. und Bruce, V. (1994). A comparison between the hollow-face and hollow-potato illusions. *Perception*, 22, 887–97.

Kaufman, L. und Rock, L. (1962). The moon illusion. *Science*, 136, 953–61. [Interessante Messungen. Theorie unterscheidet sich von der in diesem Buch; der Autor akzeptiert Ptolemäus' Sicht, dass die scheinbare Größe einfach durch die scheinbare Entfernung gegeben ist.]

Luckiesh, M. (1922). *Visual illusions.* (Dover Publications reprint, 1965).

Mackay, D. M. (1961). Interactive processes in visual perception. In: *Sensory communication* (Hrsg. W. A. Rosenblith). MIT Press and Wiley, Cambridge, Mass. [Erklärt das «Geflimmer» der Op-Art als Informationsüberlastung.]

Nakayama, K., Shimojo, S. und Silverman, G. H. (1989). Stereoscopic depth: its relation to image segmentation, grouping and the recognition of occluded objects. *Perception,* 18, 55–68.

Penrose, L. S. und Penrose, R. (1958). Impossible objects: a special type of illusion. *British Journal of Psychology,* 49, 31. [Erste Veröffentlichung von unmöglichen Figuren.]

Petry, S. und Meyer, Gl. (1987). *The perception of illusory contours.* Springer Verlag, New York. [Nützliche Quelle für historische Artikel und solche zur experimentellen Forschung.]

Robinson, J. O. (1972). *The psychology of visual illusions.* Hutchinson, London. [Umfassende geschichtliche Darstellung. Müsste auf den neuesten Stand gebracht werden.]

Tolansky, S. (1967). *Optical illusions.* Pergamon, New York.

Zeki, S. (1993). Going beyond the information given: The relation of illusory visual motion to brain activity. *Proceedings of the Royal Society of London,* Series B, 252, 215–2. [Erklärt das «Geflimmer» der Op-Art als Gehirnprodukt.]

Skalierung der Größenkonstanz

Holway, A. H. und Boring, E. G. (1941). Determinates of apparent visual size with distance varients. *American Journal of Psychology,* 54, 21–37. [Grundlegende Arbeit.]

Thouless, R. H. (1931). Phenomenal regression to the real object. *British Journal of Psychology,* 21, 339.

Thouless, R. H. (1932). Individual differences in phenomenal regression. *British Journal of Psychology,* 22, 216. [Klassische Experimente.]

11 Spekulationen

Crick, F. (1994). *The astonishing hypothesis: The scientific search for the soul.* Macmillan, London. [Der Mitentdecker der strukturellen Bedeutung der DNA hat sich 10 Jahre lang mit Hirnforschung beschäftigt. Hier sind seine Schlussfolgerungen, vorgetragen mit dem ihm typischen Schwung.]

Darwin, C. (1872). *The expression of the emotions in man and animals.* John Murray, London. (University of Chicago Press reprints 1965). [Dieser Klassiker ist ein Lesevergnügen, und seine brillanten Ideen sind in vielen Fällen bestätigt worden.]

Dennett, D. (1991). *Consciousness explained.* Little, Brown, New York. [Kenntnisreich, faszinierend. Attackiert den Dualismus und das ‹Cartesianische Theater›. Doch es bleibt noch viel zu erklären.]

Gardner, H. (1987). *The mind's new science: a history of the cognitive resolution.* Basic Books, New York.

Gregory, R. L. (1997). *Mirrors in mind.* Spektrum, Oxford; Freeman, San Francisco. [Darstellung von wahrnehmungsbedingten Rätseln, optischen Phänomenen sowie Geschichte und Mythologie des Spiegels.]

Jeannerod, M. (1997). *The cognitive neuroscience of action.* Blackwell, Oxford.

La Mettrie, J. O. de (1748). *L'homme machine* (übers. *Man a machine*, 1953). Open Court La Salle, Illinois. [Klassische Darstellung, der zufolge der Geist vom Gehirn geschaffen wird. Wegen dieser «erstaunlichen Hypothese», die sich heute alle Gehirnforscher zu Eigen gemacht haben, verlor der Autor seine medizinische Praxis und musste Paris verlassen.]

Milner, P. und Goodale, M. A. (1995). *The visual brain in action.* Oxford University Press.

Mishkin, M., Ungerleider, L. G. und Macko, K. O. (1983). Object vision and spatial vision: two cortical pathways. *Trends in Neuroscience*, 6, 414–17.

Parker, S. T., Mitchell, R. W. und Boccia, M. L. (1994). *Self-awareness in animals and humans.* Cambridge University Press.

Penrose, R. (1989). *The emperor's new mind: concerning computers, minds, and the laws of physics.* Oxford University Press. [Sicht eines hervorragenden Physikers, der die Merkmale des Geistes auf Quantenprinzipien zurückführt.]

Pinker, S. (Hrsg.) (1984). *Visual cognition.* Bradford, Cambridge, Mass.

Polyshyn, Z. W. (1973). What the mind's eye tells the mind's brain. *Psychological Bulletin*, 80, 1–24.

Weiskrantz, L. (1986). *Blindsight: A case study and its implications.* Oxford University Press. [Neue Belege für eine (begrenzte) unbewusste menschliche Sehfähigkeit und deren Implikationen bei Überlegungen zur normalen Rolle des Bewusstseins.]

Register

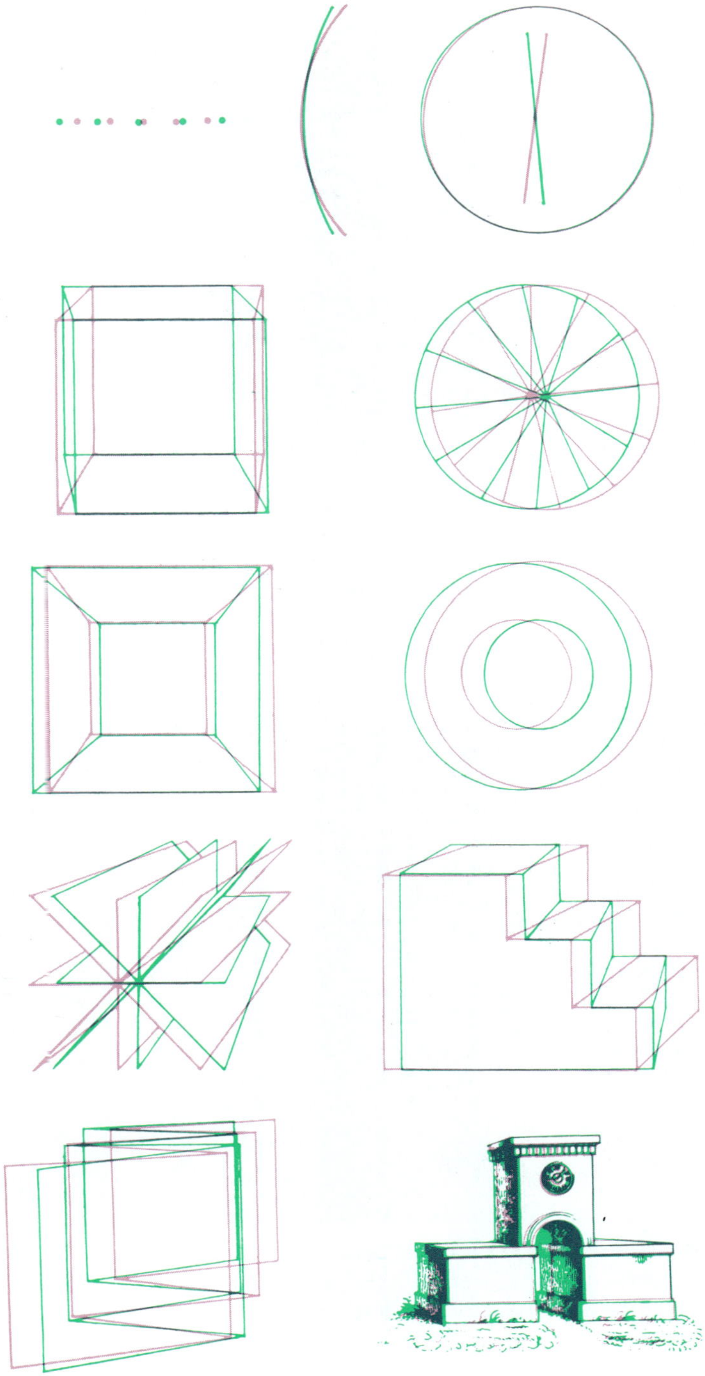

Tafel XVIII Wheatstones Zeichnungen, als rot-grüne Anaglyphen reproduziert

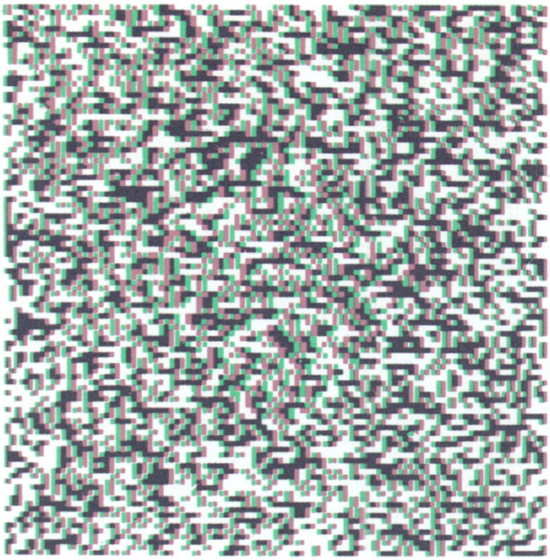

Tafel XIX Julesz-Figur. Computergenerierte Punktmuster mit einer kleinen seitlichen Verschiebung eines jeden Punktes in einer zentralen Region *eines* Bildes, das im Stereoskop über dem restlichen Teil des Zufallsmusters erscheint. Diese Technik ist außerordentlich nützlich. Beispielsweise können Täuschungsfiguren als Punkte angeboten werden, die zwischen den Augen geteilt werden, sodass die Figur von keinem Auge allein gesehen werden kann, wohl aber vom Gehirn, das die beiden Punktsätze kombiniert (verschmilzt). Wenn die Verzerrung dann noch immer vorhanden ist, muss ihr Ursprung «zentral» im Gehirn liegen und nicht etwa in den Netzhäuten (s. Seite 265). (Aus Julesz, *Foundations of cyclopean perception* [1971].)

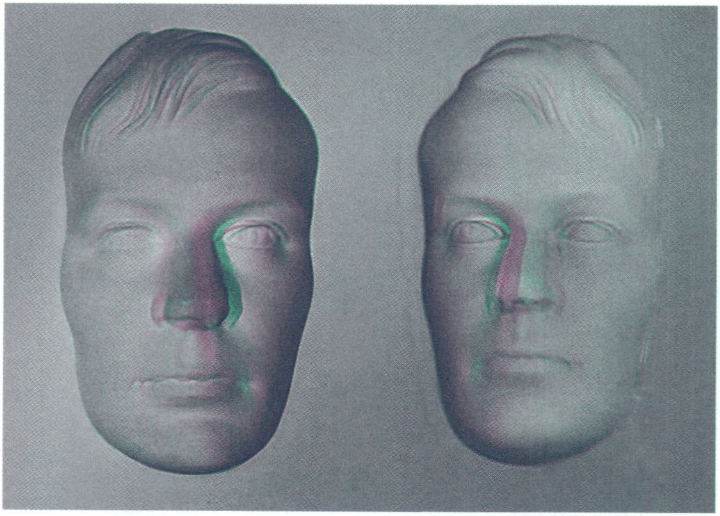

Tafel XX Die Hohlmaske in Stereo. Das Gesicht links ist normal – es steht vor. Das Gesicht rechts dagegen ist hohl (vergl. Abb. 10.11). Lässt die Stereoinformation von beiden Augen das Gesicht rechts wirklich hohl erscheinen? Hier kämpft die Bottom-Up-Stereoinformation gegen das Top-Down-Wissen über Gesichter. Wer gewinnt? Das tatsächlich hohle Gesicht rechts erscheint konvex wie ein normales Gesicht – trotz der Stereoinformation von Ihren Augen. (Noch besser ist es, dieses Phänomen mit einer echten Hohlmaske zu untersuchen, die mit beiden Augen aus verschiedenen Entfernungen angeschaut wird.)
(S. Seite 254 ff.).

Tafel XXI Abgebildet ist ein Zufalls-Punktmuster für jedes Auge. Wenn die Muster vom Gehirn kombiniert werden, erscheint eine Figur – die Müller-Lyer-«Pfeile» oder «Ecken» tauchen auf (s. Abb. 10.16). Diese Figur erscheint, wie bei der Müller-Lyer-Täuschung üblich, verzerrt. Daher muss der Ursprung dieser Verzerrung im Gehirn (nach der Verschmelzung der Bilder von den Augen) liegen, nicht etwa in der Retina. Das lässt eine kognitive Erklärung wahrscheinlich erscheinen (s. Seite 241 ff.). (Aus Julesz, *Foundations of cyclopean perception* [1971].)

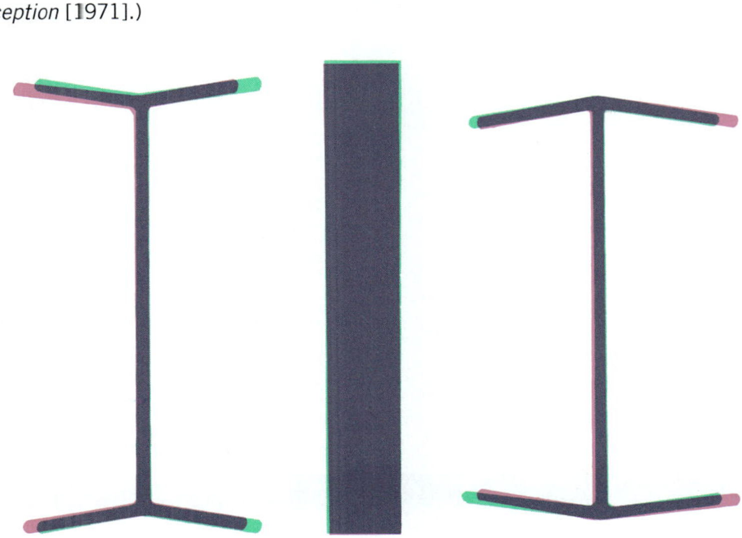

Tafel XXII 3-D-Bild der Drahtecken der Müller-Lyer-Täuschung. In der richtigen Entfernung verschwindet die Verzerrung vollständig – wenn die Figuren als Ecken statt flach gesehen werden. Das bestätigt, dass die Verzerrung, die wir gewöhnlich wahrnehmen, auf eine ungeeignete Größenskalierung zurückgeht, die von den Tiefenmerkmalen auf einer ebenen Fläche hervorgerufen wird (s. Seite 262 ff.).

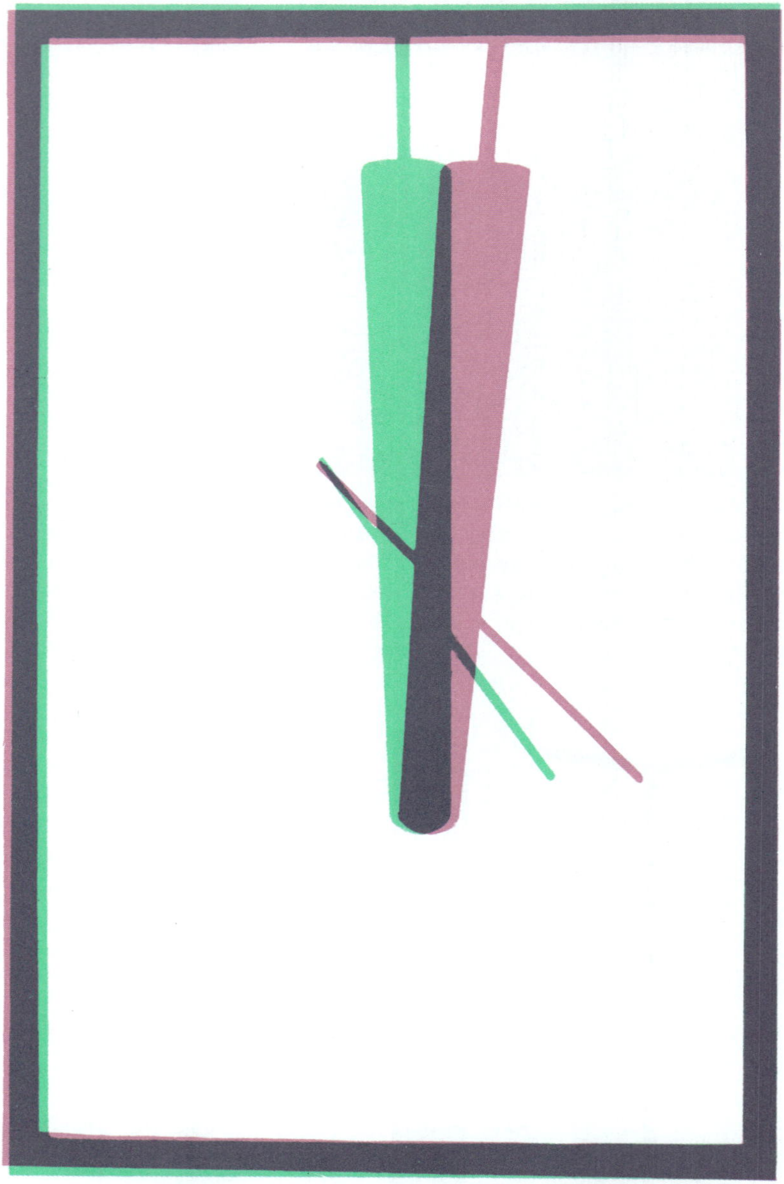

Tafel XXIII Die Poggendorff-Täuschung in 3-D. Wenn die schräge Linie als in der Tiefe geneigt gesehen wird, verschwindet die Illusion. Sie wird nun so gesehen, wie sie tatsächlich ist – als Gerade ohne Verschiebung (s. Abb. 10.13 [b]).